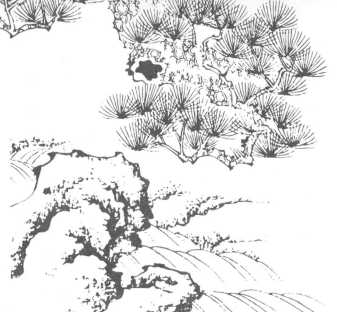

U0102594

主编 周春祥 吴颢昕

中医经典大讲堂

讲义

全国百佳图书出版单位

中国中医药出版社

·北 京·

图书在版编目（CIP）数据

中医经典大讲堂讲义 / 周春祥，吴颢昕主编 .—北京：中国中医药出版社，2022.6

ISBN 978 – 7 – 5132 – 7538 – 5

Ⅰ.①中… Ⅱ.①周…②吴… Ⅲ.①中医典籍—中医学院—教材

Ⅳ.① R2–5

中国版本图书馆 CIP 数据核字（2022）第 068034 号

中国中医药出版社出版

北京经济技术开发区科创十三街 31 号院二区 8 号楼

邮政编码　100176

传真　010-64405721

三河市同力彩印有限公司印刷

各地新华书店经销

开本 787×1092　1/16　印张 14.25　字数 355 千字

2022 年 6 月第 1 版　2022 年 6 月第 1 次印刷

书号　ISBN 978 – 7 – 5132 – 7538 – 5

定价　72.00 元

网址　www.cptcm.com

服务热线　010-64405510

购书热线　010-89535836

维权打假　010-64405753

微信服务号　**zgzyycbs**

微商城网址　**https://kdt.im/LIdUGr**

官方微博　**http://e.weibo.com/cptcm**

天猫旗舰店网址　**https://zgzyycbs.tmall.com**

如有印装质量问题请与本社出版部联系（010-64405510）

版权专有　侵权必究

《中医经典大讲堂讲义》编委会

主　审　杨　进　吴承玉

主　编　周春祥　吴颢昕

副主编　王忠山　魏凯峰

编　委（按姓氏笔画排名）

丁　超　马艳霞　付丽媛　毕　蕾

朱　平　朱博冉　任威铭　吴　洁

张静远　周　欣　赵鸣芳　裴　可

编写说明

中医经典是中医学的根源与精髓，也是中医教育的核心，更是"传承精华，守正创新"的理论根基。为竭力学习好、传承好中医经典，促进发展好中医学，我院在江苏省卫生健康委员会的领导下，在学校领导的关怀和支持下，积极在全省范围内多次举办了"中医经典大讲堂"学术讲座活动，取得了较为显著的成效。

为确保"中医经典大讲堂"活动的高质量举行，我院向参与活动的单位广泛征集反馈意见稿，以促进授课形式、内容得到进一步提升。根据反馈意见，我院于2020年组织中医学"四大经典"教研室的专家及长期从事教学一线工作的老师共同编撰《中医经典大讲堂讲义》，将核心内容以讲义的形式整合呈现。我们希望该讲义能满足临床工作者"学经典、悟经典、用经典"的实际需求，有效推进中医经典教育教学改革，促进"中医经典大讲堂"可持续高质量地继续举办。

中医学具有理论和临床难以截然分开的特点，历代名医皆是中医理论大家，当代国医大师也都具有渊博的中医经典理论功底。唯有重视中医经典课程建设，方可寻得中医之"魂"，才能传承好中医、培养好中医人才，肩负和践行好"传承精华，守正创新"的时代使命与职责。

本教材编写分工如下：第一部分《黄帝内经》理论与临床应用篇由吴颢昕、朱博冉编写；第二部分《伤寒论》理论与临床应用篇由周春祥、张静远、赵鸣芳、任威铭编写；第三部分《金匮要略》理论与临床应用篇由王忠山、吴洁、毕蕾、周欣、丁超、马艳霞编写，第四部分《温病学》理论与临床应用篇由魏凯峰、付丽媛、朱平、裴可编写。

由于编者水平有限，恳请读者提出宝贵意见，以便再版时修订提高。

南京中医药大学中医学院·中西医结合学院党委书记　倪昊翔

院长　马　勇

2020 年 12 月

目 录

第一部分 《黄帝内经》理论与临床应用篇

第一章 《黄帝内经》理论与中医临床 ▷▷▷▷

中医学术根基深厚，源流悠远，究其本源，当溯《黄帝内经》。《黄帝内经》作为中医经典，奠定了中医学的理论体系，确立了中医学的学术理念，提出了防治疾病的思路和方法。历代医家在长期的医疗实践过程中，继承和发扬《黄帝内经》的学术思想，构建了颇为系统、完整而又实用的学术体系，历久不衰，至今仍屹立于世界医学之林，为人类的健康和繁衍作出卓越贡献。《黄帝内经》吸纳古代学术精华，特别是引入先进的哲学思想——阴阳五行等学说，并通过整理、总结长期积累的医学知识和实践经验，为后世所推崇，并被尊为医家之宗。后世中医学术，以之为根基：《难经》演绎经义，另成经典；张仲景撰用《素问》《九卷》，著《伤寒杂病论》；皇甫谧推演《素问》《灵枢》有关针灸奥义，写成《针灸甲乙经》；金元四大家，各树一帜，倡导新说，创立学派，其学术亦都源于《黄帝内经》；明清温病学家，在《素问·热论》等理论基础上发展、创新，形成新的温热病诊治体系。《黄帝内经》对后世中医学术的影响深远宏大，故孙思邈在《大医习业》大倡："凡欲为大医者，必须先谙《素问》《甲乙》《黄帝针经》。"学习《黄帝内经》是掌握中医理论真谛，提高中医学术水平，继承发扬中医传统特色的必由之路。《黄帝内经》确立的学术观念和医学理法，既源于临床实践，又能有效指导临证诊治疾病。今日，虽然疾病谱和治疗方法有所变化，但以其学术理念去探究疾病机理，通过调理人体的生理平衡、提高自身抗病力和康复力的防治思路，仍在中医临床中发挥启迪的作用，并具有指导意义。对于从事中医临床工作的医生来说，学习《黄帝内经》，掌握其学术理论，并用于指导医学实践，是发挥中医特色和优势、提高诊治疗效的重要途径。

第一节 《黄帝内经》理论的临床价值

《黄帝内经》之所以被尊为"至道之宗，奉生之始"，是因为其成就了一代又一代的名医大家，他们运用古代多学科知识论证了生命规律，解决了临床诊疗中的诸多问题，从而构建了中医学的理论框架，使中医学成为一门具有特殊科学内涵和思维方法的医学体系，所以王永炎院士极力倡导"读经典，做临床"。他认为这是提高中医医务人员专业素质、促进临床水平提高、培养优秀临床人才的重要途径。《黄帝内经》理论对中医临床的指导主要体现在以下几方面：

一、启迪临床诊疗思路

《黄帝内经》理论具有方法学的意义。从《黄帝内经》理论出发，利用科学的思维方法为临床实践服务，对某些临床问题可迎刃而解。

如宋代医家史载之治蔡京便秘，谓便秘虽病在于下，但实由在上之肺气浊滞，影响大肠正常传导所致。肺与大肠相表里，大肠者，传道之官。故当开宣肺气于上，则下之大便自通。于是用一味紫菀研末调服，须臾大便遂通。

再如《黄帝内经》的"肝主筋"理论，是关于肝与筋存在必然联系、相互关系规律上的正确反映。它为人们认识和治疗某些疾病提供了理论方法。声带为喉部韧带，乃发声之关键，当代医家从"肝主筋"理论出发，提出"声带为筋，当肝所主"的论点，采用理气化痰的方法治疗声带疾患，如声带息肉、结节、肥厚等所致的失声证，获得成效，为失声证的治疗开拓了新途径。

陈亦人教授曾治一武姓患者，口涎偏多数月，苔薄黄，舌红，脉沉。他认为口涎多属胃热，治以清胃热，予白虎汤加味治疗，药后口涎减少，连服 7 剂，症情大减。口涎偏多被后世医者认为脾虚不摄，故治疗多从健脾固摄入手。陈亦人教授从患者苔薄黄，舌红，结合传统中医理论，辨证为胃热证，运用白虎汤清胃热，药证相符，故效如桴鼓。

二、提高临床用药水平

《素问·五常政大论》提出："能毒者以厚药，不胜毒者以薄药。"认为能耐受气猛、味厚、作用峻猛药物的病人可加大剂量，不能够耐受峻猛药物的病人应当酌减剂量。

《素问·六元正纪大论》云："妇人重身，毒之何如？岐伯曰：有故无殒，亦无殒也。"张景岳注："有是故而用是药，所谓有病则病受之。"后世在此基础上进一步提出了妊娠的用药禁忌，认识到某些药物有引起流产、早产的可能，并分为禁用，慎用两类。禁用的药物，虽病情需要，也不能应用，而慎用的药物，则在不得不用的情况下可斟酌使用。如半夏为妊娠慎用药物之一，但往往用以治疗妊娠呕吐，而无流产之弊，亦即"有故无殒"之意。随着科学的发展，认识更加深入，某些药物虽不属于孕妇禁忌药物之列，但经实验证明可通过胎盘血液循环而影响胎儿发育的，亦当禁用。

《黄帝内经》阐述的是妊娠用药的准则，但它揭示了在辨证论治的状况下，在一定的范围内，药物的耐受性及毒性反应是随着人体疾病状态的不同变化而变化。有学者对大黄的安全性问题进行了"药证（病）"相关评价，结果表明：与正常动物比较，肝损伤动物对大黄的耐受性更大（最大安全剂量提高4倍），提示大黄辨证（病）减（避）毒是客观存在的。不仅印证了"有故无殒，亦无殒"诊断的正确性，更重要的是对临床应用有毒药物治疗孕妇疾病提供了理论依据。

三、纠正某些错误认识

《黄帝内经》理论对临床诊治具有识别评判功能，能够帮助医家对临床诊治中的某些错误观念和错误行为做出修正。

《黄帝内经》理论对临床诊治具有识别评判功能，能够帮助医家对临床诊治中的错误观念和错误行为做出修正。如《黄帝内经》认为，正常人乃气血阴阳平和之人。人若生病，就会产生阴阳的偏盛偏衰，于是虚实乃生。王履在《医经溯洄集》中云："阴阳之在人，均则宁，偏则病。无过与不及之谓均，过与不及之谓偏。盛则过矣，虚则不及。"故《黄帝内经》认为，五脏六腑、经络枝节发生病变，皆有虚实。对于临床辨证，应察其属虚属实，当补则补，当泻则泻，万不可囿于某说，胶柱而鼓瑟。所以学习《黄帝内经》理论，可以对后世诸如"肾无实""肝无补法""产后宜补"或"产后属实"等以偏概全的观点进行客观评价。《黄帝内经》理论也能对自身进行批判，以求更好地适应临床实践的需要。如肾开窍于耳，只能反映耳与肾有相互的关系，其适用范围窄。如耳病只考虑从肾论治，则不能适应临床之需。故《黄帝内经》又补充了"心开窍于耳""耳者，宗脉之所聚也"等，为耳病从五脏六腑论治提供了理论基础，所以后世才有诸如耳聋宣肺、平肝伐木、宁心顺气、益气升阳等治疗耳疾的多种治法。

由此可见，学习《黄帝内经》不仅仅帮助我们不断提高临床水平，在临床实践中亦可以帮助我们更深入地掌握《黄帝内经》的真谛。

第二节 《黄帝内经》理论的临床运用策略

一、全面掌握传统理论，提倡批判性学习

《黄帝内经》《难经》《伤寒杂病论》《神农本草经》是中医理论形成的标志，中医理论形成至今，历代医家在长期的临床实践中不断丰富并逐渐形成了现代中医理论体系。因此要成为一个合格的中医师，必须全面系统学习，才能灵活运用传统理论于中医临床。

以下法的学习为例，《黄帝内经》中即有关于下法的论述，内容极其丰富，为后世下法的临床运用奠定了坚实的理论基础，但《黄帝内经》中并未提出下法的方药。张仲景运用寒下法治疗多种热性病证，其中三承气汤为张仲景之发明，补《黄帝内经》攻下法治疗热证无方之罅漏。清代吴鞠通在《温病条辨》中运用增液承气汤泄热存阴，极大

地提高了温热病的临床疗效。再以攻下时机而论，张仲景治伤寒，寒为阴邪化热传变较慢，需表证全罢，邪热入里，肠腑内结，方可攻下，故"下不厌迟"。吴又可治瘟疫，瘟疫起病急骤，变化迅速，故"下不厌早"。如此学习才能系统掌握下法的理论，为临床合理运用下法提供理论指导。

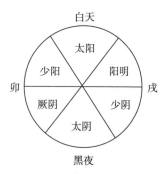

图 1-1　阴阳消长节律图

人体内阴阳消长节律，在《灵枢·营卫生会》中论述最为详细："日中而阳陇为重阳，夜半而阴陇为重阴。故太阴主内，太阳主外，各行二十五度，分为昼夜。夜半为阴陇，夜半后而为阴衰，平旦阴尽而阳受气矣。日中为阳陇，日西而阳衰，日入阳尽而阴受气矣。"因此昼夜阴阳消长节律：早晨辰时，少阳为始；日中午时，阳气旺盛，太阳当令；申时，阳气稍弱，阳明当令。戌时，阳气入于阴分，前半夜为少阴；子时阴盛，为太阴；黎明，阴气渐衰，阳气渐旺，故为厥阴当值。形成昼夜循环，并与脏腑活动相对应（图 1-1）。

关于十二经脉营气流注次序，《类证治裁》云："气血所周，子时注胆，丑时注肝，寅时注肺，卯时注大肠，辰时注胃，巳时注脾，午时注心，未时注小肠，申时注膀胱，酉时注肾，戌时注心包，亥时注三焦。"具体循环如下（图 1-2）。

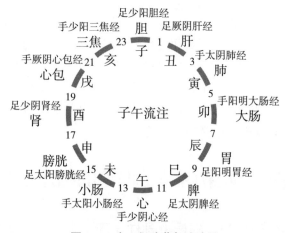

图 1-2　十二经脉营气流注图

国医大师夏桂成曾利用人体内阴阳转化规律，分析五更泻的辨证和治疗，认为五更泻原属于肾虚，为四神丸的主要适应证，但从子午流注阴阳学说的观念分析，五更属于寅卯之时，应属于厥阴肝当值。因此五更泻存在两种病理，一是肾虚，二是肝郁。故其治疗方法必有两种，腹不痛而泄泻者用四神丸，腹痛而泄泻者用扶土抑木的痛泻要方。夏桂成在全面掌握营卫二气运行的基础之上，将两者结合用于临床五更泻的辨证，堪称灵活运用传统理论之典范。

批判性学习是指在学习的过程中应当培养对学习的内容秉持质疑、反省、分析和综合的思维方式。"批判"的本义不是一般意义上的"批斗""打击",而是借助理性对某一现象进行的事实或价值上的认真审视、反思与评论,通过反思与质疑做出重新判断与理解。这种判断与理解是以科学理论为基础,以社会理想为标准的深刻反思与重新理解。

《灵枢·癫狂》云:"病至,视之有过者泻之,置其血于瓠壶之中,至其发时,血独动矣。不动,灸穷骨二十壮。"杨上善注:"病有过者,视其络脉病过之处,刺取病血,盛之瓠壶之中,至其发动时血自动,不动者,灸穷骨也。"张志聪注:"置其于壶中,发时而血独动者,感气相召也。如厥气传于手太阴、太阳,则血于壶中动,感天地太阳之运动也。"其实对癫痫有较深入研究的临床工作者皆当知晓,所谓"至其发时,血独动矣",仍指癫病发作时患者血脉搏动明显。血脉搏动明显,为实证,故可刺络治疗。如果患者未见青筋搏动,为虚证,可在骶骨处的长强穴进行艾灸治疗。

可见批判性学习的核心是提出质疑和具有否定的能力,在学习《黄帝内经》过程逐步学会对《黄帝内经》理论中的不足和缺陷提出质疑和否认,用批判审视的眼光去看待《黄帝内经》,在发现谬误的同时发现真理,只有这样才能真正掌握《黄帝内经》理论并灵活运用于中医临床。

二、博采众长,融会贯通

在学习传统经典时要善于将散见于经典著作中的理论融会贯通,才能更好地指导临床实践。

《黄帝内经》研究大家王洪图教授治疗一位病毒性心肌炎、心律失常的患者,其临床表现为胸闷、头晕、动则气短、时有心脏停搏感、畏寒、舌体胖、苔薄白、脉迟而兼代。他根据《素问·脉要精微论》中"代则气衰""数动一代者,病在阳之脉也"的论述,结合《伤寒论》中"伤寒,脉结代,心动悸,炙甘草汤主之"的精神,分析该患者脉迟,一息仅约三至,且兼代脉,兼见舌胖、形寒,是阳气虚弱鼓动血脉无力,治疗须用补心肾阳气兼养心血之法。因其阳虚较甚,故于炙甘草汤中减去寒凉之生地黄、滋腻之阿胶,加用益气之黄芪与温暖心肾之阳的肉桂、附子。前后服药 32 剂,使垂危之病告愈。

临床医家还根据《素问·评热病论》中劳风之"咳出青黄涕,其状如脓",结合《金匮要略》之"咳而胸满,振寒脉数,咽干不渴,时出浊唾腥臭,久久吐脓如米粥者,为肺痈,桔梗汤主之"的论述,应用千金苇茎汤加减治疗小儿肺脓疡;以《素问·汤液醪醴论》之"去菀陈莝"的治疗原则,应用《金匮要略》桂枝茯苓丸合《脾胃论》补中益气汤化裁,治疗气虚血瘀型慢性肾炎的水肿等,取得良好疗效。

学习传统经典理论还应当与现代科学知识结合,分析传统理论中的科学内涵,提高对传统经典理论科学性的认识。《素问·痿论》云:"有所远行劳倦,逢大热而渴,渴则阳气内伐,内伐则热合于肾,肾者水脏也,今水不胜火,则骨枯而髓虚,故足不任身,发为骨痿。故《下经》曰:"骨痿者,生于大热也。"此段所论骨痿颇能诠释急性脊髓炎、脊髓灰质炎、急性多发性神经根神经炎导致的后遗症,其治疗当以补肾生髓为主。

而《灵枢·四时气》所说"邪在胆，逆在胃，胆液泄则口苦，胃气逆则呕苦"的记载，与现代胆汁反流性胃炎的发病机制相吻合，在临床上常用疏肝利胆、降逆和胃治法，主以小柴胡汤、旋覆代赭汤加减治疗，可取得良好疗效。通过对比我们可以清醒地认识到中医传统理论对临床许多疾病的认识极其深刻，其科学内涵对于今天的临床并未过时，仍具有重要借鉴意义。

三、发扬光大，不断发展

从医学本身发展规律而言，自《黄帝内经》成书之后，中医理论即处于不断发展之中。汉代张仲景著《伤寒杂病论》，成为方书之祖。晋代皇甫谧作《针灸甲乙经》，使针灸学科独立发展。金元四大家开始分门户。清代温病学说兴起，再到近代活血化瘀的研究、络病学的研究、青蒿素的发明，皆是中医学不断发展的明证。随着时代的发展，疾病谱不断变化，故前人有"古方今病不相能"之说。以咳嗽为例，《黄帝内经》只讨论五脏六腑皆令人咳，并未探讨药物引起的咳嗽。由于药物学的发展，许多中药、西药皆可导致咳嗽。因此研究并掌握中西药物引起咳嗽的特点及临床治疗方法，是现代中医临床治疗咳嗽的不可或缺的内容。由此可见，学习中医传统理论不能仅止于《黄帝内经》《伤寒杂病论》，更重要的是不断发展传统中医学术思想，才能推动中医事业不断进步，从而有效提高临床疗效。

四乌鲗骨一藘茹丸出于《素问·腹中论》。治女子血枯，经水不利。血枯，即精血枯竭、月经闭止不来的病证。其成因，由年少时有大脱血，如吐、衄、崩、漏、失血过多，或因醉后行房，阴精尽泄，精血两伤，气亦耗散。

乌鲗骨，即乌贼骨，又名海螵蛸，气味咸温，其性下行，主女子赤白漏下及血枯经闭，茹应为茜草，气味甘寒，能止血治崩，又能和血通经，所谓能行能止者，雀卵为麻雀蛋，气味甘温，能补益精血，主男子阳痿不起及女子带下。鲍鱼有两种说法：一为鳆鱼之肉（其壳为石决明），为鲍科动物九孔鲍或盘大鲍的肉，可煮食可煎汤；一为淡鱼干之统称，本草载有开胃、益气、填精之功效。综合分析当以后者为是。综合各药性能，全方具有补养精气血、活血通经的作用，故能治血枯精亏诸证。

由于乌贼骨与茜草合用，有"通"与"涩"的双向作用，故临床不仅用于血枯经闭，亦可治疗崩漏、带下。古今皆有运用本方加味治疗崩漏，疗效满意，殊堪效法。近代名医张锡纯制"清带汤"（生山药、生龙骨、生牡蛎、海螵蛸、茜草）治妇女赤白带下，单赤带加白芍、苦参；单白带加鹿角霜、白术，即从四乌鲗骨一藘茹丸引申而来。

江苏省国医名师孟景春教授曾治庄某便秘一案。患者便秘 2 个月，每日服泻下剂以通便。形如栗，小便频，每日行 8 次左右，夜尿 1 ～ 2 次。平时常觉两足欠温，腰膝酸软，舌质淡，少苔，脉细软。证属肝肾两虚，致大肠传道失司。治以调肝温肾、润肠通便。处方：炒白芍 15g，炙甘草、郁李仁、火麻仁、肉苁蓉、熟地黄各 10g，肉桂（后下）5g，砂仁（后下）2g，益智仁、怀山药各 10g，台乌药 6g，炒谷芽、炒麦芽各 20g。7 剂。

二诊：4 月 18 日。本周内，自行排便 3 次，便时通畅，量不多，两足仍欠温，舌质淡，边有齿印。此兼气虚之象。再以前方增加补气之品。原方加生黄芪 30g，太子参 15g，陈皮 6g。7 剂。

三诊：大便较通畅，每 1～2 日一行，量渐增多，舌淡转红、齿印渐消。小便减少，每日行 4 次左右，两足渐温。效不更方。原方继服 1 个月。追访未复发。

孟景春教授从大便干而小便数、夜尿多、手足欠温、腰膝酸软，舌质淡、少苔、脉细软，辨为肾阳不足之证。他认为小便与大便皆由肾脏所主，肾阳不足，不能蒸腾汽化，致小便频数。水分由小便排出，故大便干结难解。临床上有"利小便，实大便"的治则，故反其意而用"缩小便而利大便"之法，用"缩泉丸"治便秘，疗效满意。

从传统中医理论出发，不断探索新的方法，努力提高临床疗效，才是将传统中医理论应用到临床的最高境界。

第二章 《黄帝内经》藏象理论的临床应用 ▷▷▷▷

　　藏，通"脏"，是指隐藏于体内的内脏；象，是指内脏表现于外的生理、病理现象。藏象是指藏于体内的内脏及其表现于外的生理、病理现象。藏象学说是研究人体内脏和躯体组织器官的形态结构、生理功能、病理变化及其相互关系的学说。本章通过对心藏象理论、脾藏象理论及肾藏象理论在中医临床应用的介绍，希望学者能够通过学习掌握将藏象理论运用于现代中医临床的技巧，学会运用"司外揣内""取象比类""揆度奇恒"等中医思维方式分析疾病，切实提高中医临证水平。

第一节 《黄帝内经》心藏象理论的临床应用

　　《黄帝内经》认为，心的主要功能是主血和藏神。心在体合脉，其华在面，开窍于舌，在液为汗。临床上常常运用心藏象理论指导治疗西医学的各种心脏疾病、血管病变、精神系统疾及出血类疾病。

一、心经循行理论的临床应用

【原文】

　　心手少阴之脉，起于心中[1]，出属心系，下膈，络小肠；其支者，从心系[2]上夹咽，系目系；其直者，复从心系却上肺，下出腋下，下循臑内后廉，行太阴、心主[3]之后，下肘内，循臂内后廉，抵掌后锐骨[4]之端，入掌内后廉，循小指之内出其端。是动则病嗌干心痛，渴而欲饮，是为臂厥。是主心所生病者，目黄胁痛，臑臂内后廉痛厥，掌中热痛。(《灵枢·经脉》)

【注释】

　　1 起于心中 杨上善注："此少阴经起自心中，何以然者？以其心神是五神之主，能自生脉，不因余处生脉来入，故自出经也。"

　　2. 心系 心与其他脏器相联系的脉络。

　　3. 太阴心主 即手太阴经和手厥阴经。

　　4. 掌后锐骨 掌后小指侧的高骨。

【释义】

手少阴心经主干起于心脏，向下穿过横膈，与小肠相联络。分支有两条，一是从心系向上，与眼内连于脑髓的目系相联。二是从心系上行至肺，出腋下，再向下沿上臂内侧后缘，在手太阴肺经和手厥阴心包经的后方，至肘内，沿前臂内侧后缘，直达掌后小指侧的高骨尖端，进入手掌内后缘，再沿小指内侧缘下行至小指端，与手太阳小肠经相接。

《灵枢·经脉》认为手少阴心经病变，可见咽喉干燥、心痛、口渴欲饮。心本脏病变，可见眼睛发黄，胁肋疼痛，上臂内侧后缘疼痛，甚至厥逆，或者掌心发热而痛。可见《黄帝内经》心系病证的特点基本是以手少阴心经的循行为依据呈现出的一系列症状。因此，掌握手少阴心经的循行路线，对于临床辨别心系疾病具有重要的意义。

二、心主血脉理论的临床应用

【原文】

心者，生之本，神之变也[1]，其华在面，其充在血脉，为阳中之太阳，通于夏气[2]。（《素问·六节藏象论》）

心之合[3]脉也，其荣[4]色也，其主[5]肾也。（《素问·五脏生成》）

心主身之血脉。（《素问·痿论》）

【注释】

1.神之变也 《黄帝内经太素新校正》"详神之变，全元起本并《黄帝内经太素》作'神之处'"处，即居处之意。

2.阳中之太阳，通于夏气 马莳注："心肺居于膈上，皆属阳，而心则为阳中之阳，当为阳中之太阳也。自时而言，夏主火，心也属火，其通于夏气乎。"

3.合 配合。

4.荣 荣华。指五脏精华在体表的反映。

5.主 有制约的意思。

【释义】

1.心主血脉 《黄帝内经》提出了心藏象的最基本的主功能是主血脉。所谓心主血脉，包括心主血与心主脉两个方面的内容。心主血是指心气具有推动血液运行，输送营养物质于全身的功能。心主脉是指心气推动和调控心脏的搏动和脉管的舒缩，使血液能正常地运行于脉道之中，由于血液在运行的过程心和脉是相互协调的，故《素问·痿论》云："心主身之血脉。"基于《黄帝内经》"心主血脉"理论，临床对于各种血液疾病与血管病变，皆可从心论治。

在临床时见吐血、衄血，或外发斑疹者，多应考虑到与心的病变有关，关于吐血、衄血与心的关系，在《金匮要略》中就有"心气不足，吐血、衄血，泻心汤主之"的论述。按心气不足，是指在心火亢盛下导致心阴的不足，故用黄连、黄芩、大黄苦寒之品清泄心火，兼引火下行，火降则血亦自止。至于外发斑疹，常在温热病的后期，当邪热犯心营的同时往往外发斑疹，是系热邪内扰心神，外伤营血所致，故治疗上常以清营凉血解毒清火安神，轻者用清营汤，重者用犀角地黄汤加味。凡吐血、衄血从心治者，必须具有心经的症状，如烦躁不安、失眠多梦、舌红苔黄、脉数等。对各种心律不齐，心律失常，脉见止歇或三五不调者，在治疗上亦常从心论治，如《伤寒论》中治伤寒脉结代，心动悸，用炙甘草汤。炙甘草汤亦名复脉汤，即根据"心主血脉"的理论而定方名。此外血脉闭塞引起的脉管炎，其病机亦因心主血脉功能失调，心气亏虚，血瘀脉阻。治疗当补益心气，养血活血，温经通络，可选用黄芪桂枝五物汤加味。

2. 心与夏气相通应　五脏与自然四时阴阳相通应，《黄帝内经》认为心与夏气相通应，是因为自然界中夏季气候炎热，阳气最盛，在人体则心为火脏，为阳中之阳，同气相求，故心与夏季相应。一般而言，心阳虚衰者，病情往往在夏季缓解，其自觉症状也有所减轻。而心火旺盛或心阴、心血不足之心脏病和情志病，在夏季病情常常加重。

三、心藏神理论的临床应用

【原文】

心者，君主之官也，神明出焉。(《素问·灵兰秘典论》)

五脏所藏：心藏神，肺藏魄，肝藏魂，脾藏意，肾藏志，是谓五脏所藏。(《素问·宣明五气》)

心者，五脏六之大主也，精神之所舍也，其脏坚固，邪弗能容[1]也，容之则心伤，心伤则神去，神去则死矣。(《灵枢·邪客》)

所以任物[2]者谓之心。(《灵枢·本神》)

【注释】

1. 邪弗能容　心为五脏之主宰，人神之所藏，有心包络护卫，故不容邪气侵入。

2. 任物　指承担认识、分析客观事物思维活动。任，担负，承受。物，事物，即客观存在。

【释义】

心藏神，又称心主神明或心主神志，是指心有统帅全身脏腑、经络、形体、官窍的生理活动和主司精神、意识、情志等思维、心理活动的功能。

《黄帝内经》对"心藏神"的认识有其理论与临床科学价值。其一，《黄帝内经》中的藏象学说是以五脏为中心构成人体的结构功能体系，在此基础之上将神分为神、魂、魄、意、志，分别归属于五脏。由于"心主血脉"，血是人体精神活动的主要物质基础，所以推断心具有相当于大脑的某些功能。因此，《黄帝内经》"心主神明"的理论并非是解剖形态学上的实证，而是在心主血脉功能基础之上通过演绎推理而得。其二，历代医家在发展藏象学说的同时，对"心主神明"理论多有阐发，形成了"五脏 – 心 – 神"之间完整的认识论体系。其三，大量的古代医案说明运用"心主神明"理论治疗脑器质性疾病及某些精神性疾病确实可以收到较好的疗效。因此，"心主神明"理论是建立在中医整体观念之上，说明五脏、心、精神活动三者之间关系的一种学说，是中医藏象学说重要内容之一，对中医脑与神志疾病的治疗具有重要的指导价值。临床上对心烦、失眠、多梦、思维混乱、识模糊等神经系统症状均从心论治。如属于心神不安之失眠、多梦，常为心血不足、血不养心所致，治宜养血安神法；属于心神失常之神昏谵语，常因热入心包所致，治宜清热泻火安神；如因湿浊之邪蒙蔽心神，治宜芳香化浊，开窍安神；如果患者神志时明时昧，多属于痰迷心窍，治宜涤痰镇心。

四、心系统联系的临床应用

【原文】

心气通于舌，心和则舌能知五味矣。(《灵枢·脉度》)

手少阴之别，名曰通里，去腕一寸，别而上行，循经入于心中，系舌本，属目系。其实则支膈[1]，虚则不能言，取之腕后一寸，别走太阳也。(《灵枢·经脉》)

五味所入……苦入心……五精所并[2]；精气并于心则喜……五脏所恶[3]；心恶热……五脏化液；心为汗……五脏所藏：心藏神。(《素问·宣明五气》)

【注释】

1. 支膈 胸膈间有支撑而不舒的样子。

2. 五精所并 五精，是指五脏精气。并，合或聚的意思。吴崑曰："五精，五脏精气也；并，合而入之也。五脏精气，各藏其脏则不病，若合而并于一脏，则邪气实之，各显其志。"

3. 五脏所恶 即厌恶之意。五行、五脏、五气其气相通，所以它们之间的生化关系密切相联，五脏之所以恶，是恶其太过而反伤已。若平和之气非但不恶，且对己有所补益。

4. 开窍于耳 张景岳曰："舌本属心，耳则兼乎心肾也。"

【释义】

1. 心在窍为舌 在窍为舌与"开窍于舌""舌为心苗"等是同一意义，主要是揭示了舌体的生理功能是源出于心的。它们在生理上心和舌体之间有经络的联系（心之别络系舌本），在理论上有"心气通于舌"的论点（《灵枢·脉度》）。临床上舌的病变，一般都着眼于治心，常见的舌部病证如下。

（1）舌疮 舌上红白相间，甚则糜烂。大多因心火上炎所致。治宜用清心火、解热毒之法。

（2）木舌 舌忽肿胀，不能调动，甚则塞满口中，坚硬如甲，上有紫黑斑点。大多由心经热毒上攻所致。治宜清火解毒，药重用生山栀。

（3）重舌　舌下肿起，如舌下又生一小舌，故名重舌。病机常为心火内郁，循经上攻。治宜用清火散郁法。

（4）舌疔　舌上生紫疱，其形如豆，坚硬疼痛应心，并有恶寒发热，病机常为火毒犯于心脾。治宜用清火解毒法。

（5）舌衄　舌上出血不止。病机常为心火亢盛，逼血妄行。治宜用清泄心火法。《素问·金匮真言论》提出："心开窍于耳。"《灵枢·邪气脏腑病形》云："微涩为血溢，维厥，耳鸣，颠疾。"涩脉主血瘀，《灵枢》认为心血瘀阻可致耳鸣。晋代皇甫谧在《针灸甲乙经》中亦云："心在窍为耳，夫心者火也，肾者水也，水火既济。心气通于舌，舌非窍也，其通于窍者，寄在于耳。"明代张景岳亦有"舌本属心，耳则兼乎心肾"之说。

2. 心在志为喜　在志为喜是指出心的情感活动。喜则心情舒畅，其表现为笑，所以有"心，在志为喜"和"在声为笑"的论点。这是指心在这方面的正常的生理现象。

病理上"神有余则笑不休""心气实则笑不休"，因此临床遇患者有喜笑（妄笑）不休的，多属于心气过旺，当从心论治。此症常见于温热病的热入心包期，或温热病后期余热未尽。治宜清心泻火。另有精神疾病而见妄笑不休者，多见于西医学之精神分裂症、痴呆等。中医辨证属于痰火交阻、神志失常，治宜清火化痰、镇心安神。

3. 心在色为赤，在味为苦　心在色为赤：是指凡色赤与味苦的药物，多数能作用于心的病变，传统认为色赤者能入血分，具有活血散血的功能，从五行学说中的五色配五脏，赤为心之色。但从临床证候分析，赤色则不仅属心，如《伤寒论》之"面缘缘正赤"为阳明热病，两颧红赤为肺阴虚发热，面红目赤为肝火上炎。舌虽为心之苗，但从整个舌体而言舌根属肾，舌中属脾胃，舌两边属肝胆，舌尖属心的划分。故心在色为赤，应当是以舌尖部的红赤为主。舌尖红赤，可以作为诊断心阴不足、心火旺盛的一个重要体征。这种证型的失眠患者尤为多见。

在味为苦：是指苦为心之味，《黄帝内经》认为"苦入心"，味苦的食物或药物大多具有清心泻火的作用，食物如苦瓜、苦荞麦、苦丁茶等，药物如黄连、莲子蕊等。在味为苦，亦指心病的一种病理反映，即口苦。大凡心火上炎的失眠患者，常诉有口苦，而这种口苦往往在晨起一段时间，经漱口或饭后即逐渐消失，此症可作为诊断心肝火旺型失眠的佐证。当然口苦亦不局限于心病，少阳病多有口苦，属于热在少阳、胆汁上溢所致。

4. 在液为汗　心主身之血脉，血液与津液同源互化，血液中的津液渗出脉外则为津液，脉内外之津液渗入脉内与营气相合而成血液，即"津血同源"。由于津液是汗液生成的物质基础，"心－血－津液－汗"之间存在着紧密联系，故《类经》曰："心主血，汗者血之余。"

研究表明，汗出过多可致心功能异常，如感冒发烧、暑热天气、更年期综合征、自主神经功能紊乱、甲状腺功能亢进症、心脏病及失治误治等引起汗出过多，均可耗伤心阴、心血，或损及心气、心阳，导致心慌心悸、心烦失眠、胸闷胸痛等症状。如《伤寒论》第 64 条曰："发汗过多，其人叉手自冒心，心下悸，欲得按者，桂枝甘草汤主之。"《伤寒论》第 65 条曰："发汗后，其人脐下悸者，欲作奔豚，茯苓桂枝甘草大枣汤主之。"这些说明太阳病发汗太过，损伤心阳，导致心阳虚而出现心下悸、欲作奔豚等症状。心藏神，情志因素可影响心主神明的生理功能，亦可导致汗液的排泄异常。故《素问·经脉别论》云："惊而夺精，汗出于心。"

五、心病因理论的临床应用

【原文】

心恶热。（《素问·宣明五气》）

故悲哀愁忧则心动，心动则五脏六腑皆摇。（《灵枢·口问》）

心怵惕思虑则伤神，神伤则恐惧自失[1]，破䐃脱肉[2]，毛悴色夭，死于冬。（《灵枢·本神》）

怒则气上，喜则气缓……喜则气和志达，荣卫通利，故气缓矣……惊则心无所依，神无所归，虑无所定，故气乱矣……思则心有所存，神有所归，正气留而不行，故气结矣。（《素问·举痛论》）

味过于咸，大骨气劳[3]，短肌，心气抑，味过于甘[4]，心气喘满，色黑，肾气不衡。（《素问·生气通天论》）

【注释】

1. 自失 精神不能自主。

2. 破䐃脱肉 形容肌肉极度消瘦。䐃，肌肉隆起的部分。

3. 大骨气劳 腰间脊骨劳伤。大骨，指腰间脊骨。劳，指骨气劳伤。

4. 甘 《黄帝内经太素》作"苦"，义胜。

【释义】

《黄帝内经》对心病的病因有较深入的认识，认为外邪入侵、七情内伤、饮食不节、虚损劳伤皆可导致心病。

1. 外邪入侵 《黄帝内经》认为外邪入侵心脏以寒邪与热邪最为多见。外感热邪，或六气化火，可致火热扰心，可致神昏谵语；内伤七情，五志化火，亦往往引起心烦不安、惊悸怔忡、失眠等。故《素问·脏气法时论》说心病"禁温食、热衣"。寒邪外袭，心阳痹阻，心络阻滞，血流失畅可致心痛如绞。故《素问·至真要大论》云："寒气大来，水之胜也，火热受邪，心病生焉。"

2. 七情所伤 喜、怒、忧、思、悲、恐、惊七情，可随时影响人体的气机。由于心藏神，七情过极皆可影响心之功能，进而影响其他脏腑。喜为心之志，正常喜笑有益身心健康，但过喜，可致心神散乱不收而出现种种心经症状。故《素问·阴阳应象大论》云："喜伤心。"

3. 饮食不节　《黄帝内经》认为饮食不节可伤及心气，其中以过食咸味与甘味对心脏影响最大。如过食咸味伤肾，肾主骨而导致骨气劳伤，侮土则肌肉短缩，凌心则心气抑郁。味过于苦，则伤心，心气受伤则心跳急促而心中烦闷。黑为水色，火不足则水乘之，故面可见黑色。

六、心病证理论的临床应用

【原文】

心为噫[1]。（《素问·宣明五气》）

厥心痛[2]，与背相控[3]，善瘈[4]，如从后触其心，伛偻[5]者，肾心痛也。先取京骨、昆仑，发狂[6]不已，取然谷。厥心痛，腹胀胸满，心尤痛甚，胃心痛也。取之大都、大白。厥心痛，痛如以锥针刺其心，心痛甚者，脾心痛也，取之然谷、太溪。厥心痛，色苍苍如死状，终日不得太息，肝心痛也，取之行间、太冲。厥心痛，卧若徒居[7]，心痛间[8]，动作痛益甚，色不变，肺心痛也，取之鱼际、太渊。真心痛，手足清至节，心痛甚，且发夕死，夕发旦死。（《灵枢·厥病》）

【注释】

1. 噫　太息。

2. 厥心痛　《类经·针刺类》曰："五脏逆气，上干于心而为痛者，谓之厥心痛。"

3. 控　牵引之意。

4. 瘈　拘急之意。

5. 伛偻　曲背弯腰。

6. 发狂不已　《黄帝内经太素》曰："发针不已。"

7. 卧若徒居　指久卧或闲居，活动较少。若，或之意。

8. 间　缓解之意。

【释义】

1. 心为噫　噫有两义：一为饱食息，即嗳气。诸家作饱食息解者为多。《王洪图内经临证发挥》认为"足阳明经络于心，在心脏功能低下的前提下，胃气稍有不和，便会出现气逆而为噫，此时所发之噫气，绝非饱食之后胃脘胀满所致，乃心气失和影响于胃使然"。正如《素问·脉解》所说："所谓上走心为噫者，阴盛而上走于阳明，阳明络属心，故曰上走心为噫也。"足太阴脾经联系于心，所以噫之发生，虽原于脾胃而出之于心。这说明脾、胃、心三者与噫气的产生均有关系。这里可以看到三种情况：脾胃无病，但饱食之后，其气满盛，所以有少量噫气排出；脾胃之病较甚，其气不能和降而上逆，可以使噫气频作；脾胃稍有不和，若心脏无病，本可以不发生噫气，但若心脏气机失调，亦会发生噫气不止，在此情况下，欲除噫气，则当以治心为主，而兼理中焦之气。诚为经验之谈。一为叹声，即太息。马莳在《素问注证发微》中注："心有不平，气郁于心，故噫出之，象火炎上而烟焰出也。"饱食息属胃病，此为心病，故马莳所注可参。

2. 心痛证 心痛是心胸部疼痛，以内因为多，亦有由于外感寒邪所致。其发病可直接在心，也可涉及其他腑脏，故《黄帝内经》有真心痛与厥心痛之分。厥心痛是由其他脏腑疾病影响及心而发生的疼痛。因心主血脉，循环周身，五脏经脉，又都行于胸膈，所以它脏病变，导致经脉流行不畅，心脉受阻，皆可引起心痛。《厥论》所云肾心痛是肾中阴邪，上乘于心。足少阴之脉贯脊属肾，上贯膈入肺，寒性收引，故痛与痛相引，而有牵掣拘急之感，又肾主骨，肾虚腰脊失养，故伛偻。胃心痛是胃失和降，胃气上逆而致心痛。因足阳明胃经由缺盆下膈贯胃络脾，其支脉下循腹里，而"胃之大络，名曰虚里，贯膈络肺，出于左乳下"。故胃气郁滞，腹部胀满，胸膈痞闷，心前区疼痛。脾心痛是脾失健运，气逆犯心。因足太阴脾经上膈注心中，脾寒入心，气滞血瘀，故痛如针刺；脾运失健，故腹胀食少。《临证指南医案》载："谭某，心痛引背，口涌清涎，肢冷，气塞中脘，此为脾心痛，病在络脉，例用辛香。高良姜、片姜黄、生矛术、公丁香、草果仁、厚朴。"肝心痛，是肝气郁结，横逆于上。足厥阴之脉上贯膈、布胁肋，其支脉从肝别出，贯膈上注肺。肝气不畅，肺气不利，故欲太息以舒缓而不得。肝色青，肝气郁滞，不能上荣，故伴面色苍暗如死灰状，同时伴见胸胁疼痛。肺心痛，是肺气郁滞。肺主气，司呼吸，安卧或休息时，疼痛较轻；活动时气行不畅加剧，故疼痛加重。因病在气分，不在血分，故面色不变，可伴见咳嗽、气喘等肺失宣降的症状。厥心痛为脏病，故以脏病见症较多，与经脉循行亦有关联，临床可按症状辨别何脏侵犯于心。

真心痛是邪气直犯于心，其病机不同于上节所论因脏腑气逆而致的厥心痛。其痛剧烈，手足至节，是心阳衰竭之象，病情极为严重，故预后多不良。《黄帝内经》着重阐述了本病可迅速导致死亡的危重表现，这与西医学中冠心病心绞痛的描述基本一致，对后世相关的理论研究与临证治疗产生了深远影响。

第二节 《黄帝内经》脾藏象理论的临床应用

《素问·灵兰秘典论》云："脾胃者，仓廪之官，五味出焉。"脾是人体饮食物消化、营养物质吸收和转输的主要脏器，人在出生以后生命活动的继续和气血津液的化生，均有赖于脾胃运化的水谷精微，所以称脾为"后天之本""气血生化之源"。脾的主要功能是主运化和主统血。脾在体合肉，主四肢，其华在唇，开窍于口，在液为涎。临床上可运用脾藏象理论指导治疗西医学的急慢性胃炎、慢性腹泻、口腔黏膜疾病、消化不良、缺铁性贫血、营养不良性水肿、脑功能障碍、肿瘤放化疗后免疫功能低下等疾病。

一、脾经循行理论的临床应用

【原文】

脾足太阴之脉，起于大指之端，循指内侧白肉际[1]，过核骨[2]后，上内踝前廉，上踹[3]内，循胫骨后，交出厥阴之前，上膝股内前廉，入腹，属脾络胃，上膈，夹咽，连舌本，散舌下；其支者，复从胃别上膈，注心中。是动则病舌本强，食则呕，胃脘痛，腹胀善噫，得后与气[4]则快然如衰，身体皆重。是主脾所生病者，舌本痛，体不能动摇，食不下，烦心，心下急痛，溏瘕泄[5]，水闭，黄疸，不能卧，强立，股膝内肿厥，足大指不用。（《灵枢·经脉》）

【注释】

1. 白肉际 亦称赤白肉际，是手、足两侧阴阳面的分界处，阳面为赤肉，阴面为白肉。

2. 核骨 足大趾本节后，内侧突起的圆骨，形如果核。

3. 踹（zhuàn）《甲乙经》《黄帝内经太素》均作"腨"。

4. 得后与气 得大便与矢气。

5. 瘕泄 指痢疾。

【释义】

足太阴脾经的循行，是起于足大趾内侧端，沿大趾内侧赤白肉分界处，经过大趾本节后的圆骨，向上行至内踝前面，再向上至腓肠肌内，沿着胫骨的后方，与足厥阴肝经相交，并走出足厥阴肝经之前，继续向上，经过膝、大腿内侧的前缘，进入腹内，属于脾脏，联络胃腑，再向上穿过膈膜，夹行于咽部两旁，与舌根相连，并分散于舌下。它的支脉，从胃部分出，向上通过膈膜，流注于心中，与手少阴心经相接。

足太阴脾经的病变，可见舌根强硬，食则呕吐，胃脘疼痛，腹部胀满，时时嗳气，大便或矢气后，患者感觉轻松好似病情减轻了一样，但自觉全身沉重。脾本脏发生病证，可见舌根疼痛，身体沉重不能转动，食欲不振，心中烦乱，心下牵引作痛，大便稀溏，或下痢，或小便不通，全身黄疸，不能睡眠，勉强站立时，则大腿及膝内侧肿胀疼痛而厥冷，足大趾不能运动。因为足太阴脾经属脾，所以，《黄帝内经》所述脾系病的证候表现，主要是脾病的症状，同时也包括足太阴脾经循行部位出现的异常，因此，掌握足太阴脾经的循行路线，对于临床脾系疾病的诊断和治疗具有重要的意义。

二、脾主运化理论的临床应用

【原文】

脾胃者，仓廪[1]之官，五味出焉。（《素问·灵兰秘典论》）

五味入口，藏于肠胃，味有所藏，以养五气，气和而生，津液相成，神乃自生……

脾、胃、大肠、小肠、三焦、膀胱者，仓廪之本，营之居也，名曰器²，能化糟粕，转味³而入出者也。（《素问·六节藏象论》）

脾脉者土也，孤脏以灌四傍者也⁴。（《素问·玉机真脏论》）

夫五味入口，藏于胃，脾为之行其精气。（《素问·奇病论》）

脾为之使⁵。（《素问·刺禁论》）

【注释】

1. 仓廪（lǐn） 贮藏粮食的仓库。《礼记·月令》曰："谷藏曰仓，米藏曰廪。"

2. 器 器皿，比喻脾与六腑乃盛放精微、糟粕之处。

3. 味 五味，此指水谷。

4. 孤脏以灌四傍者也 张景岳曰："脾属土，土为万物之本，故运行水谷，化津液以灌溉于肝心肺肾四脏者也。土无定位，分王四季，故称为孤脏。"

5. 脾为之使 指脾的转输功能。脾主运化，转输水谷精微以养全身，故云"脾为之使"。

【释义】

1. 脾主运化 是指脾能对胃食入的水谷进行消化，吸收其精微，并转输至心肺乃至全身，以供给人体生命活动的需要。如《素问·灵兰秘典论》将脾胃称为"仓廪之官"，《素问·六节藏象论》将脾胃称为"仓廪之本"，仓廪乃贮藏粮食的仓库，把脾胃比作人体的"仓廪"，实指脾胃是人体营养的来源，即所谓脾胃为气血生化之源。《素问·六节藏象论》还指出："脾、胃、大肠、小肠、三焦、膀胱者……名曰器，能化糟粕，转味而入出者也。"即是指脾与六腑能消化食物，吸收、转输水谷精微，排泄糟粕。再如《素问·太阴阳明论》谓："脾脏者，常著胃土之精也。"脾为胃"行其津液"，是指食物经胃的腐熟，还需脾的进一步消化、吸收、转运等作用，才能彰显胃土水谷之精微对全身的作用。《素问·玉机真脏论》曰："脾为孤脏，中央土以灌四傍。"其是将脾的功能好比土地能长养万物一样，可以灌溉其他四脏，乃至全身。《素问·刺禁论》云："脾为之使。使者，役使也。"脾为五脏之役使，即指脾为五脏六腑提供营养来源，化生、精、气、血、津液等人体必需的营养物质，维持人体正常的生命活动。脾的运化功能正常，食物才能正常消化、吸收，人体气血源源不断地产生，供给全身脏腑、经络、四肢百骸及筋肉皮毛等组织。若脾的运化功能失常，就会影响食物的消化和水谷精微的吸收，从而出现腹胀、便溏、食欲不振等，久之气血生化不足，以至倦怠、消瘦等症。

2. 脾主升清 《素问·经脉别论》云："脾气散精，上归于肺。"其是指脾将吸收的水谷精微，向上转输于心肺。这不仅体现脾主运化的功能，而且反映脾气的运动特点是主上升。后世在此基础上，概括为"脾主升清"。清是指脾从饮食物中吸收的精微物质，是化生气血的原料，脾将这些精微物质上输心肺，经心肺的气化作用，生成气血，以营养全身。脾还将水谷精微上升于头面，以营养清窍、脑髓等。若脾失升清，则水谷不能运化，气血生化之源不足，可出现神疲乏力、腹胀、大便溏泄等；头面诸窍失养，常见眩晕、耳目失聪等症。正如《素问·通评虚实论》所言："头痛耳鸣，九窍不利，肠胃之所生也。"治疗当益气升提，益气常用党参、太子参、人参、黄芪、甘草等，升提可用升麻、柴胡、葛根之类，方剂可用补中益气汤、益气聪明汤等。

三、脾系统联系的临床应用

【原文】

脾主肉。(《素问·宣明五气》)

中央生湿，湿生土，土生甘，甘生脾，脾生肉……在体为肉，在脏为脾。(《素问·阴阳应象大论》)

脏真[1]濡于脾，脾藏肌肉之气也。(《素问·平人气象论》)

帝曰：脾病而四肢不用何也？岐伯曰：四肢皆禀气于胃，而不得至经[2]，必因于脾，乃得禀也。今脾病不能为胃行其津液，四肢不得禀水谷气，气日以衰，脉道不利，筋骨肌肉皆无气以生，故不用焉。帝曰：脾不主时何也？岐伯曰：脾者土也，治中央[3]，常以四时长[4]四脏，各十八日寄治[5]，不得独主于时也。脾藏者，常著[6]胃土之精也，土者生万物而法天地，故上下至头足[7]，不得主时也。(《素问·太阴阳明论》)

脾愁忧而不解则伤意，意伤则悗乱[8]。(《灵枢·本神》)

脾胀者，善哕，四肢烦悗，体重不能胜衣[9]，卧不安。(《灵枢·胀论》)

脾主长夏，足太阴阳明主治，其日戊己[10]。(《素问·脏气法时论》)

中央黄色，入通于脾，开窍于口。(《素问·金匮真言论》)

脾之合肉也，其荣唇也。(《素问·五脏生成》)

脾为涎。(《素问·宣明五气》)

帝曰：有病口甘者，病名为何？何以得之？岐伯曰：此五气[11]之溢也，名曰脾瘅[12]。夫五味入口，藏于胃，脾为之行其精气，津液在脾，故令人口甘也；此肥美之所发[13]也，此人必数食甘美而多肥也，肥者令人内热，甘者令人中满，故其气上溢，转为消渴[14]。治之以兰[15]，除陈气[16]也。(《素问·奇病论》)

【注释】

1.脏真 指五脏所藏的精气。

2.至经 《黄帝内经太素》作"径至"，意为直接到达。

3.治中央 "治"主、旺的意思。"中央"脾在五行中属土，位居中央。

4.长（zhǎng） 长养。

5.各十八日寄治 土气于四时之中，寄旺于每季季末的十八日，即在立春、立夏、立秋、立冬之前各十八日为土旺之时。寄，暂居。

6.著 显明。高世栻：著，昭著也。胃土水谷之精，昭著于外，由脾脏之气运行。

7.上下至头足 上至头，下至足，都需要脾转输水谷精气滋养。

8.悗（mèn）**乱** 心胸苦闷烦乱。悗，通闷。

9. 体重不能胜衣 形容肌肤肿胀、身体沉重，穿衣困难并且嫌重而不能胜任。胜，是胜任的意思。

10. 其日戊己 古人用天干、地支来纪日、纪月、纪年。天干、地支分属于五行，其中戊己都属土，而己为阴土，属脾；戊为阳土，属胃。所以脾旺于己日，胃旺于戊日。

11. 五气 水谷五味之气。张景岳曰："五气，五味之所化也，即五味所化之精气。"

12. 脾瘅（dān） 指脾热而谷气上溢所致的口中甜腻之病。瘅，热。

13. 发 《黄帝内经太素》卷三十作"致"。

14. 消渴 病名，以口渴、易饥、小便多为其特征。古人认为由于内热日久，伤及阴分所致。

15. 兰 兰草。张景岳曰："兰草性味甘寒，能利水道，辟不祥，除胸中痰癖；其气清香，能生津止渴，润肌肉，故可除陈积蓄热之气。"

16. 陈气 陈积腐浊之气。

【释义】

1. 脾在体合肉，脾主四肢 《黄帝内经》认为"脾主身之肌肉"。全身的肌肉，都依赖于脾胃运化水谷精微的营养。脾胃健运，气血化生充足，肌肉才能壮实丰满，并发挥其收缩运动的功能，正如张志聪注释《素问·五脏生成》所说："脾主运化水谷之精，以生养肌肉，故主肉。"脾胃的运化功能失常，水谷精微化生不足，肌肉得不到充分营养，则表现为肌肉消瘦，软弱无力，甚至痿废不用。所以《素问·痿论》提出"治痿独取阳明"的治则。人体的四肢，同样需要脾胃运化的水谷精微营养，才能维持其正常的生理活动，所以说脾主四肢。脾气健运，则四肢的营养充足，活动轻劲有力；若脾失健运，以致四肢失养，可见倦怠无力，甚或痿废不用。所以《素问·太阴阳明论》指出："四肢皆禀气于胃，而不得至经，必因于脾乃得禀也。今脾病不能为胃行其津液，四肢不得禀水谷气，气日以衰，脉道不利，筋骨肌肉皆无气以生，故不用焉。"即说明四肢的功能正常与否，与脾胃的运化是否健旺密切相关。

2. 脾主长夏与脾主四时 关于脾与时令的关系，在《黄帝内经》中有两种不同的观点。一是脾气通于长夏。如《素问·脏气法时论》云："脾主长夏。"《灵枢·顺气一日分为四时》云："脾者……其时长夏。"将时令分为五时——春、夏、长夏、秋、冬，分别与五行相配，长夏属土，脾在五行亦属土，所以说脾气通于长夏。长夏之季，气候炎热，雨水较多，天气下迫，地气上腾，酝酿生化，万物华实，合于土生万物之象，而脾主运化，化生水谷精微，营养全身，与"土爱稼穑"的特性，故脾与长夏同气相求而相通应。长夏多雨潮湿，而脾喜燥恶湿，易形成湿邪困脾，脾运失健，常见食欲不振、腹胀、便溏、身体困重、舌苔白腻等，宜用健脾化湿之品，如藿香、佩兰、白扁豆、苍术、厚朴、砂仁等，同时应注意饮食清淡。二是脾主四时。如《素问·太阴阳明论》云："脾者土也，治中央，常以四时长四脏，各十八日寄治，不得独主于时也。"其提出脾寄旺于四季之末各十八日，不单独主某一时令，实为脾主四时。因为脾属土，土能长养万物，一年中春夏秋冬四季之物，无不需土的滋养，四时均不可无土，所以脾主四时。在人体，脾居中央，运化水谷精微，以灌溉四旁，供给全身的营养，维持生命活动。所以，《素问·平人气象论》云："人以水谷为本，故人绝水谷则死。"《金匮要略》更提出"四季脾旺不受邪"的观点，意指脾胃功能强健，气血充足，正气旺盛，抗邪能力即强。因此，李东垣指出："内伤脾胃，百病由生。"这也是强调脾胃在人体的重要性。

3. 脾在窍为口，在液为涎，其华在唇 《黄帝内经》谓脾"开窍于口"，主要是揭示了口的功能与脾主运化的关系。口，即指口腔，有咀嚼食物、品尝食物的味道等功能。口腔的功能正常发挥，依赖于脾主运化。脾气健运，精气上通于口，口得其养，则知饥欲食，口味正常。正如《灵枢·脉度》所云："脾气通于口，脾和则口能知五谷矣。"另外，口腔是消化道的起始端，食物在口腔经过细细咀嚼，便于胃的受纳、腐熟与脾的运化。在病理情况下，若脾气虚弱，或湿邪困脾，脾失健运，则见食欲不振，口味异常，如口淡乏味、口腻、口甜等。后者即所谓"脾瘅"。治之当益气健脾或化湿健脾。脾有伏热，上蒸于口，还可引起口疮、口臭等，治宜清泻脾热、芳香化浊，可用泻黄散。再有如果进食习惯不好，吃饭速度过快，狼吞虎咽，往往会增加脾胃的负担，不利于食物的消化，所以饮食养生主张细嚼慢咽，以有利于脾胃的纳运。

《黄帝内经》所谓"脾主涎"，也是揭示了脾主运化与涎的关系。涎为唾液中较清稀的部分，为津液所化，实即来源于脾运化的水谷精微，《灵枢·经脉》云脾经"挟咽，连舌本，散舌下"，故脾之阴液可随其经脉上行于口，即为涎。涎的正常与否还依赖于脾气的固摄。脾气充足，运化功能正常，涎的化生适量，上行于口，濡润口腔而不溢于口外；并且在进食时分泌增多，以助食物的咀嚼和消化。脾病则可导致涎的分泌异常，或则过多，或则过少。涎液过多，常见于儿童，《诸病源候论》称为"滞颐"，成人也有表现为口涎自出的，其病机多因脾胃虚寒，失于固摄，以致津液外流。除流涎质稀外，可伴口淡乏味、食欲不振、大便溏泄、倦怠神疲、形寒肢冷等症。治之当益气温中，固摄津液，可选补中益气汤、理中汤之类加减。涎分泌过少，可致口干，多见于成人。其病机可因脾阴不足，津液无以上承于口，还可伴有口唇干燥、大便干结、舌红少苔等症，治之当补益脾阴，常用沙参、麦冬、石斛、玉竹、玄参、生地黄等。

《黄帝内经》所谓脾"其华在唇"，是指口唇的色泽可以反映脾气的功能健运与否。脾主运化，为气血生化之源，脾气健旺，气血充足，则口唇红润光泽；脾失健运，则气血衰少，口唇淡白无华。

4. 脾在志为思 思，即思考、思虑，属人的精神意识思维活动的一部分。《灵枢·本神》曰："因志而存变谓之思。"意指人们为实现自己的志向而进行反复思考、筹划的过程。思虽为脾志，但亦与心主神明有关。正常限度内的思考、思虑，是人人皆有的心理活动，对人体不会产生不良影响。但思虑过度，或所思不遂，则会影响人体正常的生理活动，主要影响气的运动，导致气机郁结。特别是导致脾气郁结，运化失健，出现不思饮食、脘腹胀闷、大便溏泄等。

四、脾病因理论的临床应用

【原文】

五脏所恶……脾恶湿。(《素问·宣明五气》)

风气大来，木之胜也，土湿受邪，脾病生焉。(《素问·至真要大论》)

寒气客于肠胃之间，膜原[1]之下，血不得散，小络急引故痛，按之则血气散，故按之痛止……寒气客于小肠膜原之间，络血之中，血泣不得注于大经，血气稽留不得行，故宿昔[2]而成积[3]矣……寒气客于肠胃，厥逆上出[4]，故痛而呕也。寒气客于小肠，小肠不得成聚[5]，故后泄[6]腹痛矣。热气留于小肠，肠中痛，瘅热焦渴[7]，则坚干不得出，故痛而闭不通矣。(《素问·举痛论》)

是故味过于酸，肝气以津，脾气乃绝……味过于苦[8]，脾气不濡[9]，胃气乃厚[10]。(《素问·生气通天论》)

【注释】

1. 膜原 指肠胃间的脂膜。

2. 宿昔 经久的意思。

3. 成积 血为寒凝积而成积块。

4. 厥逆上出 肠胃之气上逆。

5. 成聚 指小肠受盛容留水谷的作用。

6. 后泄 大便泄泻。

7. 瘅（dān）热焦渴 指热盛灼津，使津液枯涸。瘅，盛热。渴，通竭，水干涸。

8. 苦 《黄帝内经太素》作"甘"。《素问绍识》曰："作甘为是……言味过于甘，则脾气过实，胃气敦阜也。"

9. 不濡 《黄帝内经太素》"濡"上无"不"字。

10. 厚 张景岳曰："厚者，胀满之谓。"

【释义】

《黄帝内经》中所述脾病的病因涉及外感六淫、情志内伤、饮食失宜与过劳等方面：

1. 外感六淫 《黄帝内经》所述外邪侵犯于脾、引起脾病，以湿邪和寒邪较为多见。如《素问·宣明五气》云："脾恶湿。"湿为阴邪，易阻遏气机，损伤阳气，湿邪侵犯人体，往往容易困遏脾阳，阻碍脾运，导致脾失健运，出现大便溏泄、腹胀、肠鸣等症，正如《素问·阴阳应象大论》所云："湿胜则濡泄。"寒为阴邪，易伤阳气，直中脾胃，传化失司，可致呕吐、大便泄泻；气血运行不畅，往往引起疼痛，按之痛止；寒凝气滞血瘀不能消散，停积日久甚至形成肿块。再有热邪蕴结小肠，气机不利，则致腹中疼痛；热甚伤津，则大便干结。

2. 情志内伤　七情中主要是思伤脾。如《素问·举痛论》云："思则气结……思则心有所存，神有所归，正气留而不行，故气结矣。"长期思考、计谋，思虑太过，心事重重，或精神过分集中专注，导致正气留结，不能畅行，其中特别是脾气郁结。脾气郁结，则运化失健，出现饮食不馨、食少、腹胀、大便溏泄等症。

3. 饮食失宜　过食肥甘厚味，易酿生痰湿，以致湿邪困脾，脾运失健。如《素问·生气通天论》云："味过于苦，脾气不濡，胃气乃厚。"在《黄帝内经太素》，"苦"是作"甘"，"濡"字上面没有"不"字，意即过食甜味，导致湿邪困脾，脾为湿滞，出现脘腹胀满等症。

五、脾病证理论的临床应用

【原文】

诸湿肿满，皆属于脾。(《素问·至真要大论》)

湿胜则濡泄。(《素问·阴阳应象大论》五)

脾风之状，多汗恶风，身体怠惰，四肢不欲动，色薄微黄，不嗜食，诊在鼻上[1]，其色黄。(《素问·风论》)

脾热病者，先头重颊痛，烦心颜[2]青，欲呕身热。热争则腰痛[3]不可用俯仰，腹满泄，两颔[4]痛。(《素问·刺热》)

脾热者色黄而肉蠕动[5]。(《素问·痿论》)

脾病者，身重善肌肉痿，足不收行，善瘛[6]脚下痛，虚则腹满肠鸣，飧泄食不化。(《素问·脏气法时论》)

脾气虚则四肢不用，五脏不安；实则腹胀，泾溲不利[7]。(《灵枢·本神》)

【注释】

1. 鼻上　指鼻准，为脾在面部的望诊部位。

2. 颜　指额部，又称庭。《灵枢·五色》曰："庭者，颜也。"

3. 腰痛　张景岳曰："腰者，肾之府。热争于脾，则土邪乘肾，必注于腰，故为腰痛。"

4. 颔　腮下处。

5. 蠕动　"蠕"，《黄帝内经太素》作"濡"。"濡"亦与"软"相通。"蠕、濡、软"三字音义并同。"动"，疑为"蠕"之旁记字，误入正文。

6. 善瘛　抬不起脚。

7. 经溲不利　小便不利。经，《甲乙经》作"泾"。泾溲，小便也。又，"经"释为女子月经；"溲"指大小便。可参。

【释义】

《黄帝内经》中所述脾的病证有湿证、风证、热证、虚证、实证等。

1. 脾湿证 如《素问·至真要大论》云："诸湿肿满，皆属于脾。"大凡湿邪导致的肌肤水肿、腹部胀满等症，多数与脾的病变有关。因为脾主运化，不仅运化水谷精微，而且运化水液，在水液代谢中起重要作用，《素问·经脉别论》云："饮入于胃，游溢精气，上输于脾，脾气散精，上归于肺，通调水道，下输膀胱，水津四布，五经并行。"这说明脾在水液代谢中，起到枢纽作用，将水液上输于肺，肺宣发肃降，布散于全身。因而浮肿、腹满等水湿潴留之证与脾的关系最为密切。不论脾土壅滞之实证，还是脾气、脾阳不足之虚证，皆可导致。实证多由于感受湿邪，湿邪困脾，脾失健运，不能运化水液，水湿内停，此为外湿引发内湿，可见身重困倦、头重如裹、脘腹胀闷、肌肤水肿较甚，治宜化湿利湿、理气健脾。虚证多由于脾气虚弱、脾阳不振，运化失职，水湿内停，发为浮肿、腹胀，常伴有便溏、纳呆、形寒肢冷、倦怠乏味等阳气虚弱的证候，宜益气温阳利水。

2. 脾风证 《素问·风论》云："脾风之状，多汗恶风，身体怠惰，四肢不欲动，色薄微黄，不嗜食，诊在鼻上，其色黄。"风性开泄，风邪袭表故多汗恶风；脾主肌肉、四肢，脾气弱则身体倦怠，四肢不欲动；脾主运化，脾运失健，则不欲食；脾色黄，鼻为脾之分部，脾病故鼻准头色黄。正如《素问经注节解》所云："风为木化，脾所畏也，风木刑脾，肉腠不固，故脾亦多汗恶风也。脾病则气弱，故怠惰。脾主四肢，故不欲动。脾无力，故色薄而微黄。不嗜食，脾病不知五味也。鼻居面中，属土，故验脾病者，其鼻必黄也。"

3. 脾热证 实为湿热蕴脾。湿热外侵，或湿郁化热，湿热上蒸，则感头沉重，两颊疼痛。湿热郁结中焦，则烦心、欲呕。热盛于外则身热。土邪乘水，脾病及肾，腰为肾府，所以腰痛不可俯仰。湿热蕴脾，脾失转输则腹胀、泄泻。湿热交争，浸淫于筋脉，则肌肉软弱无力，身体沉重。湿热郁蒸，脾色外现，则发黄。治宜清热利湿。

4. 脾虚证与实证 脾主运化水谷精微，为气血生化之源。脾虚，运化失职，水谷不化，则泄泻、腹胀、肠鸣。脾主四肢，脾虚不能为胃行其津液，则四肢软弱无力，甚至痿废不用。脾虚日久，气血生化之源不足，可致全身营养缺乏。脾实证多为湿邪，或湿热等邪气蕴结于脾，以致脾土壅滞，或内伤情志，导致脾气郁结。

第三节 《黄帝内经》肾藏象理论的临床应用

《素问·六节藏象论》说："肾者，主蛰，封藏之本，精之处也。"其认为肾藏先天之精，主生殖，为人体生命之本原，故称"肾为先天之本"。肾的主要功能是藏精、主生长发育与生殖，主水，主纳气，濡养、温煦其他脏腑。肾的这些功能，依赖于肾中精气阴阳的作用。肾在体合骨，其华在发，开窍于耳及二阴，在液为唾。临床常常运用肾藏象理论指导治疗生殖系统疾病、肾脏疾病、各种老年退行性疾病、各科疾病晚期的辅助治疗及抗衰老。

一、肾经循行理论的临床应用

【原文】

肾足少阴之脉，起于小指之下，邪走足心[1]，出于然谷[2]之下，循内踝之后，别入跟中，以上踹内，出腘内廉，上股内后廉，贯脊，属肾络膀胱；其直者，从肾上贯肝膈，入肺中，循喉咙，夹舌本；其支者，从肺出络心，注胸中。是动则病饥不欲食，面如漆柴[3]，咳唾则有血，喝喝[4]而喘，坐而欲起，目䀮䀮如无所见，心如悬若饥状，气不足则善恐，心惕惕如人将捕之，是为骨厥。是主肾所生病者，口热舌干，咽肿上气，嗌干及痛，烦心心痛，黄疸，肠澼，脊股内后廉痛，痿厥嗜卧，足下热而痛。（《灵枢·经脉》）

【注释】

1. 邪走足心 指经脉从足少阴肾经与足太阳膀胱经的终点衔接处，斜向足心的涌泉穴。邪，与斜同。

2. 然谷 《太素·经脉连环》作"然骨"。然骨：位于内踝前的足舟状骨。

3. 面如漆柴 《太素·经脉连环》曰："面黑如地色。"形容病者面色黄黑无光泽。

4. 喝喝（yè） 形容喘声嘶哑，声音幽咽。

【释义】

足少阴肾经的循行：足少阴肾经起于足小趾下，斜行于足心（涌泉穴），出行于舟骨粗隆之下，沿内踝后，分支进入足跟，主干向上沿小腿内侧后缘，至腘内侧，上股内侧后缘入脊内（长强穴），穿过脊柱，属肾，络膀胱。直行的经脉，从肾上行，穿过肝和膈肌，进入肺，沿喉咙，到舌根两旁。分支从肺中分出，络心，注于胸中，交于手厥阴心包经。肾脏经脉发生病变可见患者感觉饥饿但不思饮食，面色黑而无光泽，咳嗽，痰中带血，不能平卧，喘声嘶哑，视物模糊。胃脘空虚，有饥饿感；肾气虚的患者容易产生恐惧感，心慌心悸好像有人要抓他，这就是骨厥症。肾脏本脏发生病变，可见口中热，舌干燥，咽部肿痛，气机上逆，喉咙干燥，甚至疼痛，心烦心痛，黄疸，泻下脓血，脊背、大腿内侧后缘等肾经循行之处疼痛，足痿软无力或者厥冷，嗜睡，足心发热伴有疼痛。掌握足少阴肾经的循行路经，对于临床辨别肾系疾病具有重要的意义。

二、肾藏精理论的临床应用

【原文】

肾者，主蛰，封藏之本[1]，精之处也……为阴中之少阴[2]，通于冬气。（《素问·六节藏象论》）

女子七岁，肾气盛，齿更发长；二七而天癸至，任脉通，太冲脉盛，月事以时下，故有子；三七，肾气平均，故真牙生而长极；四七，筋骨坚，发长极，身体盛壮；

五七，阳明脉衰，面始焦，发始堕；六七，三阳脉衰于上，面皆焦，发始白；七七，任脉虚，太冲脉衰少，天癸竭，地道不通，故形坏而无子也。丈夫八岁，肾气实，发长齿更；二八，肾气盛，天癸至，精气溢泻，阴阳和，故能有子；三八，肾气平均，筋骨劲强，故真牙生而长极；四八，筋骨隆盛，肌肉满壮；五八，肾气衰，发堕齿槁；六八，阳气衰竭于上，面焦，发鬓颁白；七八，肝气衰，筋不能动，天癸竭，精少，肾脏衰，形体皆极；八八，则齿发去。肾者主水，受五脏六腑之精而藏之，故五脏盛，乃能泻。（《素问·上古天真论》）

肾藏精。（《灵枢·本神》）

夫精者，生之本也。（《素问·金匮真言论》）

生之来谓之精。（《灵枢·本神》）

肾者，作强之官，伎巧出焉[3]。（《素问·灵兰秘典论》）

【注释】

1. 肾者，主蛰，封藏之本 肾应冬气主闭藏，是人体封闭潜藏功能之根本，以维护人体精气固守而不妄泄。蛰，指动物冬眠，喻肾气闭藏精气。

2. 阴中之少阴 《黄帝内经太素新校正》云："按全元起本并《甲乙经》《黄帝内经太素》'少阴'，当作'太阴'。"《灵枢·阴阳系日月》云："肾为阴中之太阴。"

3. 肾者，作强之官，伎巧出焉 肾主骨生髓，脑为髓海，髓充则骨强，智多生巧。作强，指作用强力。伎巧，即技巧。伎，同"技"。巧，即精巧。

【释义】

1. 肾主藏精 精又称精气，是构成人体和维持人体生命活动的最基本物质，是生命之源，是腑脏形体官窍功能活动的物质基础。就精的来源而言，可分为先天之精和后天之精两类。先天之精，禀受于父母，与生俱来，是生育繁殖，构成人体的原始物质，故《灵枢·决气》云："生之来，谓之精。"在胚胎发育过程中，精是构成胚胎的原始物质，为生命的基础，所以称为"先天之精"。先天之精藏于肾中，出生之后，得到后天之精的不断充实，成为生命最基本物质。当人体发育到一定阶段，生殖机能成熟时，部分肾精可化生为生殖之精，具有生育繁殖功能。后天之精，又称五脏六腑之精，来源于水谷精微，由脾胃化生并灌溉五脏六腑。人出生以后，水谷入胃，经过胃的腐熟、脾的运化而生成水谷之精气，并转输到五脏六腑，使之成为脏腑之精。脏腑之精充盛，除供给本身生理活动所需要的以外，剩余部分则充养先天之精，闭藏于肾。先天之精和后天之精，两者相互依存，相互为用。先天之精为后天之精准备了物质基础，后天之精不断地供养先天之精。先天之精只有得到后天之精的补充滋养，才能充分发挥其生理效应；后天之精也只有得到先天之精的活力资助，才能源源不断地化生。

《素问·六节藏象论》云："肾者，主蛰，封藏之本，精之处也。"蛰本意指各种虫类至冬伏藏于土中冬眠。肾主蛰，封藏之本，指肾应冬气，是人体封藏潜藏功能之根本，精得藏于肾，发挥其生理效应而不致遗泄。临床上凡男体差、频频遗精者，常见腰酸，腿软或者头昏，记忆力减。夜寐差，无梦而遗，都系肾虚，精关不固，治宜补肾涩精，常用《医方集解》金锁固精丸（沙苑子、芡实、莲须、煅龙牡）加味，若肾阴偏虚者，可加服六味地黄丸。肾虽主水，但内寄相火，若属阴虚而相火旺遗精者，不宜固涩，宜清泄相火为主。临床证见，夜寐多梦，梦中与女子相遇而遗，其伴随症状如小便黄少，大便干，口干喜冷饮，舌质偏红，舌苔黄腻，治宜封精丹（知母、黄柏、砂仁）或知柏地黄丸。若兼肝经湿热，可配龙胆泻肝丸。

2. 精的生理功能　精的生理功能主要如下。

（1）促进生殖繁衍　肾精是胚胎发育的原始物质，又能促进生殖机能的成熟。肾精的生成、贮藏和排泄，对繁衍后代起着重要的作用。人的生殖器官的发育及其生殖能力，均有赖于肾中精气的生理效应。人出生以后，由于先天之精和后天之精的相互滋养，从幼年开始，肾的精气逐渐充盛，发育到青春时期，随着肾精的不断充盛，便产生了一种促进生殖功能成熟的物质，称为天癸。于是，男子就能产生精液，女性则月经按时来潮，性功能逐渐成熟，具备了生殖能力。以后，随着人从中年进入老年，肾精也由充盛而逐渐趋向亏虚，天癸的生成亦随之而减少，甚至逐渐耗竭，生殖能力亦随之而下降，以至消失。这充分说明肾精对生殖功能起着决定性的作用，为生殖繁衍之本。如果肾藏精功能失常就会导致性功能异常，生殖功能下降。所以《素问·上古天真论》曰："男子二八，肾气盛，天癸至，精气溢泻，阴阳和，故能有子。""七八……天癸竭，精少，形体皆极。""女子二七而天癸至，任脉通，太冲脉盛，月事以时下，故有子。""七七，任脉虚，太冲脉衰少，天癸竭，地道不通，故形坏而无子也。"总之，男女生殖器官的发育成熟及其生殖能力，均有赖于肾精的充盛，而精气的生成、贮藏和排泄均由肾所主，故有"肾主生殖"之说。根据这一理论，固肾保精便成为治疗性与生殖机能异常的重要方法之一。

（2）促进生长发育　人从出生经过发育、成长、成熟、衰老以至死亡前人体生存的时间，称为寿命，通常以年龄作为衡量寿命长短的尺度。中医学称寿命为天年、天寿，即先天赋予的寿命限度。人体的生、长、壮、老、已的生命过程，可分为幼年期、青年期、壮年期和老年期等四个阶段。《黄帝内经》认为生命每一阶段的生长发育都取决于肾精的盛衰。若肾精不足或功能减退，小儿可见发育迟缓，出现"五迟"（站迟、语迟、行迟、发迟、齿迟）、"五软"（头软、项软、手足软、肌肉软、口软）、身材矮小、智力低下等；在青年人易出现生殖障碍，男子表现为精少不育、性功能低下，女子表现为不孕、月经失调，在中年人则易出现早衰、发脱齿落、记忆力减退。老年人则易出现耳鸣耳聋、腰膝酸软、精神呆钝、行动迟缓、健忘，甚至痴呆。

（3）参与血液生成　肾藏精，精能生髓，精髓可以化而为血，在临床上治疗血虚常用补益精髓之法。补益肾精之法临床常用于治疗以下疾病。

1）不孕不育：如周惠芳用"助孕汤"［当归 10g，赤芍、白芍各 10g，淮山药 15g，山茱萸 10g，鹿角片（先煎）10g，菟丝子 15g，醋炒柴胡 6g］治疗黄体功能不全性不孕 202 例。通过对症状和子宫内膜分泌反应的改善情况、基础体温的改善情况及治疗前后内分泌激素水平的变化等方面的观察，结果：治疗好妊娠 78 例，好转 113 例，无效

11 例。总有效率达 94.55%。徐福松教授运用聚精汤（地黄、何首乌、沙苑子、枸杞子、茯苓、薏苡仁、巴戟天等）治疗 50 例由少精、弱精引起的不育症。痊愈：治疗期间其妻受孕。显效：临床症状和体征消失，精液检查各项指标恢复正常，但其妻尚未受孕。好转：临床症状和体征基本消失，精液检查各项指标较治疗前改善，并符合下列两项以上者：①精子密度提高至 20×10^6 个 /mL 以上。②精子活动率提高 20% 以上。无效：治疗前后精液异常无改善。结果：显效 22 例，占 44%；有效 18 例，占 36%；无效 10 例，占 20%；总有效率为 80%。研究证明，相关补肾药物能有效改善女性卵泡发育障碍、无排卵、黄体功能不足和男性少精、弱精所致的不孕不育症。

2）小儿发育迟缓：张锡纯曾治一幼童，五龄犹不能行，身多疮疡，治愈复发，知其父素有梅毒，此系遗传性病在骨髓也。为疏方，每剂中用胡桃仁八钱，佐以金银花、白鲜皮、土茯苓、川贝母、玄参、甘草诸药，如此方少有加减，服药二十余剂，其疮皆愈，从此渐亦能行步矣。古方治虚寒喘嗽、腰腿酸痛，用胡桃仁二十两研烂，补骨脂十两酒蒸为末，蜜调如饴，每晨酒服一大匙，不能饮者热水调服。汪庵谓："补骨脂属火，入心包命门能补相火以通君火、暖丹田、壮元阳；胡桃属木，能通命门、利三焦、温肺润肠、补养气血，有木火相生之妙。愚常用之以治下焦虚寒之证，诚有奇效。上方加杜仲一斤，生姜炒蒜四两，同为丸，名青娥丸。治肾虚腰疼，而此方不但治肾虚腰疼也，以治虚寒腿疼亦极效验。曾治一媪年过六旬，腿疼年余不愈，其脉两尺沉细，俾日服青娥丸月余全愈。若虚寒之甚者，可于方中加生硫黄三两。"

3）习惯性流产：先兆流产属于中医学"胎漏""滑胎""胎动不安""堕胎"等范畴。傅青主说："夫妇人受妊，本于肾气之旺也，肾气旺是以摄精，然肾一受精而成娠。"故治疗先兆流产的千金保孕丸（杜仲、川续断、山药）、保产丸（杜仲、菟丝子、桑寄生、桑寄生、白术、茯苓、甘草）等体现了肾气壮则胎固儿安的观点。

3. 肾精、肾气、肾阴、肾阳的关系 肾精，即肾所藏之精气。其来源于先天之精，赖后天之精不断地充养，为肾功能活动的物质基础，是人体生命活动之本，对人体各种生理活动起着极其重要的作用。

肾气，肾精所化生之气，是指肾脏精气所产生的生理功能。气在中医学指构成人体和维持人体生命活动的最基本物质，是脏腑经络功能活动的物质基础。气有运动的属性，气的运动表现为人体脏腑经络的功能活动。脏腑经络是结构与功能辩证统一的综合概念，虽有解剖意义，更重要的是一个人体功能模型，标志着人体脏腑经络的生理功能。精化为气，故肾气是由肾精而产生的，肾精与肾气的关系，实际上就是物质与功能的关系。为了在理论上、实际上全面阐明肾精的生理效应，即肾脏的生理功能，概括为肾阴和肾阳两个方面。肾阴，又称元阴、真阴、真水，为人体阴液的根本，对人体各脏腑组织起着滋养、濡润作用。肾阳，又称元阳、真阳、真水，为人体阳气的根本，对人体各脏腑组织起着推动、温煦作用。肾阴和肾阳，两者之间，相互制约、相互依存、相互为用，维持着人体生理上的动态平衡。从阴阳属性来说，精属阴，气属阳，所以有时也称肾精为"肾阴"，肾气为"肾阳"。在病理情况下，由于某些原因，肾阴和肾阳的动态平衡遭到破坏而又不能自行恢复时，则能形成肾阴虚和肾阳虚的病理变化。肾阴虚，则表现为五心烦热、眩晕耳鸣、腰膝酸软、男子遗精、女子梦交等症状；肾阳虚，则表现为精神疲惫、腰膝冷痛、形寒肢冷、小便不利或遗尿失禁，以及男子阳痿、女子宫寒不孕等性功能减退和水肿等。

由于肾阴与肾阳之间的内在联系，在病变过程中，常互相影响，肾阴虚发展到一定程度的时候，可以累及肾阳，发展为阴阳两虚，称为"阴损及阳"；肾阳虚到一定程度的时候，也可累及肾阴，发展为阴阳两虚，称为"阳损及阴"。因此临床在治疗肾阴虚与肾阳虚时常常采用"阴中求阳"或"阳中求阴"之法，如张景岳治疗肾阴不足之左归丸，药用大怀熟地黄、山药、枸杞子、山茱萸、川牛膝、鹿角胶、龟甲胶、菟丝子，此方由六味地黄丸化裁而成。《景岳全书·新方八阵》云："补阴不利水，利水不补阴，而补阴之法不宜渗。"故张景岳去六味地黄中之"三泻"（泽泻、茯苓、牡丹皮），加入枸杞子、龟甲胶、牛膝加强滋补肾阴之力；又加入鹿角胶、菟丝子温润之品补阳益阴，阳中求阴，此即张景岳所谓："善补阴者，必于阳中求阴，则阴得阳升而泉源不竭。"治疗肾阳不足用右归丸，药用大怀熟地黄、山药、山茱萸、枸杞子、菟丝子、鹿角胶、杜仲、肉桂、当归、附子，此方是由金匮肾气丸减去"三泻"（泽泻、茯苓、牡丹皮），加鹿角胶、菟丝子、杜仲、枸杞子、当归而成，增加了温补的作用，使药效更能专于温补，是一首十分著名的温补方剂。方中以熟地黄、山药、山茱萸、枸杞子滋阴益肾，养肝补脾，填精补髓，即"阴中求阳"，正如张景岳所谓："善补阳者，必于阴中求阳，则阳得阴助而生化无穷。"

三、肾主水理论的临床应用

【原文】

肾者水脏，主津液。（《素问·逆调论》）

黄帝问曰：少阴何以主肾？肾何以主水？岐伯对曰：肾者至阴也，至阴者盛水也，肺者太阴也，少阴者冬脉也，故其本在肾，其末在肺，皆积水也……肾者牝脏[1]也，地气上者属于肾，而生水液也。（《素问·水热穴论》）

肾者，水脏也。（《素问·痿论》）

【注释】

牝脏：牝，阴也。肾主水，亦在阴位，故云牝脏。

【释义】

肾主水，广义而言是指肾具有藏精和调节水液的作用；狭义而言是指肾具有调节人体水液代谢的功能。本节所讨论的是肾脏调节人体水液代谢的功能。肾脏主持和调节水液代谢的作用，称为肾的"气化"作用。在正常情况下，水饮入胃，由脾的运化和转输而上输于肺，肺的宣发和肃降而通调水道，使津液输布至全身，发挥其生理作用，从而维持体内水液代谢的相对平衡。在这一代谢过程中，肾的气化作用使肺、脾、膀胱等脏腑在水液代谢中发挥各自的生理作用。被脏腑组织利用后的水液下行归于肾，经肾的气化作用分为清浊两部分。清者，通过肾气的升腾气化上升，归于肺而布散于周身；浊者变成尿液，下输膀胱，在肾的气化下形成尿液排出体外。肾的开阖作用对人体水液代谢的平衡有重要的影响。在正常生理状态下，由于人的肾阴、肾阳是相对平衡的，肾的开阖作用协调，尿液排泄正常。如果肾主水功能失调，气化失职，开阖失度，就会引起水液代谢障碍。气化失常，关门不利，阖多开少，小便的生成和排泄发生障碍可引起尿少、水肿等病理现象；若开多阖少，又可见尿多、尿频等症。故《素问·逆调论》云："肾者水脏，主津液。"

肾主水，有赖于肾的气化功能，而肾的气化功能包括肾阴与肾阳两个方面，然而后世在论述肾主水或临床治疗因肾不能主水而导致的水肿病时，大多重视肾阳的作用，而忽略肾阴在肾主水中的作用，以致在临床治疗中不重视辨证，轻率使用温补之法，使病情迁延不愈，甚至出现尿闭、呕吐、昏迷、抽搐等危重情况。陈明认为，在肾主水过程中，离不开肾阴的气化作用。肾阴充盛，一方面涵养肾阳，使后者热而不极，维持水火的平衡；另一方面，化生肾气，使其充盛盈满，泉源不竭，从而使肾脏更好地发挥主水作用。故肾阴虚，不仅使肾阳亢而不敛，而且使肾气功能减弱，进一步导致肾主水功能失常。前人亦多有论述阴虚水肿者，如沈金鳌在《杂病源流犀烛肿胀源流》中说："肾水不足，虚火灼金，小便不生而患肿。"他强调肾阴在水肿发病中的重要性，并不否认肾阳在肾主水过程中的重要作用，而是提醒医家时时认识到在肾主水的过程中肾阳与肾阴有着同等重要的作用，临床辨证治疗水肿时，一定要据证用药，切忌滥用温补。

四、肾主纳气理论的临床应用

【原文】

少阳属肾，肾上连肺，故将两脏[1]。（《灵枢·本输》）

故水病下为胕肿大腹，上为喘呼不得卧者，标本俱病，故肺为喘呼，肾为水肿，肺为逆不得卧，分为相输俱受者，水气之所留也。（《素问·水热穴论》）

咳嗽烦冤者，是肾气之逆也。（《素问·示从容论》）

【注释】

少阳属肾，肾上连肺，故将两脏："少阳属肾"据《黄帝内经太素》应为"少阴属肾"，为是。将，统率之意。少阴经脉属于肾而又上连于肺，故称将两脏。

【释义】

肾主纳气，是肾的封藏作用在呼吸运动中的体现，是后世医家对肾在呼吸中所起作用的总结，《黄帝内经》虽然未明确提出"肾主纳气"，但多次论及肾与呼吸密切相关。从生理结构而言，《灵枢·本输》认为"肾上连肺"。其指出肾与肺通过经络密切相连。从病理上《黄帝内经》多次将咳喘之症归结为肾脏功能的异常。如《素问·示从容论》曰："咳嗽烦冤者，是肾气之逆也。"故《难经·四难》指出："呼出心与肺，吸入肾与肝。"

肾主纳气，对人体的呼吸运动具有重要意义。只有肾气充沛，摄纳正常，才能使肺的呼吸均匀，气道通畅。如果肾的纳气功能减退，摄纳无权，吸入之气不能归纳于肾，就会出现呼多吸少、吸气困难、动则喘甚等肾不纳气的病理变化，治当补肾纳气。

五、肾系统联系的临床应用

【原文】

肾之合骨也，其荣发也，其主脾也。（《素问·五脏生成》）

肾主身之骨髓。（《素问·痿论》）

脏真下于肾，肾藏骨髓之气也。（《素问·平人气象论》）

人始生，先成精，精成而后脑髓生。（《灵枢·经脉》）

诸髓者，皆属于脑。（《素问·五脏生成》）

五味所入……咸入肾……五精所并……并于肾则恐……五脏化液……肾为唾……五脏所藏……肾藏志……五脏所主……肾主骨。（《素问·宣明五气》）

北方黑色，入通于肾，开窍于二阴，藏精于肾，故病在溪[1]，其味咸，其类水，其畜彘，其谷豆，其应四时，上为辰星，是以知病之在骨也，其音羽，其数六，其臭腐。（《素问·金匮真言论》）

肾气通于耳，肾和则耳能闻五音矣。（《灵枢·脉度》）

高耳者肾高，耳后陷者肾下。耳坚者肾坚，耳薄不坚者肾脆。耳好前居牙车[2]者肾端正，耳偏高者肾偏倾也。（《灵枢·本脏》）

北方生寒，寒生水，水生咸，咸生肾，肾生骨髓，髓生肝，肾主耳。其在天为寒，在地为水，在体为骨，在脏为肾，在色为黑，在音为羽，在声为呻，在变动为栗，在窍为耳，在味为咸，在志为恐。恐伤肾，思胜恐；寒伤血，燥胜寒；咸伤血，甘胜咸。（《素问·阴阳应象大论》）

【注释】

1. 病在溪　张志聪曰："溪乃小分之肉，连于筋骨之间，是肾主骨，而溪乃骨气所生之分肉也。"

2. 牙车　又称颊车，即下颌角处。

【释义】

1. 肾在体合骨、生髓，其华在发

（1）肾在体合骨　《素问·阴阳应象大论》曰："肾在体为骨。"《素问·六节藏象论》曰："肾者，其充在骨。"《素问·五脏生成》曰："肾之合骨也。"因为肾藏精，精生髓而髓又能养骨，所以骨骼的生理功能与肾精有密切关系。髓藏于骨骼之中，称为骨

髓。肾精充足，则骨髓充盈，骨骼得到骨髓的滋养，才能强劲坚固。总之，肾精具有促进骨骼的生长、发育、修复的作用，故称"肾主骨"。如果肾精虚少，骨髓空虚，就出现骨骼软弱无力，甚至骨骼发育障碍。齿为骨之余，齿与骨同出一源，也是由肾精所充养。牙齿的生长、脱落与肾精的盛衰有密切关系。所以，小儿牙齿生长迟缓、成人牙齿松动或早期脱落，都是肾精不足的表现。临床治疗骨质疏松、骨关节炎、椎间盘突出、骨折等疾病，常从肾虚论治。

1）原发性骨质疏松症：本病是以骨量减少、骨的微观结构退化为特征的，致使骨的脆性增加以及易于发生骨折的一种全身性骨骼疾病。骨质疏松从其发病部位及临床症状看，属于中医学"骨痹""骨痿"范畴。其特点是骨量明显减少，尤其是含松质骨成分较多的脊柱、股骨颈和长骨端，形态学改变为骨小梁变细、骨皮质变薄、髓腔增宽。此病好发于老年人及妇女绝经期后，发病率常随年龄增长而升高。其临床表现为腰背酸痛，疼痛沿脊柱向两侧扩散，仰卧或坐位时疼痛减轻，直立时后伸或久立、久坐时疼痛加剧，日间疼痛轻，夜间和清晨醒来时加重，弯腰、肌肉运动、咳嗽、大便用力时加重；身高缩短，驼背；部分患者有骨折现象。基于"肾主骨"和"其充在骨"的理论认识，中医学认为本病的主要原因是肾虚，故治疗当以补肾为主。临床治疗应根据肾虚阴阳的不同，分别服用六味和八味肾气丸，如妇女绝经期可服二仙汤加味，二仙汤（仙茅、淫羊藿、知母、黄柏、当归、巴戟天）加川续断、骨碎补、煅龙牡等。

2）骨关节炎：骨关节炎是中老年人的常见病，是活动关节的一种慢性退行性疾病，病因复杂，临床表现有高度的可变性，但最终都发生不同程度的关节疼痛、畸形及运动障碍，甚至功能丧失，严重危害着中老人的健康。其形成的原因虽多，但其关键的因素都与肾虚有关，所以治疗的根本在于补肾。

3）椎间盘突出症：腰椎间盘突出是较为常见的疾患之一，主要是因为腰椎间盘各部分（髓核、纤维环及软骨板），尤其是髓核，有不同程度的退行性改变后，在外力因素的作用下，椎间盘的纤维环破裂，髓核组织从破裂之处突出（或脱出）于后方或椎管内，导致相邻脊神经根遭受刺激或压迫，从而产生腰部疼痛、一侧下肢或双下肢麻木、疼痛等一系列临床症状。本病属于中医学"腰痛"范畴，或称"骨痹"。其形成的根本原因是由于肾虚，再受外寒的侵袭，导致气血失和，故而表现腰背部酸痛、重着、活动受限。其疼痛可放射至臀部，甚至远及大小腿，影响步履。对本病的治疗，目前多数医者主张补肾为主，活血通络为辅。但补肾要分清肾虚属于阴虚还是阳虚，阴虚为主治以六味地黄丸，甚者可服大补阴丸或龟甲胶；若阳虚为主可服八味肾气丸，配服鹿角胶，具体若有其他兼症，应结合治疗。

4）骨折延缓愈合：骨折延缓愈合指的是骨折在正常愈合所需的时间（一般为4个月），仍未达到骨折完全愈合的标准。骨折延缓愈合的X线显示骨折骨痂少，轻度脱钙，骨折线明显，但无骨硬化表现。治疗骨折延缓愈合多采用补肾活血法，因肾藏精，精生髓，髓能养骨。故骨伤后的修复，有赖于肾精的滋养，故补肾是常法，加用活血药其意有二：一是加快祛除骨折部位的瘀血；二是促进骨折部位血循环，有利于滋肾药物的吸收，增加骨折部位营养。

（2）肾生髓　髓由先天之精所化生，由后天之精所充养，有养脑、充骨、化血之功。髓藏于骨者为骨髓。藏于脊椎管内者为脊髓，藏于脑者为脑髓。髓的生理功能有三：一是充养脑髓。《素问·五脏生成》云："诸髓者，皆属于脑。"脑得髓养，脑髓充盈，脑力充沛，则元神之功旺盛，耳聪目明，体健身强。先天不足或后天失养，以致肾精不足，不能生髓充脑，可以导致髓海空虚，出现头晕耳鸣、两眼昏花、腰胫酸软、记忆减退、老年痴呆等或小儿发育迟缓、囟门迟闭、身体矮小、智力动作迟钝等症状。二是滋养骨骼。三是化生血液：精血可以互生，精生髓，髓亦可化血。《素问·生气通天论》亦云："骨髓坚固，气血皆从。"可见，中医学已认识到骨髓可以生血，精髓为化血之源。因此，血虚证常可用补肾填精之法治之。

（3）肾其华在发　发，即头发，又名血余。发之营养来源于血，故称"发为血之余"，但发的生机根源于肾。因为肾藏精，精能化血，精血旺盛，则毛发壮而润泽，故又说肾"其华在发"。发的生长与脱落、润泽与枯槁，不仅依赖于肾中精气之充养，而且亦有赖于血液的濡养，故称"发为血之余"。青壮年时，由于精血充盈，则发长而光泽；老年人的精血多虚衰，毛发变白而脱落。临床所见未老先衰、头发枯萎、早脱早白者，皆与肾中精气不足和血虚有关。治宜滋补肝肾、养血生发，常用七宝美髯丹加减治疗。

2. 肾在窍为耳及二阴

（1）在窍为耳　《素问·阴阳应象大论》云："肾主耳。""在窍为耳。"《灵枢·脉度》云："肾气通于耳，肾和则耳能闻五音矣。""耳者，肾之官也。"《素问·阴阳应象大论》指出耳的功能是由肾主宰的，《灵枢·脉度》则指出耳的功能之所以能够正常发挥，取决于肾功能的正常。"在窍为耳"理论临床主要应用于耳鸣、耳聋的治疗。耳鸣，为常见之症，若久延不愈，渐致耳聋，一般都是肾虚所形成的。故年老体衰者多见耳鸣、耳聋之症，故治疗大都采用补肾之剂，如六味地黄丸，如属肾阳虚者八味肾气丸，若兼头昏目眩或性燥易怒者，属肾阴虚而肝火旺者，宜用耳聋左慈丸（六味地黄丸加磁石、柴胡，亦有去柴胡加五味子）。但如耳鸣、耳聋在一侧者不属于肾虚，多由瘀血或邪干闭窍所致。如是暴鸣、暴聋者亦不属肾虚，多由风温上郁、暑邪闭窍或胆火上郁所致。

（2）开窍于二阴　前阴包括尿道（溺窍）和生殖器（精窍），是排尿和生殖的器官。关于肾与生殖机能的关系，不再复赘。尿液的贮存和排泄虽属于膀胱的功能，但须依赖肾的气化才能完成。因此，尿频、遗尿、尿失禁及尿少或尿闭，均与肾的气化功能有关。

后阴是排泄粪便的通道。粪便的排泄本是大肠的传导功能，但藏象学说常常把大肠的功能统属于脾的运化功能范畴。脾之运化赖肾以温煦和滋润，所以大便的排泄与肾的功能有关。肾的阴阳失调可出现泄泻、便秘等大便异常。

3. 肾在志为恐　恐是人们对事物惧怕的一种精神状态，属于人精神意识思维活动的一部分。恐与惊有相似之处，但惊为突然而至，常不为自知；恐则是自知存在，心中胆怯。惊与恐，虽有所不同，但对人体生理活动的影响大体相同，均属于非良性刺激所引起的情绪反映。惊恐对人体的影响主要是使人体的气机下陷或紊乱。一个人若骤然受到强烈的惊恐，常表现面色苍白，全身战栗，甚者小便失禁，故《素问·阴阳应象大论》云："肾，在志为恐，恐伤肾。"《素问·宣明五气》曰："五气所并，并于肾者恐。"所言并者，吴崐曾释："并合而入之也。五脏精气，各藏其脏则不病，若合而并于一脏，则邪气实之，各显其志。"精气合而并于一脏，似不可能，应作邪气入于一脏，可显其志。临床因恐而致病者，多从肾论治。

4. 肾在色为黑，在味为咸

（1）肾在色为黑 一是指大凡黑色的食物大多有补肾的功能，如黑米、黑芝麻、乌骨鸡等，药物亦有类似的论说，如熟地黄、何首乌、墨旱莲、黑料豆等。二是指病后色泽的表现，凡皮肤呈黑色的多数反映肾的病变。临床常见的现代疾病有慢性肾上腺皮质功能不全、糖尿病、慢性肝病、黑棘皮病、黄褐斑等，皆可从肾论治。

（2）在味为咸 《素问·阴阳应象大论》云："咸生肾。"《素问·宣明五气》亦曰："咸入肾。"其意有二：一是说明咸味的食物或药物，对肾有特殊的亲和力，由于咸味入肾，因此临床欲使药物的功效作用于肾，常以咸味以引之入肾，如黄柏、知母、怀牛膝，清肾火时皆用盐水炒使其性味归肾，从而提高临床疗效；二是肾脏病变中常见口味变咸，或咽中感咸的症状。临床凡咳嗽频频，咽中感咸，或痰呈清稀而味咸，小便较少，咳嗽昼轻夜重者，多属肾阳不足，阳虚不能化水为气，致肾水上泛凌肺而为咳，此类咳嗽治肺无益，常用景岳金水六君煎，温肾化痰。若痰稀明显，口不渴而畏寒者亦可酌加附子。

5. 肾在液为唾 唾与涎一样，为口腔中分泌的一种液体。其清者为涎，稠者为唾，具有润泽口腔、帮助吞咽和消化食物的作用。《素问·宣明五气》云："肾为唾。"这说明唾由肾所主管。因为肾的经脉上夹舌本，直达舌下金津、玉液二穴，故肾中精气化液，出于舌下，即为唾。唾为肾精所化，咽而不吐，有滋养肾中精气的作用。若多唾或久唾，则易耗伤肾中精气。所以，养生家以舌抵上腭，待津唾满口后，咽之以养肾精，称此法为"饮玉浆"。但唾与脾胃亦有关，故《杂病源流犀烛·诸汗源流》说："唾为肾液，而肾为胃关，故肾家之唾为病，必见于胃也。"

唾之为病，主要表现唾液的分泌过多，溢出口外；或唾液分泌减少，口舌干燥。其原因不外阳虚不化、阴液不足、气虚不固以及邪气入侵等。证之临床，除外感邪气之外，大多与肾病有关。如素体阳虚或久病伤肾，肾阳不足，温化失职，蒸腾气化功能下降，阴津不得气化布散，上泛于舌下，则见吐唾不已，治当温补肾阳，常用肾气丸、附子理中丸等治疗。如素体阴虚或热伤阴液，肾阴亏损，无津上承，则唾液不足，口干唇焦。治当养阴生津，常用六味地黄丸、二至丸治疗。如因年高肾气衰惫，或年幼肾气未充，肾失封藏，不能固摄，唾液外流不止，治当固摄，临床常用肾气丸、缩泉丸加减。如叶庆莲医案：一老年胃大出血患者，经住院治疗出血停止，出院后延余于门诊继续调理治疗，证见面色㿠白，形寒怕冷，胃脘胀闷，多唾不休，纳少，大便稀溏，小便清长，舌淡胖，边有齿痕，苔白，脉沉细，辨为脾肾阳虚证。其病理为脾肾虚冷，不能收制其津液，故多唾而不休，正如《伤寒论》所云："大病瘥后，喜唾，久不了了，胸上有寒，当以丸药温之，宜理中丸。"该患者胃虚之由，乃因大病伤及肾阳，火不暖土，犹釜底抽薪，致中焦虚冷，运化无权，不能收敛津液，故时时泛吐唾沫清水，遵经旨用理中汤加附子、淫羊藿、益智仁温肾助阳，黄芪、砂仁益气温胃和中，连用 7 剂，唾液不再外溢，余症明显减轻，守方加减 12 剂，以巩固疗效。

六、肾病因理论的临床应用

【原文】

黑脉之至也，上坚而大，有积气在小腹与阴，名曰肾痹，得之沐浴清水[1]而卧。（《素问·五脏生成》）

五脏所恶……肾恶燥。（《素问·宣明五气》）

因而强力，肾气乃伤，高骨乃坏。《素问·生气通天论》

有所用力举重，若入房过度，汗出浴水，则伤肾。（《灵枢·邪气脏腑病形》）

肾盛怒而不止则伤志，志伤则喜忘其前言，腰脊不可以俯仰屈伸，毛悴色夭，死于季夏；恐惧而不解则伤精，精伤则骨酸痿厥，精时自下。（《灵枢·本神》）

恐则精却[2]，却则上焦闭，闭则气还，还则下焦胀，故气不行矣。（《素问·举痛论》）

足少阴之别，名曰大钟，当踝后绕跟，别走太阳；其别者，并经上走于心包，下外贯腰脊。其病气逆则烦闷，实则闭癃，虚则腰痛。（《灵枢·经脉》）

诸寒收引，皆属于肾。（《素问·至真要大论》）

帝曰：肾何以能聚水而生病？岐伯曰：肾者，胃之关也，关门不利，故聚水而从其类也。上下溢于皮肤，故为胕肿，胕肿者，聚水而生病也。（《素问·水热穴论》）

有所远行劳倦，逢大热而渴，渴则阳气内伐，内伐[3]则热舍于肾，肾者水脏也；今水不胜火，则骨枯而髓虚，故足不任身，发为骨痿。故《下经》曰：骨痿者，生于大热也。（《素问·痿论》）

【注释】

1. 清水 凉水。

2. 精却 精气衰退而不能上行。

3. 内伐 即内侵。

【释义】

《黄帝内经》认为，外邪入侵、七情内伤、饮食不节、虚损劳伤皆可导致肾脏病变。

1. 外邪入侵 《黄帝内经》认为外邪入侵肾脏以寒邪、湿邪与燥热之邪最为多见。

（1）寒邪 肾为人身阳气之根本，肾阳不足则成内寒；又肾为水脏，寒为阴邪，寒水之邪可直接侵袭肾经而影响本脏，称为寒邪直中少阴，症见四肢厥冷拘急、身冷无汗、战栗等，故《素问·至真要大论》云："诸寒收引，皆属于肾。"

（2）热邪　肾为水脏，受五脏六腑之精而藏之。燥热之邪最易伤精。如温邪深入下焦。真阴被灼，则舌干齿槁；相火亢盛，肾阴亏虚，则腰膝酸软、劳热骨蒸、遗精滑精等。故《素问·宣明五气》云："肾恶燥。"

（3）湿邪　肾系疾病与湿邪关系密切，肾居北方，主水为水脏，主蒸腾气化，主温煦五脏六腑。肾气亏虚，可致膀胱气化失司，三焦决渎无权，失其泌别清浊功能，水湿内停而为病。肾阴不足则内热，炼液为痰湿。湿浊停蓄日久则发生转化，阳虚者可转成寒湿，阳盛者转为湿热。对于素有内湿之人，更易内外相引而感受外湿。肾失开阖，肾阴不足，邪湿内恋，肾阳不足，蒸腾无力，皆可使水湿泛滥，使内之阴湿积聚，外湿因之而入。故《素问·五脏生成》云："肾痹，得之沐浴清水而卧。"

2. 七情所伤　在七情中，恐与怒与肾关系较为密切。《灵枢·本神》云："恐惧而不解则伤精，精伤则骨酸痿厥，精时自下。"怒为肝志，过怒伤肝，若盛怒不止势必子盗母气，使肾亦病。总之恐、怒过极过久皆可导致肾病。

3. 劳力过度　过劳，即过度劳累，包括劳力过度、劳神过度、房劳过度三个方面，其中对肾影响最大的是劳力过度与房劳过度。劳力过度其病变特点主要表现在两个方面：一是过度劳力耗气，损伤内脏精气，肾藏精无权，出现体倦神疲、喘息汗出、腰酸腿软等肾精亏损的症状。二是过度劳力而致筋骨劳伤，损伤腰椎脊柱，故《素问·生气通天论》云："因而强力，肾气乃伤，高骨乃坏。"房劳过度，又称为"肾劳"，是指房事太过，或手淫恶习，或妇女早孕多育等，耗伤肾精。肾为封藏之本，房事过度，肾精过度耗竭，根本动摇，常见眩晕耳鸣、精神萎靡、性功能减退等症状。《灵枢·邪气脏腑病形》云："有所用力举重，若入房过度，汗出浴水，则伤肾。"

七、肾病证理论的临床应用

【原文】

肾为欠、为嚏[1]。（《素问·宣明五气》）

肾气虚则厥，实则胀。（《灵枢·本神》）

肾风之状，多汗恶风，面庞然浮肿，脊痛不能正立，其色炲，隐曲不利[2]，诊在肌上[3]，其色黑。（《素问·风论》）

帝曰：有病痝然如有水状，切其脉大紧，身无痛者，形不瘦，不能食，食少，名为何病？岐伯曰：病生在肾，名为肾风。肾风而不能食，善惊，惊已心气痿[4]者死。（《素问·奇病论》）

肾热病者，先腰痛胻酸，苦渴数饮，身热。热争则项痛而强，胻寒且酸，足下热，不欲言，其逆则项痛员员澹澹然[5]。（《素问·刺热病》）

【注释】

1. 肾为欠、为嚏　姚止庵注："欠，呵欠也，神气昏愦之所致。盖肾藏精，精虚则神气昏愦而欠焉。嚏，喷嚏也，肺气外达之所致。肾乃寒水，气易冰凝，肾为肺子，上达于母，则发而为嚏，不独外感风寒为嚏也。"

2. 隐曲不利　小便不利。

3. 肌上　《针灸甲乙经》《太素·诸风状论》均作"颐上"，为是。杨上善注："颐上，肾部也。"

4. 心气痿　心力衰竭。

5. 澹澹然　水波摇动起伏状。

【释义】

1. 肾为欠、为嚏　《素问·集注》云："阳者主上，阴者主下，阳引而上，阴引而下。阴阳相引，故数欠……盖少阴之气在下，病则反逆于上，而欲引于下，欲引于下则欠，反逆于上则嚏，盖肾络上通于胃也。"其指出了呵欠、喷嚏是肾气虚的病证之一。呵欠频频在临床并不少见，肾气虚患者在打呵欠同时常伴有精神不振、嗜睡等症状为脑缺氧表现之一。肾气虚清阳不升，脑失涵养，故倦怠嗜睡；阳气欲上而不得上，故呵欠频频。治疗当以补肾为大治。

2. 肾风　肾为水脏，如外受风邪，或脏气变动，肾不制水，则水气泛滥为肾风。因此从病因看，肾风主要有风邪扰肾和正气不足两个方面。从证候来看肾风由两组证候构成，一是腰脊疼痛、色黑、大小便或性事等隐曲之事功能不利，脉大（脉大为劳），肾虚及脾则不能食，及心则惊，甚则致心痿而死等肾虚证候。一是多汗恶，面浮肿如有水状等风病证候。现代研究多数学者认为，肾炎属于《黄帝内经》"肾风"范畴。对于肾风的治疗，首先要明确肾风产生原因，审因论治；其次是要合理使用祛风药，并加用涩精止血之品。

3. 肾热病　肾为水脏，热邪伤肾，煎灼肾阴，阴虚火旺，故以阴虚发热为多见。阴虚水亏故苦渴数饮；阴虚不能制阳，阳亢则头晕目眩，动摇不定；热盛于经则腰痛，（骨行）酸、足下热，皆由于肾热水亏经脉失养所致。治以益髓滋肾而清热，水盛则热退，即壮水之主，以制阳光之意。

第三章 《黄帝内经》病证理论的临床应用 ▷▷▷▷

　　《黄帝内经》所论疾病涉及约三百余种，《黄帝内经》对这些疾病重点从病因病机、临床表现、分证辨识、传变规律及治疗原则等方面进行论述，是中医临床各科之源。本章通过对《黄帝内经》热病、咳病、痛病、痹病的病因病机、分类、辨证及治疗方法等的学习，提高对中医临床常见疾病的病因、病机及治疗的认识，对提高临床辨证论治水平，具有现实指导意义。

第一节 《黄帝内经》热病理论的临床应用

　　热病是指外感病邪引起的、以发热为主要表现的一类疾病，也称外感热病。《黄帝内经》根据外感热病的发病、传变的一般规律及证候，提出了两感于寒、六经分证、阴阳交等观点，揭示了热病由表入里的发展规律；明确了热病的治疗大法；强调了外感热病治疗过程中应当"禁多食、肉食"以防热遗与热病复发，对临床外感热病诊治具有较好指导意义。认真学习《黄帝内经》热病理论对于全面理解《伤寒论》六经辨证思想具有重要启发意义。

一、热病的病因

【原文】

　　黄帝问曰：今夫热病[1]者，皆伤寒[2]之类也，或愈或死，其死皆以六七日之间，其愈皆以十日以上者何也？岐伯对曰：巨阳[3]者，诸阳之属[4]也，其脉连于风府[5]，故为诸阳主气也。人之伤于寒也，则为病热，热虽甚不死；其两感于寒而病者[6]，必不免于死。（《素问·热论》）

　　风之伤人也，或为寒热，或为热中，或为寒中，或为疠风，或为偏枯，或为风也……风气藏于皮肤之间，内不得通，外不得泄，风者善行而数变，腠理开则洒然寒，闭则热而闷，其寒也则衰食饮，其热也则消肌肉，故使人佚慄而不能食，名曰寒热。（《素问·风论》）

　　大暑以行，咳嚏衄衊鼻窒，疮[7]疡寒热胕肿。（《素问·五常政大论》）

　　阳胜则热。（《素问·阴阳应象大论》）

　　冬伤于寒，春必温病。（《素问·生气通天论》）

　　因于暑，汗，烦则喘喝，静则多言。（《素问·生气通天论》）

寒热瘰疬[8]在于颈腋者,皆何气使生?岐伯曰:此皆鼠瘘[9]寒热之毒气[10]也,留于脉而不去者也。(《灵枢·寒热》)

凡病伤寒而成温者,先夏至日者为病温,后夏至日者为病暑。(《素问·热论》)

【注释】

1. 热病 指一切外感发热性疾病,如温病、暑病、风病等。

2. 伤寒 指广义的伤寒,即多种外感病的总称。

3. 巨阳 太阳。

4. 属 聚会之意。

5. 风府 穴名,在项后入发际一寸,属督脉。

6. 其两感于寒而病者 "其"若的意思。"两感"表里俱受寒邪,也就是阴阳俱病。

7. 疮 原作"曰",据《素问注证发微》《素问集注》改。

8. 瘰疬 一种顽固性的外科疾患,多生于颈部或腋下,状如硬核,推之不动,小者为瘰,大者为疬,可由少增多,由小渐大,溃后即名鼠瘘,多伴有寒热。类似于临床上的淋巴结核一类的疾病。

9. 鼠瘘 指瘰疬破溃,久不收口,形如鼠穴,此起彼伏。与瘰疬实为一种疾病的两个阶段。

10. 毒气 某些致病因子的统称。古人对足以致病的某些邪气,常称为毒气,如风毒、寒毒、热毒等。

【按语】

1. 热病的概念与命名 "今夫热病者,皆伤寒之类也""人之伤于寒也,则为病热"。凡因感受六淫之邪而引起的外感发热病证均属于伤寒的范畴。谓之热病,是以发热为主症的特点命名。称之伤寒,是就病因而言,此泛指四时六淫邪气。伤寒有广义、狭义之分,《素问·热论》所言的伤寒是指后世的广义伤寒。《难经·五十八难》云:"伤寒有五,有中风、有伤寒、有湿温、有热病、有温病。"其指出了广义伤寒所包含的内容。而狭义伤寒是指冬日感受寒邪而引起的外感热病。

2. 热病形成的原因 《黄帝内经》详细探讨了热病形成的原因,指出风、寒、暑、湿、燥、火及疫疠时邪皆可导致热病。

（1）**风邪** 风邪致病百端,热病亦是其一,《素问·风论》曰:"风者,百病之长也,至其变化,乃为他病也,无常方,然致有风气也。"其指出六淫之邪侵入肌表,皆因风气入侵,故风为百病之始。风善行而数变,风邪侵入,可变化为各种不同的疾病:风邪入侵,腠理开则恶寒,腠理闭则发热,说明外感风邪后可出现寒热。从风邪引起的热病来看,风邪袭表致"寒热病",如《素问·生气通天论》曰:"因于露风,乃生寒热。"风邪循阳明入脾胃可发黄疸,如《素问·风论》曰:"风气与阳明入胃,循脉而上至目内眦,其人肥则风气不得外泄,则为热中而目黄。"《素问·评热病论》还指出虚邪贼风侵袭肺可造成"劳风",证见"使人强上冥视,唾出若涕,恶风而振寒"。由此可以看出，邪风侵犯人体后，可导致热病。

（2）寒邪 《素问·生气通天论》曰："因于寒，欲如运枢，起居如惊，神气乃浮……体若燔炭，汗出而散。"其指出伤于寒以后，阳气当如运枢以外应。《素问·水热穴论》提到："帝曰：人伤于寒而传为热何也？岐伯曰：夫寒盛则生热也。"其说明寒证可逐渐转化为热证，这就反映了寒气的致病特点。在临床上，这种现象是常见的。然而，也确有伤寒初起便现热象，而不见寒热转化之征，或时间短暂寒象不甚明显，但这与热由寒转化而来的机理并不矛盾，仍应视为由寒演变而致。《黄帝内经》把由寒形成的热病命曰伤寒、病温与病暑。病温和病暑只是发病时间有不同，都是伤于寒形成的热病，与伤寒同类，如《素问·热论》曰："凡病伤寒而成温者，先夏至日者为病温，后夏至日者为病暑。"除伤寒、温病之外，寒邪侵袭皮肤、肌肉、骨髓，并内舍于相应脏腑，则会出现皮寒热、肌寒热和骨寒热等证。

（3）湿邪 《素问·生气通天论》曰："因于湿，首如裹，湿热不攘，大筋软短，小筋弛长，软短为拘，弛长为痿。"《素问·六元正纪大论》曰："四之气，溽暑湿热相薄……民病黄疸而浮肿。"湿邪化热可发为湿热病，出现肌肉弛长之痿，筋脉拘挛之痉，湿热蕴结之发黄或浮肿。《黄帝内经》对于因伤湿而致发热记载较少，后世医家对伤于湿致热的认识颇多，如张仲景在《金匮要略》中云："病者一身尽痛，发热，日晡所剧者，名风湿"。戴思恭在《证治要诀》中亦说："伤湿为病，发热恶寒，身重自汗，骨节疼痛，小便秘涩，大便多泄。"可见，湿邪作为六淫之一可致发热。

（4）暑邪 《素问·生气通天论》曰："因于暑，汗，烦则喘喝，静则多言。"其指出感受暑邪后，汗出而烦，喘喝有声；因暑热影响神明，出现多言。《灵枢·岁露论》曰："暑，因汗多则伤气，炅则腠理开，荣卫通，汗大泄，故气泄矣。"故《素问·举痛论》说："气虚身热，得之伤暑。"

（5）温热火邪 《素问·五运行大论》曰："南方生热，热生火……其在天为热，在地为火……其性为暑。"其说明热、火、暑三者同性。《素问·至真要大论》曰："诸热瞀瘛，皆属于火。""诸躁狂越，皆属于火。"这说明温热入侵可致热病、神昏、抽掣、躁动、发狂等症状。外感暑邪是火证、热证，其他外来的致病因素，也可转变为火，诚如刘完素所说"六气皆能化火"。温热火邪是《黄帝内经》外感热病最主要的致病因素，可导致五脏热病、阴阳交、温病、热病、大热病等。

（6）疫气时邪 《黄帝内经》将某些具有流行、传染性的热病称为疫病，但在病因上仍然认为是六气之病。经中所论此类热病主要有疟疾、鼠瘘寒热、肠澼（赤沃、赤白）、霍乱等，如《素问·寒热》云："寒热瘰疬在于颈腋者，皆何气使生？岐伯曰：此皆鼠瘘寒热之毒气也，留于脉而不去者也。"这提示引起鼠瘘寒热、寒热瘰疬的"毒气"是一类有异于六淫邪气的、具有传染性的强烈致病因素，也提示该病可能具有传染性。如《素问·刺法论》所说"五疫之至，皆相染易，无问大小，症状相似"的状态。

二、热病的传变

【原文】

故犯贼风虚邪者阳受之……阳受之，则入六腑……入六腑，则身热不时卧，上为喘呼。(《素问·太阴阳明论》)

阳盛则身热，腠理闭，喘粗为之俯仰[1]，汗不出而热，齿干以烦冤[2]，腹满死，能冬不能夏。(《素问·阴阳应象大论》)

岐伯曰：伤寒一日，巨阳受之，故头项痛，腰脊强。二日阳明受之，阳明主肉，其脉夹鼻络于目，故身热目疼而鼻干，不得卧也。三日少阳受之，少阳主胆，其脉循胁络于耳，故胸胁痛而耳聋。三阳经络皆受其病，而未入于脏者，故可汗而已。四日太阴受之，太阴脉布胃中络于嗌，故腹满而嗌干。五日少阴受之，少阴脉贯肾络于肺，系舌本，故口燥舌干而渴。六日厥阴受之，厥阴脉循阴器而络于肝，故烦满而囊缩[3]。三阴三阳、五脏六腑皆受病，荣卫不行，五脏不通，则死矣。

其不两感于寒者，七日巨阳病衰，头痛少愈；八日阳明病衰，身热少愈；九日少阳病衰，耳聋微闻；十日太阴病衰，腹减如故，则思饮食；十一日少阴病衰，渴止不满，舌干已而嚏；十二日厥阴病衰，囊纵[4]，少腹微下，大气[5]皆去，病日已矣。

帝曰：其病两感于寒者，其脉应与其病形何如？岐伯曰：两感于寒者，病一日则巨阳与少阴俱病，则头痛口干而烦满；二日则阳明与太阴俱病，则腹满身热，不欲食，谵言；三日则少阳与厥阴俱病，则耳聋囊缩而厥，水浆不入，不知人，六日死。帝曰：五脏已伤，六腑不通，荣卫不行，如是之后，三日乃死何也？岐伯曰：阳明者，十二经脉之长也，其血气盛，故不知人，三日其气乃尽，故死矣。(《素问·热论》)

【注释】

1. 喘粗为之俯仰　句意为因呼吸急促困难而使身体前俯后仰。

2. 烦冤　冤，《黄帝内经太素》作"悗(mèn闷)"，意即烦闷。

3. 烦满而囊缩　烦闷并且阴囊抽缩。

4. 囊纵　阴囊松弛。

5. 大气　邪气。

【按语】

1. 热病的病机特点　《黄帝内经》根据外感热病的传变特点，强调"阳胜则身热"，即阳热太过在外感热病中起主导作用，指出高热，呼吸加快，不能安卧的病理关键是邪入六腑，为临床运用攻下法治疗热性病提供了理论依据。《伤寒论》将外感热病过程中，阳气亢旺，邪气最盛的极期称为阳明病，并认为阳明病的主要病机是胃家实，所谓"胃家"泛指肠胃而言，其理论依据即源于此。过亢的阳气不仅导致高热，还易于损伤阴液，耗伤阴精，出现口燥舌干、齿干、咽干等阴伤症状。

2. 热病的传变规律 《黄帝内经》关于热病的传变规律有较多探讨，其中影响最大的是按六经传变，认为病邪循三阴三阳经脉传变，其顺序为太阳、阳明、少阳、太阴、少阴、厥阴。对于《热论》中一日传一经的提法，高士宗曾说："一日受之，二日受之，乃循次言之，非一定不移之日期也，领悟圣经，当勿以辞害意。"同样对于《黄帝内经》关于热病的传变顺序，亦当灵活看待，《黄帝内经》热病循经传变的认识主要反映了病邪由表传里，由阳入阴，由轻转重的一般规律。对于伤寒"两感"的发病形式，则反映了病邪从发病初期即深入脏腑，病变范围较广，病情笃重。领会经文，切忌拘泥。

三、热病的预后

【原文】

黄帝问曰：有病温者，汗出辄复热，而脉躁疾不为汗衰，狂言不能食，病名为何？岐伯对曰：病名阴阳交，交者死也。帝曰：愿闻其说。岐伯曰：人所以汗出者，皆生于谷，谷生于精，今邪气交争于骨肉而得汗者，是邪却而精胜也，精胜则当能食而不复热。复热者邪气也，汗者精气也，今汗出而辄复热者，是邪胜也，不能食者，精无俾也，病而留者，其寿可立而倾也。且夫《热论》曰：汗出而脉尚躁盛者死。今脉不与汗相应，此不胜其病也，其死明矣。狂言者是失志，失志者死。今见三死，不见一生，虽愈必死也。（《素问·评热病论》）

热病已得汗而脉尚躁盛，此阴脉之极也，死；其得汗而脉静者，生。热病者脉尚盛躁而不得汗者，此阳脉之极也，死。脉盛躁得汗静者，生。热病不可刺者有九：一曰汗不出，大颧发赤，哕者死[1]；二曰泄而腹满甚者死；三曰目不明，热不已者死；四曰老人婴儿热而腹满者死；五曰汗不出，呕下血者死；六曰舌本烂，热不已者死；七曰咳而衄，汗不出，出不至足者死；八曰髓热者死；九曰热而痉者死，腰折，瘛疭，齿噤齘[2]也。凡此九者，不可刺也。（《灵枢·热病》）

【注释】

1. 汗不出，大颧发赤，哕者死 张景岳注："汗不得出，阴无力也，大颧发赤，谓之戴阳，面戴阳者，阴不足也。哕者，邪犯阳明，胃虚甚也。本原亏极，难乎免矣。"

2. 齿噤齘（xiè） 牙关紧闭，上下齿相互叩击。噤，口噤不开。齘，切齿。

【按语】

本节《黄帝内经》论述了热病诊治中辨汗辨脉的意义。热病有汗，为正气未衰之征；热随汗解，汗后脉静身凉，邪去正安。若汗出后脉仍躁盛，则是阳热独盛，阴精衰竭，预后多不良。热病无汗、脉躁盛，则是阳热亢盛至极，津液亏虚，不能作汗，邪不能解，预后亦不良。汗与脉的逆顺，反映人体内津液的盛衰，直接关系到热病的预后。

四、热病的治疗

【原文】

治之各通其脏脉，病日衰已矣。其未满三日者，可汗而已；其满三日者，可泄而已。(《素问·热论》)

故阳畜积病死，而阳气当隔[1]，隔者当泻，不亟正治，粗乃败之。(《素问·生气通天论》)

诸治热病，以[2]饮之寒水乃刺之。必寒衣之，居止寒处，身寒而止也。(《素问·刺热》)

帝曰：热病已愈，时有所遗者何也？岐伯曰：诸遗者，热甚而强食之，故有所遗也。若此者，皆病已衰而热有所藏[3]，因其谷气相薄，两热[4]相合，故有所遗也。帝曰：善。治遗奈何？岐伯曰：视其虚实，调其逆从，可使必已矣。帝曰：病热当何禁之？岐伯曰：病热少愈，食肉则复，多食则遗，此其禁也。(《素问·热论》)

【注释】

1. 阳畜积病死，而阳气当隔　指阳气蓄积，阻塞不通。畜，音义同蓄。当，阻拦。隔，隔塞不通。

2. 以　《针灸甲乙经》卷七第一作"先"，可参。

3. 热有所藏　残余之热未尽。"藏"有"残"的意思。

4. 两热　指病的余热和新食谷气的热。

【按语】

1. 热病的治疗　对外感热的治疗，《黄帝内经》提出："其未满三日者，可汗而已；其满三日者，可泄而已。"这说明邪在表当采用发汗解表法，邪在里当用清热攻下法治疗，体现了外感热病的治疗以祛邪为主的原则。对于"泄"字，《素问释义》注："经言刺法，故曰通其脏脉，三日以前，病在三阳，故可汗。三日以后，病在三阴，故可泄。泄谓泄越其热，非攻下之谓。"张琦此说恐非《黄帝内经》本义。其一，《热论》为专论热病成因、传变、治疗、预后、禁忌之篇，其论热病治疗应当对针、药皆有指导意义，而非专指针刺一法，故《黄帝内经太素》云："三日以外，热入脏腑之中，可服汤药洩而去也。"其二，《素问·生气通天论》云："故阳畜积病死，而阳气当隔，隔者当泻。"这指出邪热入里，阳气内结，阻隔不通，应当攻下。《热论》所论邪热入太阴之症可见"腹满而嗌干"，属于"当泻"之症，绝非针刺泄热之法力所能逮。故王冰认为"此言表里之大体也。《正理伤寒论》曰："脉大浮数，病为在表，可发汗；脉细沉数，病在里，可下之。由此则虽日过多，但有表证而脉大浮数，犹宜发汗；日数虽少，即有里证而脉沉细数，犹宜下之。正应随脉证以汗下之。"《类经·疾病类》亦曰："满三日者，其邪传里，故可以下……所谓下者，攻其内也，实邪内结，不下何从而去？"其明确指出

《热论》所言"泄"当指攻下而言。

2. 热病的调护 对于温热患者，《黄帝内经》认为必须冷饮、薄衣，居于清凉环境之中，才有利于热邪的清除。章虚谷解释说："以其久伏之邪，热从内发，故治之必先饮寒水，从里逐热，然后刺之，从外而泄，再衣以寒，居处以寒，身寒热除而后止。"《温热经纬·内经伏气温热》云："然饮冷亦须有节，过度则有停饮、肿满、呕利等患。"其强调对冷饮之说应辩证看待。

《黄帝内经》还认为邪热方退未净之际，必须注意饮食节制，以防食复。热病患者体内本已邪热过盛，而正气必己受损。当其热盛之时，强进谷食，则谷气与邪热相搏结，而使热势更盛，久而热势不退，或退而不彻，亦有病势虽稍减，但热邪并未退尽之时，若饮食过多，尤其进食肉类等助热难化之物，便可使余热再起，而病复发。正如《温病条辨·原病》所说："大抵邪之着人也，每借有质以为依附，热时断不可食，热退必须少食，如兵家坚壁清野之计，必俟热邪尽退，而后可大食也。"姚止庵亦云："病热少愈，胃气尚虚，食肉难化，郁而助热，热病当复发如故矣。肉固不可多食，凡不可多食者多食之，则病热有所遗焉，当禁者也。"他认为热甚时不宜食肉，亦不宜多吃。现代研究表明，肉、蛋、奶类食物赖氨酸含量较高，而控制赖氨酸含量高的食物摄入量，可减少革兰氏阳性菌感染性发热的复发。所以热病患者强调慎食肥甘厚腻，主张清淡饮食，以防止复发。

第二节 《黄帝内经》咳病理论的临床应用

咳病是临床常见病、多发病。《黄帝内经》多篇论述了咳病的病因、病机、症状及转归、治则，这些理论至今仍有效指导中医临床。

一、咳嗽的病因病机

【原文】

黄帝问曰：肺之令人咳何也？岐伯对曰：五脏六腑皆令人咳，非独肺也。帝曰：愿闻其状。岐伯曰：皮毛者，肺之合也，皮毛先受邪气，邪气以从其合也。其寒饮食入胃，从肺脉上至于肺则肺寒，肺寒则外内合邪[1]因而客之，则为肺咳。五脏各以其时受病[2]，非其时，各传以与之[3]。

人与天地相参，故五脏各以治时[4]感于寒则受病，微则为咳，甚者为泄为痛。乘秋则肺先受邪，乘春则肝先受之，乘夏则心先受之，乘至阴则脾先受之，乘冬则肾先受之。(《素问·咳论》)

【注释】

1. 外内合邪 外感邪气与内伤寒饮食相结合。

2. 五脏各以其时受病 五脏在其所主之时（肝主春，心主夏，脾主长夏，肺主秋，肾主冬），感受外邪而病。

3. 非其时，各传以与之　在非肺所主的秋令而咳者，乃是其他脏以时受邪而传之于肺所致。

4. 五脏各以治时　指五脏所主之时令。

【释义】

1. 病因

（1）**外内合邪致咳**　肺主气，司呼吸，外合皮毛，开窍于鼻。天气由鼻经肺系而入肺，故有"天气通于肺"之说。皮毛外与天气相应，内与肺气相合。故凡肺卫不固，皮毛受寒，则内传于肺。由于肺脉起于中焦，循胃口，上膈属肺，若其人饮冷，则寒气从肺脉上至肺，外内合邪，使肺气宣降失常，发为咳嗽。《灵枢·邪气脏腑病形》曰："形寒寒饮则伤肺，以其两寒相感，中外皆伤，故气逆而上行。"正与此论互相发明。

（2）**四时之邪致咳**　肺为清虚娇嫩之脏，外感各种邪气，通过皮毛或鼻皆可侵肺致咳，且《黄帝内经》认为人与天地相参，若时令失常，六淫伤于肺，引起肺的宣降功能失常，均能发生咳嗽。

1）风邪伤肺，肺气上逆：《素问·风论》曰："以春甲乙伤于风者为肝风……以秋庚辛中于邪者为肺风……肺风之状，多汗恶风，色皏然白，时咳短气，昼日则差，暮则甚，诊在眉上，其色白。"其指出肺在五行之时日（秋庚辛）遭受外风侵袭，致肺失宣降，肺气上逆而咳。但是临床不可机械理解"秋庚辛"伤于风邪才能致咳。因《黄帝内经》在此处是用发病的时间对五脏风进行分类，故不应拘泥于感受风邪的季节、时日。如《类经·疾病类二十八》注云："本节以四时十干之风分属五脏，非谓春必甲乙而伤肝，夏必丙丁而伤心也。凡一日之中，亦有四时之气，十二时之中，亦有十干之分。故得春之气则入肝，得甲乙之气亦入肝，当以类求，不可拘泥，诸气皆然也。"

2）寒邪伤肺，肺气上逆：《素问·咳论》云："感于寒则受病，微则为咳，甚则为泄为痛。"《灵枢·邪气脏腑病形》又云："形寒寒饮则伤肺，以其两寒相感，中外皆伤，故气逆而上行。"其指出外感寒邪致肺气上逆是导致咳嗽的重要原因之一。《黄帝内经》还十分重视五运六气变化对人体及疾病的影响，指出寒气流行之年多发生咳嗽。如《素问·气交变大论》记载："岁水太过，寒气流行，邪害心火……阴厥上下中寒，谵妄心痛，寒气早至，上应辰星，甚则腹大胫肿，喘咳。"此喘咳的机理是主岁为水运太过之年，寒冷的气候过早地到来，亢盛的水气危害心火，致寒气厥逆，上中下皆寒，水寒射肺则喘息咳嗽。临床上冬季咳嗽病多见，尤其是患有慢性支气管炎、肺气肿者咳嗽常复发于冬季，正是因冬季寒冷，寒邪最易郁闭肺气，导致肺气上逆而咳之故。

3）暑邪伤肺，肺气上逆：《素问·气交变大论》云："岁火太过，炎暑流行，肺金受邪。民病疟，少气咳喘，血溢血泄、注下，溢燥耳聋，中热肩背热。"《黄帝内经》认为，主岁火运太过，则炎热暑气流行，肺金受到亢火的伤害，既致肺失宣降而咳，又伤肺之气阴而少气不足以息、咽干，甚则暑热损伤肺之血络而出现鼻衄、暑瘵，损伤胃络而出现吐血等病症。

4）湿邪伤肺，肺气上逆：《素问·生气通天论》云："秋伤于湿，上逆而咳。"《素问·阴阳应象大论》又云："秋伤于湿，冬生咳嗽。"肺气通于秋，肺伤于湿，有影响肺之宣降立即发生咳嗽者，有当时不病，湿藏金脏，久而化热，至冬季复感外寒，在里之湿热与外寒相搏乘肺，致肺失宣降，发为咳嗽者。

5）燥邪伤肺，肺气上逆：《素问·气交变大论》云："岁金太过，燥气流行，甚则喘咳逆气。"该篇还云："岁木不及，燥乃大行……上胜肺金，白气乃屈，其谷不成，咳而鼽。"肺金所主岁运太过，则过亢之燥邪伤肺致肺失宣降而咳；若木运之气不及，不仅风木之气不能应时而至，招致燥金之气大行，肃杀之气太甚，肺气失降而咳；而且木运不及，金气过甚，进而招致火气来复，火气复则炎热之气流行，心气因而亢盛，上制肺金，肺气受到抑制，失于宣降，也发生咳嗽。临床上燥咳以每年秋季所见，若燥夹温邪伤肺，则为温燥咳嗽或风燥咳嗽；若燥夹寒邪伤肺，则为凉燥咳嗽。

6）火、热邪伤肺，肺气上逆：《素问·至真要大论》云："少阳司天，火淫所胜，则温气流行，金政不平。民病头痛、发热恶寒而疟……咳，唾血，病本于肺。""少阴司天，热淫所胜，怫热至，火行其政，民病肠中烦热……寒热咳喘。"火邪与热邪本质同而程度异。火热之邪乘于金位，即使肺失清肃，又灼肺津为痰，痰阻气逆更甚故而咳。

7）心肝脾肾感受外邪传之与肺：《黄帝内经》有"五脏各以其时受病，非其时，各传以与之"之论。其认为除了肺在秋季感受外邪，自身受病引起咳嗽外，其余四脏都是先在各脏所主的季节里感受外邪而病，然后再传入肺脏。故曰："乘秋则肺先受邪，乘春则肝先受之，乘夏则心先受之，乘至阴则脾先受之，乘冬则肾先受之。""非其时各传之与肺。"笔者认为此观点不可拘泥。因临床所见外感咳嗽其邪气大多直接从肺之合、肺之窍而入，随感随受，既不独于秋季，也不一定在非秋季节通过他脏再传与肺。

2. 病机 肺主气司呼吸，肺气升降出入正常则呼吸顺畅，若由各种原因致肺气郁遏、宣发不畅或肃降不及，肺气上逆，则呼吸不利，产生咳嗽，这是咳嗽的基本病机。外感咳嗽多是邪气从口鼻皮毛直犯肺卫，或者外邪先入他脏，再传入肺，郁遏肺气而致咳，外感咳嗽的病机有风寒、风热、火热、燥热、寒湿、风湿、疫病袭肺的不同。经文所载内伤咳嗽常见病机有：①饮食所伤，中焦失运，形成痰湿蕴肺致咳，《素问·咳论》概括为"聚于胃，关于肺"。②禀赋不足，肺气亏损，宣肃无力致咳，如《灵枢·本脏》所载之咳。③肺久病内伤，气阴不足致咳，如《素问·玉机真脏论》所载"呼吸少气而咳"。④肝、脾、肾等脏腑失调，功能失司，内生邪气上干于肺，或五脏久亏，肺金失养，宣肃无力而致咳。

二、咳嗽的辨证

【原文】

帝曰：何以异之？岐伯曰：肺咳之状，咳而喘息有音，甚则唾血[1]。心咳之状，咳则心痛，喉中介介[2]如梗状，甚则咽肿喉痹。肝咳之状，咳则两胁下痛，甚则不可以转，转则两胠下满。脾咳之状，咳则右胁下下痛，阴阴引肩背，甚则不可以动，动则咳剧。肾咳之状，咳则腰背相引而痛，甚则咳涎。

帝曰：六腑之咳奈何？安所受病？岐伯曰：五脏之久咳，乃移于六腑。脾咳不已，则胃受之，胃咳之状，咳而呕，呕甚则长虫[3]出。肝咳不已，则胆受之，胆咳之状，咳呕胆汁。肺咳不已，则大肠受之，大肠咳状，咳而遗失。心咳不已，则小肠受之，小肠咳状，咳而失气，气与咳俱失。肾咳不已，则膀胱受之，膀胱咳状，咳而遗溺。久咳不已，则三焦受之，三焦咳状，咳而腹满，不欲食饮。此皆聚于胃，关于肺，使人多涕唾而面浮肿气逆也。（《素问·咳论》）

肺病者，喘咳逆气，肩背痛，汗出，尻[4]阴股膝髀腨胻足皆痛；虚则少气不能报息，耳聋嗌干，取其经，太阴足太阳之外厥阴内血者。（《素问·脏气法时论》）

帝曰：秋脉太过与不及，其病皆何如？岐伯曰：太过则令人逆气而背痛，愠愠然[5]；其不及则令人喘，呼吸少气而咳，上气见血，下闻病音。（《素问·玉机真脏论》）

【注释】

1. 唾血 即咳血。

2. 介介 分隔、梗阻之意。

3. 长虫 即蛔虫。

4. 尻 为椎骨之意。

5. 愠愠然 郁闷而不舒畅的样子。

【释义】

对于咳嗽的辨证，《黄帝内经》采用了脏腑辨证分型的方法，提出了"五脏咳""六腑咳"。其中，《黄帝内经》认为五脏咳证，主要是外来邪气侵犯各脏经脉，导致各脏经脉气血逆乱，并影响于肺，由肺失宣降、肺气上逆所致。五脏咳证的临床表现除咳嗽外，还兼见相应五脏经络气血失调，多伴有咳嗽剧烈时而引起的牵引疼痛的症状。而六腑咳则由"五脏之久咳，乃移于六腑"所致，认为六腑咳是由五脏咳经久不愈，病势进一步发展，影响到六腑而形成的，阐明了咳嗽的传变规律是由脏及腑，由浅及深，由轻到重，为后世从脏腑辨证咳嗽提供了依据。六腑咳主要兼见脏腑气化失常，气机上逆或气虚不摄而导致的一系列症状，如呕逆、遗失、遗溺、失气等。

三、咳嗽的治疗

【原文】

治脏者治其俞，治腑者治其合，浮肿者治其经。

【释义】

关于咳病的治疗原则，《素问·咳论》提出的是针刺治疗原则，在其他篇章中，亦有针刺治咳的记载。虽然经文只提及针刺治则，但是其指导思想是重在辨证，因势利导，以达到祛除病邪的目的。

1. 治脏者治其输 五脏咳针刺治疗，取穴为五脏输穴。即心咳取神门，脾咳取太白，肝咳取太冲，肺咳取太渊，肾咳取太溪。但腰背输穴是脏腑之气输布之处，对脏腑病有特殊治疗作用，所以临床亦可取背俞穴治咳。《灵枢·五邪》记载："邪在肺，则病皮肤痛，寒热，上气喘，汗出，咳动肩背。取之膺中外俞，背三节五脏。之旁，以手疾按之，快然乃刺之，取之缺盆中以越之。"其指出肺咳取穴可选云门、中府（肺幕穴）、肺俞（肺背俞穴位）、缺盆（胃经穴，此为近端取穴）。

2. 治腑者治其合 六腑咳针刺治疗，取穴为六腑合穴，即胃咳取足三里，胆咳取阳陵泉，小肠咳取小海，大肠咳取曲池，膀胱咳取委中，三焦咳取天井。但是，《灵枢·邪气脏腑病形》说："荥俞治外经，合治内府。"治内府"取之于合"，并有"六府下合穴"的记载，下合穴是六腑之气下合于足三阳经的六个腧穴，是六腑之气通达体表的重要所在，是临床治疗六腑病变的常用穴，腑气不足的咳嗽亦可选用下合穴针。浮肿是咳病发展过程中的症状之一，一般常与"多涕唾"同时出现，其病机变化为疾湿、寒饮上犯，肺气郁遏，不能行水，故见咳嗽多痰，面目浮肿。

关于"取其经"，历代医家有两种解释，大多数医家认为咳兼浮肿的病变涉及脏腑较多，如脾失运化、肾失蒸腾、三焦不通、肝气郁滞、膀胱不利等皆可导致，故针刺治疗要辨证取穴，病变以哪脏或哪几脏为主，就取其五输穴之"经穴"针刺治疗。经穴是脏腑经气正盛运行经过的部位，多位于腕踝关节附近，针刺经穴可以激发脏腑经气，驱邪外出，使痰饮水湿之邪去而浮肿自退。具体取穴为：肺经取经渠，脾经取商丘，心经取灵道，肝经取中封，肾经取复溜，心包经取间使，大肠经取阳溪，胃经取解溪，小肠经取阳谷，胆经取阳辅，膀胱经取昆仑，三焦经取支沟。也有医家认为，咳兼浮肿、多唾，病关中焦脾胃，因内生痰饮、水湿之源在脾胃，水湿不化，留于胃，从经脉上循入肺中致咳，即经文所说"聚于胃，关于肺"，故治疗当取肺胃两经穴位，陈梦雷在《古今图书集成医部全录·咳嗽门》中解释为："浮肿者，取肺胃之经脉。"从临床看，这种咳嗽是多脏腑受损导致的，当从前一种观点为上。

除了针刺原则，经文还提及一些咳病（或症）的针刺法，如"疾刺"法，适用于邪浅病轻的外感咳，《灵枢·五邪》治肺寒热咳嗽取肺俞，"以手疾按之，快然，乃刺之""放癖血法"；《灵枢·刺节真邪》治疗"咳上气、胸痛"的癖血内结咳嗽，"取之廉泉……血变而止"；《素问·刺热》曰："肺热病者……热争则喘咳，痛走胸膺背……刺手太阴阳明，其血如大豆，立已。"刺肺与大肠之络以放血法；再如"缪刺法"，《素问·缪刺论》证载："邪客于足少阳之络，令人胁痛不得息，咳而汗出，刺足小指次指爪甲上与肉交者各一痏，不得息立已，汗出立止，咳者温衣饮食，一日已。左刺右，右刺左；病立已；不已，复刺如法。"临床可参考使用。

3. 对"此皆聚于胃，关于肺"的再认识 《素问·咳论》云："久咳不已，则三焦受之，三焦咳状，咳而腹满，不欲食饮。此皆聚于胃，关于肺，使人多涕唾而面浮肿气逆也。"对于"此皆聚于胃，关于肺"，诸家见解不一。杨上善认为："此六腑咳，皆以气聚胃中，上关于肺，致使面壅浮肿，气逆为咳也。"王冰认为此为久咳不已，中上二焦受病的病机："上焦者，出于胃上口，并咽以上贯膈布胸中，走腋。中焦者，亦至于胃口，出上焦后，此所受气者，泌糟粕，蒸津液化其精微，上注于肺，乃化而为血。故言皆聚于胃，关于肺也。"吴崑认为此指三焦咳嗽："三焦皆原气之所充周，久咳不已，则伤元气，故三焦受邪而令咳，且腹满不欲食饮。所以然者，三焦火衰不足以生胃土也。胃土既虚，则三焦虚邪皆聚于胃，所谓万物归乎土也。肺为脏腑之华盖，诸脏腑有病，无不熏之，所谓肺朝百脉也，故曰关于肺，言关系于肺也。胃虚则土不能制五液，故令多涕唾。肺衰则金不能施降下，故令浮肿气逆也。"张景岳认为此两句是总结以上诸咳："皆聚于胃，关于肺者，以胃为五脏六腑之本，肺为皮毛之合，如上文所云皮毛先受邪气及寒饮食入胃者，皆肺胃之候也。阳明之脉起于鼻，会于面，出于口，故使人多涕唾而面浮肿。肺为脏腑之盖而主气，故令人咳而气逆。"证之临床，咳嗽有外感与内伤之分，外感咳嗽病位以肺为主，不一定涉及胃，故张景岳的注释不完全符合临床实际。六腑咳嗽也不一定会出现"面壅浮肿气逆"，因此杨上善的注释亦欠妥。《黄帝内经》在此讨论三焦咳嗽，王冰只谈及中、上二焦，故王冰之注并不全面。《黄帝内经》在五脏六腑咳之后论及三焦咳，病邪涉及上、中、下三焦，颇似西医学所指老年性支气管炎、肺气肿，其治疗当以培补元气、健脾和胃化痰为要，故吴崑的注解较其他三家略胜一筹。

第三节 《黄帝内经》痛病理论的临床应用

痛病是以疼痛为主要临床表现的一类病证，是临床最常见的病证之一。《黄帝内经》有关疼痛的论述丰富而详实，内容涉及疼痛的病因病机、分类、临床特征、诊断、治疗等。本节系统整理了《黄帝内经》有关痛病的理论，并重点介绍了头痛的辨证治疗方法，有助于提高临床痛病的诊疗水平。

一、疼痛的病因病机

【原文】

经脉流行不止，环周不休，寒气入经而稽迟[1]，泣而不行，客于脉外则血少，客于脉中则气不通，故卒然而痛。（《素问·举痛论》）

血气者，喜温而恶寒，寒则泣不能流，温则消而去之，是故气之所并为血虚，血之所并为气虚[2]。（《素问·调经论》）

痛者，寒气多也，有寒故痛也。（《素问·痹论》）

热气留于小肠，肠中痛，瘅热焦渴则坚干不得出，故痛而闭不通矣。（《素问·举痛论》）

风寒湿气，客于外分肉之间，迫切而为沫[3]，沫得寒则聚，聚则排分肉而分裂也[4]，分裂则痛。（《灵枢·周痹》）

邪在脾胃……阳气不足，阴气有余，则寒中肠鸣腹痛。（《灵枢·五邪》）

多食甘，则骨痛而发落。（《素问·五脏生成》）

心肠痛，忱⁵作痛，肿聚往来上下行，痛有休止，腹热喜渴，涎出者，是蛟蛕也。（《灵枢·厥病》）

五谷之津液，和合而为膏⁶者，内渗入于骨空，补益脑髓，而下流于阴股。阴阳不和，则使液溢而下流于阴，髓液皆减而下，下过度则虚，虚故腰背痛而胫酸。（《灵枢·五癃津液别》）

【注释】

1. 稽迟 留滞不行的意思。

2. 气之所并为血虚，血之所并为气虚 气并于血则血少，故血虚；血并于气则气少，故气虚。

3. 迫切而为沫 邪客于分肉之间，压迫分肉，使津液凝聚而为痰沫。迫切，压迫之意。沫，稀痰黏液。

4. 排分肉而分裂也 排挤分肉，使肉之纹理开裂。

5. 忱（nòng） 心中烦乱之意。

6. 膏 指水谷化生之精髓。

【释义】

痛病是以疼痛为主要临床表现的多种病证的综合概念，《黄帝内经》在肯定人体经脉、气血流行不止的生理状态下，强调寒邪是致痛的主要原因。一是寒邪有凝滞、收引的特性，人体感寒后经脉拘急牵引作痛。二是感寒后气血凝滞不畅而疼痛，三是经脉受寒缩踡之后，外周气血灌注不足，出现不荣则痛的虚寒性疼痛。疼痛虽多由寒邪所致，但并非仅限于寒邪，《黄帝内经》旨在以寒邪的性质及致病特点为例来说明疼痛发生的机理。除寒邪而外，导致疼痛的病因还有风湿燥火、七情、饮食、劳倦、痰饮、虫积、跌仆损伤等多种因素，其辨证可分虚实两端。因此，临床对疼痛的辨证应望、闻、问、切四诊合参，不仅要根据疼痛的部位来确定脏腑经络病位，还应根据疼痛的性质、对寒热按揉的反应、发作时间的长短、有无牵引痛及其兼证来判断疼痛的寒热虚实。

二、头痛的辨证

【原文】

新沐中风，则为中风……首风之状，头面多汗恶风，当先风一日，则病甚，头痛不可以出内。（《素问·风论》）

黄帝问曰：余闻风者百病之始也，以针治之奈何？岐伯对曰：风从外入，令人振寒，汗出头痛，身重恶寒，治在风府，调其阴阳。（《素问·骨空论》）

帝曰：人有病头痛以数岁不已，此安得之，名为何病？岐伯曰：当有所犯大寒，内至骨髓，髓者以脑为主¹，脑逆故令头痛，齿亦痛²，病名曰厥逆³。（《素问·奇病论》）

肝热病者，小便先黄，腹痛多卧，身热。热争则狂言及惊，胁满痛，手足躁，不得安卧。庚辛甚，甲乙大汗[4]，气逆则庚辛死。刺足厥阴、少阳。其逆则头痛员员[5]，脉引冲头也。

心热病者，先不乐，数日乃热。热争则卒心痛，烦闷善呕，头痛面赤无汗。壬癸甚，丙丁大汗，气逆则壬癸死。刺手少阴、太阳。

脾热病者，先头重颊痛，烦心颜青，欲呕身热。热争则腰痛不可用俯仰，腹满泄，两颔[6]痛。甲乙甚，戊己大汗，气逆则甲乙死。刺足太阴、阳明。

肺热病者，先淅然[7]厥，起毫毛[8]，恶风寒，舌上黄，身热。热争则喘咳，痛走胸膺背，不得大息，头痛不堪，汗出而寒[9]。丙丁甚，庚辛大汗，气逆则丙丁死。刺手太阴、阳明。出血如大豆，立已。

肾热病者，先腰痛胻酸，苦渴数饮，身热。热争则项痛而强，胻寒且酸，足下热，不欲言，其逆则项痛，员员澹澹然[10]。戊己甚，壬癸大汗，气逆则戊己死。刺足少阴、太阳。（《素问·刺热病》）

因于湿，首如裹。（《素问·生气通天论》）

太阴之复，湿变乃举，体重中满，食饮不化……头顶痛重。（《素问·至真要大论》）

头痛耳鸣，九窍不利，肠胃之所生也。（《素问·通评虚实论》）

【注释】

1. 髓者以脑为主　脑为髓海，故云"髓者以脑为主"。

2. 脑逆，故令头痛，齿亦痛　脑逆，指寒邪上逆于脑。齿者骨之余，寒入骨髓，故齿亦痛。

3. 厥逆　寒受于下，邪逆于上，故名厥逆。张志聪注："此下受之寒，上逆于巅顶，故名曰厥逆。"

4. 庚辛甚，甲乙大汗　指肝热病逢庚辛日病会加重，逢甲乙日则出大汗。

5. 员员　即眩晕。

6. 颔　腮下处。

7. 淅然　即洒淅然，形容寒冷的样子。

8. 起毫毛　皮肤因寒而起粟粒。

9. 汗出而寒　出冷汗。

10. 澹澹然　水波摇动的样子。此指头晕目眩，摇晃不定。

11. 可则刺　《太素·厥头痛》作"可即刺"。

【释义】

头痛是临床常见的自觉症状，可单独出现，亦可见于多种疾病的过程中。据统计，一生中96%的人都经历过头痛，40岁以上者几乎都经历过一次严重的头痛。《黄帝内经》认为"头为精明之府，诸阳之会，六淫外感、七情内伤，以及精气亏虚、髓海不足等，皆可导致头痛"。

1. 风邪头痛 头为高颠，风性善行而轻扬开泄，故易伤头部而致头痛。风邪头痛临床及多因洗头之后，头部毛孔闭合失时，风邪乘虚而入，以汗出恶风，遇风则痛，或天气变化前头痛加重，不敢外出。其治疗以川芎茶调散加减。如患者口苦，舌苔黄腻，是风邪入里化热，加黄芩清火、麦冬养阴；咽喉疼痛，加玄参解毒；口渴，加石膏以清热。

2. 寒邪头痛 寒邪侵犯骨髓，上逆于脑所致之头痛。症见头痛经久不愈，恶寒畏冷，遇寒痛甚，兼见齿痛。治宜温阳散寒止痛，可用《伤寒论》之麻黄附子细辛汤加味。

3. 热邪头痛 头痛较剧，伴有发热、尿赤、舌苔黄等热实之症。肝热痛：兼见眩晕、胁满痛。心热痛：头痛面赤无汗；脾热痛：头重作痛，或颊痛，欲呕，腹满泄泻；肺热者，伴有"喘咳痛走胸膺背，不得太息，头痛不甚"。治宜清热泻火。可用生石膏、川芎、白芷、甘草为基本方，如肺热者加黄芩；心肝热者加夏枯草、龙胆草、黄连、车前子；脾热者加黄芩、苍术、藿香。

4. 湿邪头痛 以头蒙如裹，头重痛而不移、头面壅胀为特点，并可伴有唾吐清水等。治宜除湿升阳止痛。《张氏医通》方用羌活胜湿汤，并指出："有痰湿头痛，其人呕吐痰多，发作无时，停痰上攻所致，导痰汤加减，或合芎辛汤尤妙。"湿热者，宜散湿清热，可用陈皮、青皮、白术、苍术、酒黄芩、羌活、防风之类。

5. 瘀血头痛 瘀血阻络而致头痛，多由于外伤或堕仆所致。其特点为疼痛持久不愈，痛点固定，呈刺痛或隐痛，或夜间痛甚，舌质暗滞或有瘀斑。治宜活血化瘀，方用血府逐瘀汤加减。如因中风后瘀血阻络，治当以补阳还五汤加减。

6. 胃肠病头痛 胃肠病头痛的病机是邪气上逆，常由胃之火热上冲或胃肠食滞浊气上逆形成。胃火上炎者，常见头痛剧烈、头胀面赤、口渴引饮、舌红苔黄等症，治宜清胃泻火，方选凉膈散加减；如胃肠食滞，浊气上逆，多表现为头痛、腹胀、嗳腐食臭、便秘、苔腐腻等，治宜消食导滞降浊，方选保和丸加减。如脾胃虚弱，清阳之气不能上升所致头痛，《张氏医通》指出："头痛耳鸣，九窍不利，肠胃之所生，或劳役动作则痛，此气虚火动也，补中益气汤加川芎、蔓荆子。"

三、头痛的治疗

【原文】

厥头痛，面若肿起而烦心，取之足阳明、太阴。厥头痛，头脉痛，心悲善泣，视头动脉反盛者，刺尽去血，后调足厥阴。厥头痛，贞贞[1]头重而痛，泻头上五行，行五[2]，先取手少阴，后取足少阴。厥头痛，意善忘，按之不得，取头面左右动脉[3]，后取足太阴。厥头痛，项先痛，腰脊为应，先取天柱，后取足太阳。厥头痛，头痛甚，耳前后脉涌有热[4]，泻出其血，后取足少阳。

真头痛，头痛甚，脑尽痛，手足寒至节，死不治头痛不可刺者，大痹为恶，日作者，可令少愈，不可已。头半寒痛，先取手少阳、阳明，后取足少阳、阳明。（《灵

枢·厥病》）

【注释】

1. 贞贞 《针灸甲乙经》作："员员"。员员（yún）：旋转之意。

2. 头上五行，行五 头部五条经脉线路，每条经脉上各有五个穴位，即中行督脉经上的上星、囟会、前顶、百会、后顶五穴；两旁足太阳膀胱经的五处、承光、通天、络却、玉枕五穴，左右共十穴；又两旁足少阳胆经的头临泣、目窗、正营、承灵、脑空五穴，左右十穴。总计二十五穴。

3. 头面左右动脉 杨上善注："头面左右足阳明动脉。"

4. 耳前后脉涌有热 指足少阳经经脉络充盛而有热感。张景岳注："耳之前后，足少阳经也。"涌，涌盛。

【释义】

《黄帝内经》除论述了外邪引起的头痛的辨证治疗外，还论述了六经头痛、真头痛、偏头痛。

1. 太阳头痛 以后头部下连于项疼痛为特点，多由外感风寒、足太阳膀胱经气厥逆所致。现代研究表明，肩背部疾病导致头疼痛，可选九味羌活汤、桂枝羌活汤。

2. 阳明头痛 以前额、面颊及眉棱等处疼痛为特点，甚则兼见齿痛，多由火热上攻所致，治宜清热泻火，可选升麻、葛根、白芷。

3. 少阳头痛 疼痛多在头之两则及耳前后，可伴随额痛、目眦痛，治疗可宗其旨用清胆泻火之法，方用龙胆泻肝汤。如见寒热往来、口苦咽干、脉弦细者，则宜和解少阳，方用小柴胡汤。

4. 太阴头痛 头痛多痛无定处，摸不到痛点所在，并伴有善忘之症。由于太阴属脾，脾恶湿，经气上逆则湿困清阳，故太阴头痛每多痰湿之象。药物治疗宜健脾升清去痰湿，李东垣主张以苍术、半夏、南星为主，并可用半夏白术天麻汤。《张氏医通》曰："凡头痛必吐清水，不拘冬夏，食姜即止者，此中气虚寒，六君子加当归、黄芪、木香、炮姜。"

5. 少阴头痛 多属少阴精气虚于下而太阳经气实于上，应温肾阳、散寒邪，麻黄附子细辛汤可参考运用。证属阴虚火旺者，当壮水制火，方用杞菊地黄汤加减。

6. 厥阴头痛 多痛在颠顶，或内连目系，常伴有情绪的变化。从病机而言，厥阴头痛常与气逆有关。如肝郁气逆者，宜舒肝降逆、缓肝止痛，方用柴胡疏肝散加减；若肝火上炎，宜清肝泻火，方用当归芦荟丸或龙胆泻肝汤；若肝阳上亢，则当平肝潜阳，用天麻钩藤饮；若厥阴寒气上攻，宜降逆暖肝，方用吴茱萸汤。

7. 偏头痛 头痛偏于一侧，后世医家称为"偏头风"。因寒邪所引起，治宜散寒止痛，方用麻黄附子细辛汤。因于肝郁风邪上扰者，则当以疏肝解郁为主，方用《辨证录》散偏汤加减。

8. 真头痛 指寒邪深入连于脑所致之剧烈头痛，类似于蛛网膜下腔出血、脑出血或脑梗死。热证常用安宫牛黄丸，寒证可选用吴茱萸汤。

第四节 《黄帝内经》痹病理论的临床应用

痹，痹阻、闭塞之意，痹病是指因营卫气血痹阻不通而致的疾病。因此痹病有广义与狭义之分。广义的痹病，指肢体痹痛病证，亦包括脏腑气机痹阻不通的病证，如胸痹。狭义痹病仅指风寒湿邪入侵导致的肢体痹证而言。本节主要讨论狭义的痹病，学习本节对于指导临床治疗西医学风湿免疫疾病具有重要的意义。

一、痹病的病因病机

【原文】

黄帝问曰：痹之安生？岐伯对曰：风寒湿三气杂至[1]，合而为痹也。其风气胜者为行痹[2]，寒气胜者为痛痹[3]，湿气胜者为著痹[4]也。

帝曰：其有五者何也？岐伯曰：以冬遇此者为骨痹[5]，以春遇此者为筋痹[5]，以夏遇此者为脉痹[5]，以至阴遇此者为肌痹[5]，以秋遇此者为皮痹[5]。

帝曰：内舍[6]五脏六腑，何气使然？岐伯曰：五脏皆有合[7]，病久而不去者，内舍于其合也。故骨痹不已，复感于邪，内会于肾。筋痹不已，复感于邪，内舍于肝。脉痹不已，复感于邪，内会于心。肌痹不已，复感于邪，内舍于脾；皮痹不已，复感于邪，内舍于肺。所谓痹者，各以其时感于风寒湿之气也。

阴气[8]者，静则神藏，躁则消亡。饮食自倍，肠胃乃伤。淫气[9]喘息，痹聚在肺；淫气忧思，痹聚在心；淫气遗溺，痹聚在肾；淫气乏竭，痹聚在肝；淫气肌绝，痹聚在脾。（《素问·痹论》）

【注释】

1. 杂至 错杂而至。杂，夹杂、混杂。

2. 行痹 以关节肢节疼痛游走无定处为特点的痹证，亦称风痹。

3. 痛痹 是以疼痛剧烈为特点的痹证，亦称寒痹。

4. 着痹 是以痛处重滞固定，或顽麻不仁为特点的痹证，亦称湿痹。

5. 骨痹、筋痹、脉痹、肌痹、皮痹 统称五体痹，由风寒湿三气在不同的季节里，侵入人体五脏相合的五体所致。

6. 舍 稽留之意。

7. 合 指五脏之外合，即骨、筋、脉、肌、皮五体。

8. 阴气 指五脏之精气。因脏为阴，故称阴气。

9. 淫气 此指内脏淫乱失和之气。凡皮肉筋脉骨五体之痹，日久不愈，内脏之气淫乱，则风寒湿三气内聚于相应之脏，而成为脏腑痹。

【释义】

1.痹病的概念与命名　结合"风寒湿三气杂至，合而为痹"之说，从病因角度指出风寒湿三种邪气杂合相混侵犯人体，使经络闭阻，营卫之气凝涩，导致痹病的发生，从而说明风寒湿是痹病发生的主要病因。

2."风寒湿三气合而为痹"的临床意义　它概括了痹病的基本病机。风寒湿三种邪气，不是单纯一种或两种病邪所致，而是三气杂合相混侵犯人体，使人体之经络闭阻，营卫之气凝涩，导致痹病的发生。一方面说明痹病的病因比较复杂，另一方面也为临床治疗痹症指明了方向，诚如李中梓《医宗必读·痹》所言："《黄帝内经》论痹，四时之令皆能为邪，五脏之气各能受病，六气之中，风寒湿居其半．即其曰杂至．曰合，则知非偏受一气可以致痹。"后世均认为风寒湿三邪并至，流注经络、筋骨、皮肉、关节等处，导致营卫气血痹阻不通是痹病的基本病机。由于三痹均是在风寒湿气杂至的基础上某一邪气偏胜而致，故治疗必须三邪并祛，又必须根据病邪偏胜而有所偏重地祛除其偏胜邪气。临床据辨证而灵活应用。

五脏痹是由五体痹发展而来的。因"阴气者，静则神藏，躁则消亡"，五脏精气内伤，是五脏痹发生的内在因素。因此五脏痹的病机是五体痹各以其时重感风寒湿气，邪气乘脏气之虚而内侵，痹阻五脏气机而成。这说明风寒湿邪气所以能侵犯人体发生痹病，并进一步发展成为脏腑痹，是以人体正气内虚为基础的。篇中"阴气者，静则神藏，躁则消亡，饮食自倍，肠胃乃伤"之说，指出情志失常，饮食失调，起居失常，导致人体营卫气血虚弱，是痹病发生的内因。这是《黄帝内经》"邪之所凑，其气必虚""两虚相得，乃客其形"的发病观在痹病发病机理中的体现。

文中指出"饮食居处"为六腑痹之病本，正是因饮食不节、居处失宜容易使肠胃受到损伤，肠胃损伤，传化失常，营养无源，人体经腧失养而空虚，风寒湿邪气乘虚而入，由经腧客于六腑而成六腑痹。同样强调了内因是六腑痹证发生的根本。

总之，风寒湿三气杂至，合而成为痹病的外来因素，而五脏气机逆乱，六腑功能失调，则是导致邪气深入脏腑为病的内在基础，内外因素互相结合，是脏腑痹发生的病变机理。

3.行、痛、著三痹的病因病机　《黄帝内经》从感受风寒湿邪之偏重程度将痹证分为痛痹、行痹、著痹三种。

行痹，亦称风痹，是在感受风寒湿邪的基础上，风邪偏胜而致的痹证。由于风邪具有善行数变的特性，故以疼痛游走无定处为其临床特点。

痛痹，亦称寒痹，是在感受风寒湿邪的基础上，寒邪偏胜而致的痹证。由于寒为阴邪，其性收引凝滞，闭塞经络，气血不通，故以疼痛较剧烈、部位固定、遇寒则痛剧为特点。

著痹，亦称湿痹，是在感受风寒湿邪的基础上，湿邪偏胜而致的痹证。由于湿邪重浊黏滞，着而难去，故以肢体关节摸着麻木、痛处不移、缠绵难愈为其特点。

行痹、痛痹、著痹是以证候特点对痹病的分型，称其为风、寒、湿痹则从感邪偏胜的角度命名，因此风、寒、湿痹并非单独感受某一邪气而成，而是在风寒湿杂至的基础上某一邪气偏胜所致，这既提示临床应审证求因，注重从病候探求致病因素中某一邪气偏胜，治疗亦要在三邪并祛的基础上着重祛除其偏胜之邪气。

4. 五体痹和五脏痹的病因病机　《黄帝内经》将邪气侵犯五体而分为皮痹、筋痹、脉痹、肌痹、骨痹，统称为五体痹。五体痹的形成，是由于五脏既与五体相合，又与四时相应，故不同的季节感受风寒湿邪而成为五体痹。骨痹，是因冬气通于肾，肾主骨，冬天感受风寒湿邪，侵犯于骨而致。筋痹，是因春气通于肝，肝主筋，春天感受风寒湿邪，侵犯于筋，则为筋痹。脉痹，是因夏气通于心，心主脉，夏天感受风寒湿邪，伤于血脉，则为脉痹。肌痹，是因长夏之气通于脾，脾主肌肉，则长夏感受风寒湿邪，侵及肌肉，则为肌痹。皮痹，因秋气通于肺，肺主皮毛，秋天感受风寒湿邪，皮毛受邪，则为皮痹。

五体通应五脏，五体痹失治或久治不愈，反复感受风寒湿邪气，则病变由五体而深入五脏，因而出现五脏痹。病至五脏痹，脏气衰弱，人体功能紊乱更甚，病情加重，预后不良，这提示对于痹病应及时治疗，防止病邪传变，以免病情加重。

【原文】

黄帝问于岐伯曰：周痹之在身也，上下移徙，随其脉上下，左右相应[1]，间不容空[2]，愿闻此痛，在血脉之中邪？将在分肉之间乎？何以致是？其痛之移也，间不及下针，其慉痛[3]之时，不及定治而痛已止矣。何道使然？愿闻其故？岐伯答曰：此众痹也，非周痹也。

黄帝曰：愿闻众痹。岐伯对曰：此各在其处，更发更止，更居更起[4]，以右应左，以左应右，非能周也。更发更休也。

帝曰：善。刺之奈何？岐伯对曰：刺此者，痛虽已止，必刺其处，勿令复起。

帝曰：善。愿闻周痹何如？岐伯对曰：周痹者，在于血脉之中，随脉以上，随脉以下，不能左右，各当其所。黄帝曰：刺之奈何？岐伯对曰：痛从上下者，先刺其下以过之，后刺其上以脱之；痛从下上者，先刺其上以遏之，后刺其下以脱之。

黄帝曰：善。此痛安生？何因而有名？岐伯对曰：风寒湿气，客于外分肉之间，迫切而为沫[5]，沫得寒则聚，聚则排分肉而分裂也[6]，分裂则痛，痛则神归[7]之。神归之则热，热则痛解，痛解则厥，厥则他痹发，发则如是。

帝曰：善。余已得其意矣[8]。此内不在脏，而外未发于皮，独居分肉之间，真气不能周，故命曰周痹[9]。故刺痹者，必先切循其下之六经[10]，视其虚实，及大络之血结而不通，及虚而脉陷空者而调之，熨而通之，其瘈坚，转引而行之。黄帝曰：善。余已得其意矣，亦得其事也。九者，经巽之理，十二经脉阴阳之病也[11]。（《灵枢·周痹》）

【注释】

1. 上下移徙，随其脉上下，左右相应　移徙：游走之意。

2. 间不容空　指疼痛此起彼伏，连续不断，没有间断之时。

3. 惽痛 《黄帝内经太素》作"蓄痛"。惽、蓄，古通用，积聚之意。

4. 更发更止，更居更起 指患者因疼痛休作无定，起坐无常。更，易也。居，安也。

5. 迫切而为沫 邪客于分肉之间，压迫分肉，使津液凝聚而为痰沫。迫切，压迫之意。沫，稀痰黏液。

6. 排分肉而分裂也 排挤分肉，使肉之纹理开裂。

7. 神归 马莳注："神归即气归也。"

8. 帝曰 善。余已得其意矣 张景岳注：帝曰：善。余已得其意矣九字，乃下文之误复于此，今删去之。按下文仍为岐伯之语，当删。

9. 周痹 当为众痹之误。

10. 必先切循其下之六经 其下，指疼痛部位之下。

11. 九者，经巽之理，十二经脉阴阳之病也 《灵枢经》刘衡如校勘本云："此段与上不连，文义亦欠明了，疑是他篇错简，且有脱误。"故不译。

【按语】

"众痹"是指疼痛上下左右相对应，呈发作性，此起彼伏，变化较快，但不是周身游走。"众痹"的特点是痛无定处，时发时止，时上时下，时左时右，以其痛位众多。从病因而言，或因劳倦内伤，或因生气等情志激发，常见于低血钙、钙分布不均匀、骨质疏松症、骨质增生（骨刺）、骨关节炎、退行性关节病、部分肥大性或强直性脊椎炎，以及这些疾病所导致的神经炎。其病机在于气滞肾虚。

"周痹"病位在血脉之中，经脉痹阻不通而疼痛，其疼痛遍及全身，随经脉而行，与西医学中的肉芽肿性血管炎、结节性多动脉炎、微多动脉炎、颞动脉炎等疾病相近。

二、痹病的辨证

【原文】

凡痹之客五脏者，肺痹者，烦满喘而呕。心痹者，脉不通，烦则心下鼓[1]，暴上气而喘，嗌干善噫[2]，厥气上则恐。肝痹者，夜卧则惊，多饮数小便，上为引如怀[3]肾痹者，善胀，尻以代踵，脊以代头[4]。脾痹者，四肢解堕，发咳呕汁，上为大塞[5]。肠痹者，数饮而出不得，中气喘争，时发飧泄。胞痹[6]者，少腹膀胱按之内痛，若沃以汤[7]，涩于小便，上为清涕。

痹或痛，或不痛，或不仁，或寒，或热，或燥，或湿，其故何也？岐伯曰：痛者，寒气多也，有寒故痛也。其不痛不仁者，病久入深，荣卫之行涩，经络时疏，故不通。皮肤不营，故为不仁。其寒者，阳气少，阴气多，与病相益，故寒也。其热者，阳气多，阴气少，病气胜，阳遭阴，故为热痹。其多汗而濡者，此其逢湿甚也，阳气少，阴气盛，两气相感，故汗出而濡也。"（《素问·痹论》）

【注释】

1. 心下鼓 心下鼓动，即心悸。

2. 善噫 嗳气。

3. 上为引如怀 此处形容腹胀大，如怀妊之状。此因肝痹之病，气机不畅，水液滞留，而出现腹部胀满的症状。

4. 尻以代踵，脊以代头 踵，足后跟。尻以代踵，指足不能行走，以尻代之；脊以代头，指头俯不能仰，背驼甚，至脊高于头。

5. 上为大塞 上指上焦。"不"与"否"通，而"否"又与"痞"通。故上为大塞，即上焦痞塞不通之意。

6. 胞痹 胞，通脬，即膀胱。胞痹，即膀胱痹。

7. 若沃以汤 汤，热水也，形容热盛，似灌热水感。

【释义】

1. 五脏痹和六腑痹的辨证 本篇所论五脏六腑痹，是在肢体痹的基础上，风寒湿邪进一步内侵而致，故可视为肢体痹进一步发展，病情深重而致脏腑精气血受损，功能障碍而兼见脏腑病候者。其中，心痹可视为邪气深入心脏致心主血脉功能受损失常，如西医学之风湿性心脏病，即常出现本篇所言的心痹病候。又如肾痹，则为骨痹病情进一步发展而成，西医学之强直性脊椎炎亦与本证颇相似。其他脏腑痹证，亦可如此视之。后世论痹证，多着重于风寒湿邪内侵，肢体经脉气血痹阻而致肢节疼痛、拘急麻木不舒之肢体痹，故以脏腑痹命名并讨论其辨证论治法则者较少。但清代陈士铎《辨证奇闻》卷二痹证门，则演绎本篇之旨，对五脏六腑痹的辨证论治做颇为深入的阐述，其中提出的逐痹丹、散痹散、攻痹散，以及肝痹散、肺痹汤、肾痹汤等，亦有一定参考和应用价值。

另外，后世医家根据"痹"为阻塞不通之意，对虽非风寒湿邪所伤而致，但有脏腑气机阻塞不通病机的病证，亦命名为"痹"，如叶天士《临证指南医案》有肠痹、肺痹等病名，但其所言肠痹系指胃肠气机痹阻，传导失常而大便秘结不通病证；肺痹则指肺脏气机窒塞、痹阻之证，特别是作为风温病变证，病情更为险急。他如张仲景所言胸痹、后世喉科之喉痹等，亦均从阻塞不通之意立名，与《痹论》所言风寒湿三气杂至而致痹病机不同，学习《黄帝内经》必须注意古今病名差异，以免辨证论治之失误。

2. 痹病的各种兼证 痹病常兼有疼痛剧烈、不痛不仁、形寒恶冷、发热或多汗濡湿等病候，这些病候既与感邪性质有关，更受患者体质所影响。

（1）痹病而疼痛剧烈者 系因感受寒邪较甚，因寒性收引凝滞，故致经络气血不通较甚而疼痛剧烈，风、寒、湿痹证中的寒痹，其疼痛较甚，机理即在此。

（2）痹病而兼有麻木不仁者 系因病久营卫虚衰，运行迟滞，因而经络空疏而疼痛不甚，但肢体肌肤失养而麻木不仁。因此痹证虽疼痛不甚但麻木不仁者，常是病深日久而非病情减轻所致。

（3）痹病而兼有痛寒畏冷者　则因患者素体阳虚阴盛，更受外来寒邪所伤而阳气更虚，故痛而兼见形寒怕冷等阳虚之象。

（4）痹病而兼有发热者　则是患者体质阳盛阴虚，因而感受风寒湿邪会发生病理从化，邪气从阳化热，出现热盛阴伤的病候。

（5）痹病而兼见多汗濡湿者　同样亦是因体质的阳虚阴盛，寒湿内盛而感受风寒湿邪又较甚，内湿外湿相感，自然出汗多而身体濡湿。

以上诸痹而兼寒、兼热、兼湿，其中以"痹热"最为常见，后世常将之列为痹证之一而称为"热痹"。关于热痹的临床治疗，宜以清热通络为主，兼顾疏风化湿，可用白虎桂枝汤、桂枝芍药知母汤或二妙丸加活血通络、祛风化湿之品，若热盛伤阴者，又宜兼顾养阴生津。

3. 痹病的预后　《黄帝内经》从感邪性质、病位的深浅及病程的长短说明痹病的预后。认为感邪轻，病程短则预后良好。若感邪重，病位深，病程久则预后差。若邪深入五脏，五脏精气受损，功能紊乱，则预后不良，由此亦提示痹病应当及早治疗，以免邪气内犯五脏。

三、痹病的治疗

【原文】

凡痹往来行无常处者，在分肉间痛而刺之，以月死生为数。（《素问·缪刺论》）

寒痹之为病也，留而不去，时痛而皮不仁……刺布衣者，以火焠之，刺大人者以药熨之。（《灵枢·寿夭刚柔》）

着痹不去，久寒不已，卒取其三里。（《灵枢·四时气》）

帝曰："以针治之奈何？"岐伯曰："五脏有俞，六腑有合[1]，循脉之分，各有所发，各随其过，则病瘳也[2]。"（《素问·痹论》）

【注释】

1. 五脏有俞，六腑有合　此句为互文。即五脏六腑皆有输穴、合穴。

2. 各随其过，则病瘳也　随：治之意。瘳，病愈也。指依据病变部位而治疗，则疾病易愈。

【释义】

1. 行、痛、着三痹的治疗　《黄帝内经》三种痹证有不同的针治法则：行痹为风邪偏胜，风为阳邪而伤肌腠分肉阳分，故用缪刺法浅刺以去分肉之邪气；而寒邪凝滞，故宜以焠刺或药熨之热以温散宣通之；另外，根据着痹为湿邪偏胜留着的病机特点，提出"着痹不去. 久寒不已，卒取其三里"。张志聪发挥这一治法，认为"盖湿流于关节，故久寒不已，当卒取其三里，取阳明燥热之气以胜其寒湿也"。因足三里为阳明胃经之合穴，故针利该穴以增强脾胃运化水湿、祛除湿浊邪气的功能。《黄帝内经》这些治疗法则虽然悬从针灸角度提出，但其辨证论治的原则同样指导后世药物治疗行、痛、着痹法则的确立。如程国彭在《医学心悟·痹》中谓："治行痹者，散风为主，而以除寒祛湿佐之，大抵参以补血之剂，所谓治风先治血，血行风自灭也。治痛痹者，散寒为主，而以疏风燥湿佐之，大抵参以补火之剂，所谓热则流通，寒则凝塞，通则不痛，痛则不通也。治着痹者，燥湿为主，而以祛风散寒佐之，大抵参以补脾之剂盖土旺则能胜湿，而气足自无顽麻也。"他主张用蠲痹汤，风气胜者加秦艽、防风；寒气胜者加附子；湿气胜者加防己、萆薢、薏苡仁。林佩琴根据风寒湿邪偏胜的病机明确提出："三痹各有所胜，用药以胜者为主，而兼者佐之。"均是基于以上理论而提出的治疗法则，对临床颇有参考价值。

2. 肢体痹和脏腑痹的针刺原则　针灸治疗对痹证，特别是肢体痹具有良好的效果，本论提出"五脏有俞，六腑有合，循脉之分，各有所发，各随其过，则病瘳也"的针治法则，对此有两种解释。

一是五脏六腑痹和肢体痹的不同治疗取穴方法：五脏痹刺其五输穴中之输穴，六腑痹则刺治其合穴，因"所注为输"，故针刺五脏之输穴，可治由五体所注入之邪气；"所入为合"，针刺合穴则可治内入于六腑之邪气。至于"循脉之分，各有所发，各随其过，则病瘳也"，则指肢体痹所发部位均有一定经脉通过，治疗时可针刺经过痹痛部位的经脉上的输穴。

二是对于肢体痹，可根据病机所属脏腑分证取穴，如骨痹刺足少阴肾经之输穴太溪、筋痹刺足厥阴肝经之输穴太冲等。

上述两种解释，虽有不同，但均说明了针刺治疗痹病有循经取穴和根据病变部位取穴两种方法，后世常将这两种方法配合运用，以取得更好的治疗效果，而且其分经辨证论治的原则对药物治疗亦有同样的指导意义，如《证治准绳·杂病》谓："臂痛有六道经络以行，究其痛在何经络之间，以行本经药行其气血……臂之前廉痛者，属阳明经，以升麻、白芷，干葛行之；后廉痛者，属太阳经，以本、羌活行之；外廉痛者，属少阳经，以柴胡行之；内廉痛者，属厥阴经，以柴胡、青皮行之；内前廉痛者，属少阴经，以细辛、独活行之。并用针灸法，视其何经而取之。"

第四章 《黄帝内经》治则治法理论的临床应用与研究 ▷▷▷

治则，即治疗疾病的原则，是指导治法、疗法的准绳和法则。治法，即治疗疾病的方法，是在治则指导下对病证治疗的具体立法或应用方法。本章重点介绍气反治法与因势制宜治则的临床应用，从中可以管窥《黄帝内经》治法理论的临床价值。

一、《黄帝内经》气反治法理论的临床应用与研究

气反治法，是在疾病出现气反的情况时，针对疾病的病理变化所采用治疗方法。本节系统介绍了气反治法的概念、气反治法的理论基础，以及气反治法的临床应用。

【原文】

是以头痛颠疾[1]，下虚上实[2]，过在足少阴、巨阳，甚则入肾。徇蒙招尤[3]，目冥耳聋[4]，下实上虚，过在足少阳、厥阴，甚则入肝。腹满䐜胀，支膈胠胁[5]，下厥上冒[6]，过在足太阳、阳明。咳嗽上气，厥在胸中，过在手阳明、太阴。心烦头痛，病在膈中，过在手巨阳、少阴。《素问·五脏生成》

气反者，病在上，取之下；病在下，取之上；病在中，傍取之。（《素问·五常政大论》）

远道刺者，病在上，取之下，刺腑腧也。（《灵枢·官针》）

病在上者下取之，病在下者高取之，病在头者取之足，病在腰者取之腘。（《灵枢·终始》）

【注释】

1. 颠疾 颠顶（头脑）的疾病。

2. 下虚上实 即肾脏精气虚而膀胱经邪气实。《类经·疾病类》曰："盖足太阳之脉从巅络脑，而肾与膀胱为表里，阴虚阳实，故为是病。"

3. 徇蒙招尤 头晕目眩而动摇。徇，《素问直解》作"眴"，与"眩"通。目动也。蒙，通矇。目不明。招，《洪武正韵》曰："音韶。"尤与"摇"同。招摇，滑寿注："谓头振掉而不定也。"

4. 目冥 视物不清。冥，同"瞑"。

5. 支膈胠胁 指脘腹胀满，累及胠胁，觉支撑痞塞，为土滞木郁之象。支，支撑。

胠，腋之下，胁之上。

6.下厥上冒 下厥，指阳明经气上逆。上冒，指脾胃浊阴上遏清阳。

【释义】

1.气反治法的概念 所谓"气反"，是指疾病的病理变化的根本所在与其症状表现的部位不一致，即张景岳所说："气反者，本在此而标在彼也。"气反治法，是在疾病出现气反的情况时，根据"治病求本"的原则，治疗须针对疾病的病理变化的根本所在，分别采用"病在上，取之下""病在下，取之上"或"病在中，傍取之"的治疗方法。

2.气反治法的理论基础 中医学认为人体是一个有机的整体，其上下内外有着密切的联系。各脏腑组织器官之间也相互信赖和制约，它们既有各自不同的生理功能，又共同组成协调统一的整体。每一局部都不能离开整体而独立存在。疾病病理变化的根本所在与其症状表现的部位不一致的根本原因，在于脏腑、经络之间的相互联系与相互影响。

五脏六腑有各自的生理功能和特定的病理变化，但五脏六腑之间又存在着不可分割的生理联系和病理影响。从五脏关系而论，肺与肾在人体的呼吸运动中，肺主气而司呼吸，肾藏精而主纳气。人的呼吸运动，虽然由肺所主，但亦需要肾的纳气功能协调。生理上肺气肃降，有助于肾的纳气；肾精充足，有助于肺气之肃降。病理上肺气久虚，肃降失司，与肾气不足、摄纳无权相互影响，出现气短喘促、呼吸表浅、呼多吸少等肾不纳气的变化。从脏腑关系而言，肺与大肠的生理联系主要体现肺气肃降，气机调畅，布散津液，可促进大肠的传导，有利于糟粕排出体外。大肠传导正常，糟粕顺利排出体外，亦有利于肺气的肃降。如肺气壅塞，气不下行，津不下达，可导致大肠传导失常，可见肠燥便秘。若大肠实热，传导不畅，亦可影响肺气的宣降，出现胸满咳嗽气喘等肺热壅盛之症。人体脏腑之间还存在着五行生克制化的关系。如心与肾，心居于上焦属阳，五行属火；肾居下焦，五行属水。肾制约心，即水克火，肾水上济于心，可以防止心火过亢。

《素问·举痛论》云："百病生于气。"即疾病的产生与气的失常有关。气是构成人体和维持人体生命活动的最基本物质。《黄帝内经》认为人体的脏腑经络等组织器官，皆是气运动的场所，而脏腑组织经络的一切功能活动，无一不是气运行的体现。气运动的形式可以归纳为升、降、出、入四种基本形式，气的升降出入不仅是人体生命活动的基本特征，也是人体各部分之间保持动态联系和人体功能活动、维持生命活动的重要保证。所以《素问·六微旨大论》说："出入废则神机化灭，升降息则气立孤危。故非出入，则无以生长壮老已；非升降，则无以生长化收藏。是以升降出入，无器不有。"并且"升已而降，降已而升""高下相召，升降相因"。这些表明升与降相互作用，在上者必下降，在下者必上升，互为因果，运动不息。人体各个脏腑皆有升降出入，如肺主宣发，又主肃降；既吸入清气，又呼出浊气。脏腑不同，其升降出入各有偏重。一般而言，位置在上者多主降主入，位置在下者多主升主出。如心肺之气多降，肝肾之气多升；脾气宜升，胃气宜降。气机的升降出入相反相成，彼此相互制约、相互联系。其相互关系一旦失常，即产生病理改变。如肺主降，肝主升。肺气充足，肃降正常，有利于肝气的升发；肝气疏泄，升发调达，有利于肺气的肃降。如肝郁化火，或肝气上逆，肝火上炎，可耗伤肺阴，使肺气不得肃降，出现咳嗽、胸痛、咯血等肝火犯肺证。如肺失肃降，燥热内盛，也可伤及肝阴，致肝阳亢逆，出现头痛、易怒、胁肋胀痛等肝气失调之候。

人体各脏腑组织之间的联系主要是通过经脉的沟通作用来实现的。《灵枢·海论》云："夫十二经脉者，内属于府藏，外络于肢节。"《灵枢·本脏》云："经脉者，所以行血气而营阴阳，濡筋骨，利关节者也。"就是说，经络具有沟通全身脏腑组织器官的功能，在病理上经络则是疾病传变的重要途径，如手少阴心经属心络小肠，手太阳小肠经属小肠络心。小肠有热可循经脉上熏于心，可见心烦、口舌生疮等症状；心火亦可下移小肠，引起小便短赤、刺痛、尿血等小肠实热的症状。又如足少阴肾经"入肺""络心"，所以肾水泛滥，可以凌心、射肺。《素问·五脏生成》云："头痛颠疾，下虚上实，过在足少阴、巨阳。"其病理机制即是《类经》所说："头痛颠疾，实于上也。上实者，因于下虚，其过在肾与膀胱二经。盖足太阳之脉从巅络脑，而肾与膀胱为表里，阴虚阳实，故为是病。"

总之，"气反"治法建立于脏腑之间相互协调、相互为用、气的升降理论，以及五行生克制化关系与经络理论基础之上，是在脏腑关系、气升降失常、五行生克关系及经络功能失常，出现疾病的病理变化的根本所在与其症状表现的部位不一致的情况下所采用的治疗方法。

3. 气反治法的临床运用

（1）病在上，取之下　本法适用于症状表现于上部，而其病变之本在下部的病证。如《卫生宝鉴》用"地黄汤治衄血往来久不愈"，用于肾阴亏损、虚火上炎、热迫血行之症，用补肾阴治其下，使虚火下降，衄血自止。又如虚喘，喘促日久，动则喘甚，呼多吸少，仍久病及肾，肾不纳气，病本在肾，但症状主表现在肺部喘促，治疗当以补肾纳气为主，可予金匮肾气丸、参蛤散加减。再如头痛一症，如因肝失调达，肝阳偏亢，循经上扰清窍。其病本在肝，症状表现在头，治疗当平肝潜阳，可予天麻钩藤饮治疗。肾虚引起的头晕耳鸣，其病本在肾，症状表现在头，治疗以补肾为主。如肾阴不足，可予左归丸加减；肾阳不足，可予右归丸加减。此外，还有如《伤寒论》用五苓散治渴欲水，水入即吐的"水逆"症，肺热移于大肠的咳喘，用通腑降气法，亦属病在上，取之下。由于药物气味不同，具有升降沉浮功效的不同，《黄帝内经》认为，味薄者为阴之阳主升，味厚者为阴中之阴主降；气薄者为阳之阴主沉，气厚者阳中之阳主升，因此运用本法在药物选择上应取质重、具有寒凉之性，味酸、苦、咸之品，以取其沉降之性。如治疗肝阳上亢或气火上冲所致之吐血、衄血、咯血，当选用石决明、牡蛎平肝，鳖甲、龟甲潜阳，代赭石、生铁落镇逆等，皆属于此类。

（2）病在下，取之上　本法适用于症状表现于下部，而其病变之本在上部的病证。如因脾气不足引起的脱肛、子宫下垂，病位在下部，治疗当补中益气以升提，可予补中益气汤加减。又如因肺气郁闭导致大便秘结或小便不通，病在下部，但治疗当宣开肺气，用"提壶揭盖"之法则二便自调，如麻黄、防风、苏叶、杏仁等宣肺之品。再如肺胃津伤之痿证，表现为下肢痿软无力，其病变在上部肺胃，治疗当予沙参麦冬汤以养肺益胃。运用本法在药物选择上应取质轻，具有温热之性，味辛、甘、淡之品，常用药如麻黄、紫菀、杏仁、苏叶、桔梗、柴胡、升麻、知母、黄芪、白术、枇杷叶等。

（3）病在中，傍取之　历代注家大多将之解释为针刺治法。认为"中"是指内在脏腑，"傍"即外之经络。然而《五常政大论》在论述气反治法前后均是讨论药物治疗，因此王自强在《内难经三十论》中指出："本法不仅指针灸，对药物治疗也具有重要的指导意义。"在生理上，脾胃居中，旁邻四脏，为万物之母，只有脾胃运纳正常，化源旺盛，方能滋养其他四脏。但同时脾胃也需要得心火之资生，赖肺金之宣降，借肝木之疏泄，凭肝阳之温养，才能发挥其正常功能。在病理上，脾病可以影响四脏，四脏病变也可累及脾胃，如心火亢盛或衰微、肺金宣降失常、肝木疏泄失职、肾中水火匮乏皆能影响脾胃而产生一系列病变。因此由于心、肺、肝、肾四脏之疾影响脾胃而致病者，当以调心、肺、肝、肾为主，兼顾脾胃。如心属火，脾属土，火暖土。因此脾土的健运，需心阳的温煦。若心阳偏虚，不能温煦脾土，可致心悸气短、饮食不思、食后难化、心下痞满，或大便溏泄等症，治疗可予《伤寒论》桂枝人参汤。

又如肝属木，脾属土，木有疏土之功，郁怒伤肝，肝气横逆，乘脾犯胃，常令脘腹胀满疼痛，嗳气呃逆，或呕吐，或食少便溏等。治疗可用选柴胡疏肝散疏肝理气以达到调和脾胃之目的。再如肾阳是人体生命活动的原动力，古人又称为命门之火。若肾阳虚衰，不能温煦中土，脾胃虚寒，运化无权，而致食谷不化，腹满且痛，甚则五更泄泻，治当温补肾阳以暖脾胃，代表方如二神丸、四神丸、附子理中汤。许叔微在《普济本事方·心小肠脾胃病》中的"二神丸"方下指出："有人全不进食，服补脾药皆不验，予授此方，服之，欣然能食，此病不可全作脾虚，盖因肾气怯弱，真元衰劣，自是不能消化饮食，譬如鼎釜之中，置诸米谷，下火无力，虽终日米不熟，其何能化。"

（4）气反治法在针刺选穴中的应用　气反治法运用于针刺选穴又称远部取穴法，正如《灵枢·终始》所说："病在上者下取之，病在下者高取之，病在头者取之足，病在腰者取之腘。"即病在上半身，可以取刺下部的穴位；病在下半身，可以取刺上部的穴位；病在头部，可以取刺足部的穴位；病在腰部可以取刺膝部的穴位。如头痛可以取头部的百会、风池、风府等穴位，亦可取下肢的昆仑、太冲、三阴交等穴位；腰痛既可以针刺局部的肾俞、大肠俞、环跳等穴位，又可以取下肢的委中、飞扬、承山等穴位。

二、《黄帝内经》因势制宜理论的临床应用与研究

因势利导的本意是顺应事物发展的自然趋势，而加以疏利引导的意思。在中医学中，"因势利导"意为顺应疾病的发展规律、顺应正常生理规律，采用各种治疗手段加以引导，在中医临床上有着广泛的指导意义。

【原文】

病之始起也，可刺而已；其盛，可待衰而已[1]。故因其轻而扬之[2]，因其重而减

之[3]，因其衰而彰之[4]。形不足者，温之以气；精不足者，补之以味[5]。其高者，因而越之[6]；其下者，引而竭之[7]；中满者，泻之于内[8]。其有邪者，渍形以为汗[9]。其在皮者，汗而发之。其慓悍者，按而收之[10]。其实者，散而泻之。审其阴阳，以别柔刚，阳病治阴，阴病治阳[11]，定其血气，各守其乡[12]，血实宜决之[13]，气虚宜掣引之[14]。(《素问·阴阳应象大论》)

【注释】

1. 其盛可待衰而已　对于某些周期性发作的疾病，如疟疾，发作时邪势太盛，不宜直接攻邪治疗，以防伤正。

2. 因其轻而扬之　由于病邪轻浅在表而采用轻扬宣散之法。因，根据。轻，指病邪轻浅在表。扬，轻扬宣散之意。

3. 因其重而减之　由于邪气盛实在里而采用攻里泻下之法。张景岳曰："重者实于内，故宜减之，减者泻也。"

4. 因其衰而彰之　由于邪去正衰而采用补益之法以彰扬正气。彰，彰显、彰扬，此指补益法。

5. 形不足者，温之以气；精不足者，补之以味　形不足为阳虚，精不足为阴虚。所以对阳虚者要用气药温补之；阴虚者要用味药滋补之。

6. 其高者，因而越之　对邪在胃脘以上者，应因势利导，采用涌吐之法使邪气从上窍排出。吴崑曰："高，胸之上也。"越，指涌吐法。

7. 其在下者，引而竭之　对邪在大小肠和膀胱者，应因势利导，采用通利二便之法使邪气从下窍排出。下，指邪在下焦。引，引导。竭，完、尽。

8. 中满者，泻之于内　中焦痞满的病证，应从内部消散病邪。泻，指消散、消除。

9. 其有邪者，渍形以为汗　邪气在体表的患者，用汤液浸渍或汤液的蒸汽熏渍皮肤来取汗，包括熏蒸、浸浴等治法。渍，水浸。

10. 其慓悍者，按而收之　邪气急猛的病证，应采用镇静抑制之法以制伏病势。慓悍，指邪气急猛。按，压、镇。收，敛、制。

11. 阳病治阴，阴病治阳　由于阴虚而阳亢者，应滋阴以配阳；由于阳虚而阴胜者，应壮阳以消阴。

12. 定其血气，各守其乡　明察疾病的部位在气分还是在血分，谨守其病所，正确施治。

13. 血实宜决之　此指针刺放血法。即对于血液瘀滞之证，应用针刺放血逐瘀之法，后世引申为破瘀法。决，即开凿壅塞，《说文》云："决，行流也。"

14. 掣(chè)引　即升提补气法。掣，《针灸甲乙经》作"掣"。

【释义】

所谓"势"指疾病发展的动态表现形式，是一种病理趋势，这种趋势随人体正气的强弱、病邪的性质，以及脏腑本身病变的影响，而有不同的表现形式，《黄帝内经》认为临床应当根据疾病的病势确定相应治疗原则，即"因势制宜"其具体内容主要有以下三个方面。

1. 根据邪气性质和部位而采取相应措施，从最近的途径，以最快的速度使邪气排出体外。在实证形成过程中，邪气占主导地位，不同的病邪其性质和致病特点不同，侵犯人体的途径及停留部位亦有差异，因此治疗过程中应当根据病邪所在部位及病邪的特点，使邪气尽快排出，以免病邪深入而损伤正气。以伤寒为例，伤寒初期，邪气在表，表实用麻黄汤发汗解表，表虚用桂枝汤调和营卫，使邪从汗解。若邪深入里，出现身大热、汗大出、口大渴、脉洪大四大证，用白虎汤清解里热。若寒邪入里化热，与肠内糟粕相搏，燥屎内结，当以承气汤通里攻下。如痰、食等阻滞于胸膈，"其高者，因而越之"，以瓜蒂散涌吐痰涎。若下焦蓄血，其在下者，当引而竭之，以抵当汤（丸）攻下化瘀。

2. 根据人体正气抗邪的趋势，顺势引导，扶助正气。气是构成和维持人体生命活动的物质基础，生理情况下气的升降出入保持相对平衡，但人体某一脏腑的气机有着不同的运动趋势，如心、肺在上其气宜降，肝、肾在下其气宜升；脾升则健，胃降则和。所发在治疗不同脏腑病变时，应当考虑脏腑各自的气机运行特点，顺其趋势而治。如本节所谓"气虚宜掣引之"，以及《素问·至真要大论》"下者举之"即是指脾气虚弱，气机下陷时的治疗方法。叶天士在《临证指南医案·木乘土》中说："治胃与脾迥别，古称胃气以下行为顺，区区术、甘之守，升柴之升，竟是脾药，所以鲜克奏效。"一语道破叶氏治胃少用柴胡、白术等升、守之药而多用人参、半夏、茯苓、姜汁、橘红、粳米、厚朴、莱菔子、石斛等通降之品之由。

3. 顺应脏腑苦欲喜恶之势。苦欲喜恶是脏腑特性的反映，当脏腑生理特性受到遏阻时，常常表现为病态。因此，顺畅脏腑特性，也是治疗脏腑病证的重要环节。故《素问·脏气法时论》云："肝欲散，急食辛以散之，用辛补之，酸泻之……心欲软，急食咸以软之，用咸补之，甘泻之……脾欲缓，急食甘以缓之，用苦泻之，甘补之……肺欲收，急食酸以收之，用酸补之，辛泻之……肾欲坚，急食苦以坚之，用苦补之，咸泻之。"所谓"肝欲散"，是肝气郁结，失其条达之性，临床可见胸闷、胁痛、脘胀、嗳气等症。辛味能散，此时宜以辛味散之，一般调气解郁药，多具辛味，如乌药、香附、陈皮、木香等。所谓"用辛补之"，即"顺其性者为补""酸泻之"，即"逆其性者为泻"。因肝喜散而恶收，故辛为补，酸为泻。辛酸配伍，具有相使相须作用。如逍遥散是治疗肝气郁结的常用方，既有薄荷、生姜、当归之辛，又有芍药之酸，辛散之中，佐以酸收之味，补中寓泻，泻中寓补，配伍严紧，寓有深意。张元素在《黄帝内经》"苦欲补泻"理论的指导下，结合临床实践，提出川芎散肝，细辛肝补，白芍泻肝；以芒硝软心，泽泻补心，黄芪、甘草、人参泻心；以甘草缓脾，人参补脾，黄连泻脾；以白芍收肺，五味子补肺，桑白皮泻肺；以知母坚肾，黄柏补肾，泽泻泻肾。

第五章 《黄帝内经》运气学说基本理论与临床应用 ▷▷▷

运气是五运六气的简称。五运指木、火、土、金、水五行之气的运行，六气指风、寒、暑、湿、燥、火六气的运行。运气学说是运用阴阳、五行、六气等理论，并以天干地支为演绎工具，系统研究以六十年为一周期的气候变化规律以及这一规律对自然物候特征和人体生理病理变化的影响，并由此延伸出《黄帝内经》相应的病因病机、治则等理论内容，是《黄帝内经》理论体系的重要组成部分。

一、基本理论

本章简要介绍了《黄帝内经》运气学说的基本知识，包括五运六气的基本思想、五运六气推算方式、客主加临与运气相和等内容，是深入研究、分析并运用运气学说的基础。

（一）干支甲子

干支，即天干和地支的简称，天干之数十，即甲、乙、丙、丁、戊、己、庚、辛、壬、癸，称为"十干"，即"十个"的意思。因为它是作为计算天日的符号，故称天干；地支之数十二，即子、丑、寅、卯、辰、巳、午、未、申、酉、戌、亥，古代最初用以代表一年十二个月中，地上生物生长发展的形象。

甲子：天干之数十，地支之数十二，上干下支，甲子相合，乙丑相合……凡六十次而尽，这六十个组合称为"六十甲子"，简称"甲子"。古代以此纪年、纪月、纪日和推算四时节气。

1. 干支的阴阳属性 天干、地支都有不同的阴阳属性。从干与支来讲，则天干为阳，地支为阴；若把干、支分开来讲，则天干中有阴阳，地支中亦有阴阳，它们均按十干和十二支的顺序推数，奇（单）数为阳，偶（双）数为阴。例如，十干中的甲、丙、戊、庚、壬属阳干，乙、丁、己、辛、癸属阴干；十二支中的子、寅、辰、午、申、戌为阳支，丑、卯、巳、未、酉、亥属阴支（表5-1）。

表 5-1 干支阴阳属性表

天干阳	甲	丙	戊	庚	壬	
天干阴	乙	丁	己	辛	癸	
地支阳	子	寅	辰	午	申	戌
地支阴	丑	卯	巳	未	酉	亥

2. 干支的运用 干支在运气学上的运用，总的是"天干取运，地支取气"。具体讲，是将天干配属五行，以推算每年的岁运；以地支配属三阴三阳六气，以推算各年的岁气。一般常用者有下列三种。

（1）天干配五运。甲己（土）、乙庚（金）、丙辛（水）、丁壬（木）、戊癸（火）。

（2）地支配五行。寅卯（木）、巳午（火）、申酉（金）、亥子（水）、丑未辰戌（土）

（3）地支配三阴三阳六气。

子午——少阴君火。

丑未——太阴湿土。

寅申——少阳相火。

卯酉——阳明燥金。

辰戌——太阳寒水。

己亥——厥阴风木。

以上三种配合方式，其运用各有不同。第一种用以推算大运；第二种用以推算运气相合的岁会；第三种用以推算客气。

古时以天干和地支配合，用作纪年、月、日、时的符号，直至今日，农历每年的年号都有一个天干和地支组成，如甲子、乙丑等，从甲子起，到癸亥至，共得六十次，称为一周，亦称"花甲"。以后再从甲子开始纪年，如此交递轮转，每六十年中计用天干六次，地支五次。

（二）大运

大运又称"中运"，统主每年的岁运。用它来代表全年的气象变化。它是五运的基础。主运、客运都是以大运作为推论气候变化（运之太过，不及）的依据。

1. 推算方法 大运的推算方法，《素问·天元纪大论》云："甲己之岁，土运统之；乙庚之岁，金运统之；丙辛之岁，水运统之；丁壬之岁，木运统之；戊癸之岁，火运统之。"一般称"甲己化土，乙庚化金，丙辛化水，丁壬化木，戊癸化火"。

这就是推算大运值年的基本规律，即是说凡是逢到天干甲和己年，不论地支是什么，其值年的大运都属土运；乙和庚年是金运，余可类推。这种推算方法五年一循环。在五年中，每运值一年，30 年称一纪，每纪每运共值 6 年，60 年称一周，每运共值 12 年。

2. 大运值年与气候的关系　大运值年，代表了每年不同的气候变化。一般说来，凡是逢土运值年，湿气较重；金运值年，燥气较重；木运值年，风气较重；水运值年，寒气较重；火运值年，暑气较重。《素问·五运行大论》曰："故燥胜则地干，暑胜则地热，风胜则地动，湿胜则地泥，寒胜则地裂，火胜则地固矣。"（表5-2）

表5-2　年干、大运与气候及自然环境的关系

年干	大运	气候	气候对自然环境的影响
甲·己	土	湿胜	地泥
乙·庚	金	燥胜	地干
丙·辛	水	寒胜	地裂
丁·壬	木	风胜	地动
戊·癸	火	暑胜、火胜	地热、地固

3. 大运太过不及与气候的关系　大运值年，有太过、不及之别，如甲、己同属土运值年，而甲则为土运的太过年，己则为土运的不及年。年运的太过不及，是根据天干的阴阳来区别的，即阳干为太过年，阴干为不及年。年运的太过不及，可以推测气候的偏胜与否，如戊年为火运太过之年，一般是热气偏胜；癸年为火运不足之年，火不及则水来克火，气候反而偏寒。余可类推。

【原文】

帝曰：善。《论》言天地者，万物之上下；左右[1]者，阴阳之道路。未知其所谓也。岐伯曰："所谓上下者，岁上下见阴阳之所在也。左右者，诸上见厥阴，左少阴，右太阳；见少阴，左太阴，右厥阴；见太阴，左少阳，右少阴；见少阳，左阳明，右太阴；见阳明，左太阳，右少阳；见太阳，左厥阴，右阳明。所谓面北而命其位[2]，言其见也。

帝曰：何谓下？岐伯曰：厥阴在上则少阳在下，左阳明，右太阴，少阴在上则阳明在下，左太阳，右少阳；太阴在上则太阳在下，左厥阴，右阳明；少阳在上则厥阴在下，左少阴，右太阳；阳明在上则少阴在下，左太阴，右厥阴；太阳在上则太阴在下，左少阳，右少阴。所谓面南而命其位，言其见也。上下相遘[3]，寒暑相临[4]，气相得[5]则和，不相得[6]则病。（《素问·五运行大论》）

岐伯曰：上下有位，左右有纪。故少阳之右，阳明治之；阳明之右，太阳治之；太阳之右，厥阴治之；厥阴之右，少阴治之；少阴之右，太阴治之；太阴之右，少阳治之。此所谓气之标[7]盖南面而待之也。故曰：因天之序，盛衰之时，移光定位，正立而待之[8]，此之谓也。

帝曰：善。愿闻地理之应六节气位[9]何如？岐伯曰：显明[10]之右，君火之位也；君火之右，退行一步[11]，相火治之；复行一步，土气治之；复行一步，金气治之；复行一步，水气治之；复行一步，木气治之；复行一步，君火治之。（《素问·六微旨大论》）

【注释】

1. 上下，左右 上，指司天；下，指在泉；左右，指司天、在泉的左右，即左右间气。

2. 面北而命其位 上为南，下为北。面向南坊时的左右和面向北方时的左右恰恰相反，故经文说明司天的左右是面向北方时所定的左右。

3. 上下相遘（gòu） 上指客气，下指主气，上下相遘，就是客主加临的意思。遘，遇见的意思。

4. 寒暑相临 客气与主气交感，则客气与主气相加临，六气之中，此处只提寒暑，是举例而言。

5. 相得 相互生旺为相得。

6. 不相得 相互克贼为不相得。

7. 气之标 三阴三阳为六气之标，六气为三阴三阳之本。

8. 移光定位，正立而待之 是古代测天以定节气的方法，在最初用"树立木杆"来观看日影，后来逐步改进而成为一种叫作圭表的天文仪器。

9. 地理之应六节气位 地理之应，是指主时之六气，年年相同，静而守位；六节气位，是指主时之六气，有一定的步位。地理之应六节气位，是说明六气主时的位置。

10. 明显 明显之为，是正当日出之所，卯正之位。在一年的时间里，则正当春分时。

11. 退行一步 主气六步运转的方向是自右而左，即自西而东，故位退行。六气分主一年，有如行走了六步，故每一气也称一步。初之气自大寒至惊蛰，二之气自春分至立夏，三之气自小满至小暑，四之气自大暑至白露，五之气自秋分至立冬，终之气自小雪至小寒。每步等于 60.875 日，六步合计 365.25 日，即 1 年。

【释义】

介绍了司天、在泉和四间气的具体推算方法，以及三阴三阳运转的情况，同时也指出了在运气具体推算过程中"常"和"变"的问题。对运气学说而言，一方面要重视具体推算方法，另一方面又不能机械地生搬硬套。《黄帝内经》中常用"至而至"说明气候与季节相应，为常；"至而不至""至而太过""未至而至"为气候与季节不相应，为变。这说明了对于运气的推算必须要明常知变。

司天和在泉，是客气变化上的两个专用名称。《素问·六元正纪大论》说："岁半之前，天气主之；岁半之后，地气主之。"就是说，统率上半年气候的客气，称为"司天"之气，统率下半年气候的客气，称为"在泉"之气，司天与在泉各值客气半年。

司天、在泉的推算方法，也是按地支符号并配置三阴三阳加以测算的。司天确定了在泉也就确定了，三阳司天必定三阴在泉，三阴司天必定三阳在泉。其中三阴三阳的次序，《黄帝内经》做了明确的序号规定：一阳为少阳，二阳为阳明，三阳为太阳，一阴为厥阴，二阴为少阴，三阴为太阴。而司天与在泉的关系就是一阴对一阳、二阴对二阳、三阴对三阳，即一阴（厥阴）司天，必定一阳（少阳）在泉；一阳（少阳）司天，必定一阴（厥阴）在泉。依此类推（表5-3）。

表5-3　年支与司天、在泉的对应关系

年支	司天	在泉
子午	少阴君火	阳明燥金
丑未	太阴湿土	太阳寒水
寅申	少阳相火	厥阴风木
卯酉	阳明燥金	少阴君火
辰戌	太阳寒水	太阴湿土
巳亥	厥阴风木	少阳相火

举例，如2013年，为癸巳年，地支为巳，巳亥之年为厥阴风木司天，因此2013年在泉就是少阳相火。左右间气，就是司天两旁的左间、右间，和在泉两旁的左间、右间，共为四步客气。这是将一年的客气总分为六步（六个节序），其中的司天、在泉各主一步，其中司天必为六步气中的第三步气，在泉必为六步气中的第六步气，上下四间气，各主四个节序。四步间气的测算，须在司天、在泉固定下来以后才能知道，因

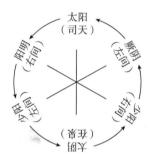

图5-1　戊戌年的司天在泉和四步间气

为它们是随着司天、在泉的变换而不断转移的。下图示戊戌年的司天在泉和四步间气（图5-1）。

为什么同是东或西的一个方向，而一为左间，一为右间呢？这是因为看司天在泉图时，所向的方向有所不同的缘故。

《素问·五运行大论》："天地者……面北而命其位……何谓下……面南而命其位。"所谓"面北而命其位"是看司天的方向，因在泉在北居下，故看司天必面向在泉，确定了这个方向以后，那就知道在司天两旁的间气，东是右间，西是左间。所谓"面南而命其位"是看在泉的方向，因司天在南居上，故看在泉必面向司天，确定了这个方向以后，那就知道"在泉"两旁的间气，东在左间，西在右间。

到了第二年巳亥年，司天在泉之气转移，它是厥阴风木司天而少阳相火在泉。那么，在司天两旁的间气是太阳为右间，少阴为左间；在泉两旁的间气是少阴为右间，阳明为左间了。四步间气随着司天在泉的转移，还包括了阴阳升降的道理。四步间气的转移说明阴升则阳降、阳升则阴降。

《素问·五运行大论》中的"左右者阴阳之道路"亦即是这个意思。如太阳司天转移为厥阴司天，则少阴升到左间，而右间的阳明则下降，这就成为阴升则阳降的情况。其余可类推。

（三）主气

"主气"即是"主时之气"，用来说明四时 24 节气候的正常规律。六气主时，简称六步，分属于每年各季节中，固定不变，所以称为"主气"。

主气从大寒日开始推算，四个节气转一步，把二十四节气分为三阴三阳的六步，它的次序是初之气为厥阴风木，二之气为少阴君火，三之气为少阳相火，四之气为太阴湿土，五之气为阳明燥金，终之气为太阳寒水。基本上也是按五行相生的顺序推算的，与主运相同，不过其中火分为二，君火属少阴，相火属少阳，所以气有六而运只有五（其中君火主宰神明，本身不主运，只有相火代为主运）。主气推步的简单口诀是"厥少少，太阳太"。

《素问·六微旨大论》曰："显明之右，君火之位也；君火之右，退行一步，相火治之；复行一步，土气治之；复行一步，金气治之；复行一步，水气治之；复行一步，木气治之；复行一步，君火治之。"这是讲六气主时的位置。"显明"是指春分节，依次向下推算，它是处于厥阴与少阴的交界线上。"之右"是指右旋的方向（这里的左右，是以南面而立为依据）。"退行一步"古代臣见君，以退为出，向右退行之意。"复行一步"就是复返一步。

这节经文也就是说每年之内六节治时，推算主气的方法，每气各主四个节气，四六二十四节气为一年（节气是古代划节测时的办法，把一年分为二十四节气，每节十五天。总的推算是五日为一候，三候为一节，六节为一季，四季为一年，五年为一转，六十年为一周）。

（四）客气

客气是指时令气候的异常变化（如应冷反热、应热反冷），它是年年有变化，与主气的固定不移者有区别，它和客运同样，年年如客之往来无常，故称"客气"。

1. 推算方法 客气的循行，是以阴阳先后为次序，即是厥阴→少阴→太阴→少阳→阳明→太阳，即按照一阴→二阴→三阴→一阳→二阳→三阳的顺序排列。简单的口诀是"厥少太，少阳太"。总的说是起于厥阴，终于太阳，和主气循行、按五行相生的推演，有着根本性的不同（图 5-2）。

推算客气，首先要算出每年的司天在泉。因为客气的初之气，常起于在泉的左间。"司天""在泉"为决定每岁客气的三之气与终之气的标准。"司天"为三之气，"在泉"为终之气，终之气左间气，为初气。这是客气的循行和简单的推算方法。

2. 客气的气化规律 司天在泉与四步间气所主气化在时间上区别。《素问·至真要大论》云："司左右者，是谓间气也……主岁者纪岁，间气者纪步也。"这就是说司天在泉是主一年的气化，而四步间气，每步只主 60.875 天的气化。

（1）客气司天的一般规律 《素问·至真要大论》曰："厥阴司天，其化以风；少阴司天，其化以热；太阴司天，其化以湿；少阳司天，其化以火；阳明司天，其化以燥；太阳司天，其化以寒，以所临脏位，命其病者也。"这就是客气司天的气化规律。

（2）客气的胜复变化　什么是胜复？胜是主动的，作强胜解。复是被动的，作报复解。所谓"胜复之气"，即上半年有超常的胜气，下半年随之而发生相反的复气，如上半年热气偏胜，则下半年寒气来复等。

《素问·天元纪大论》云："物极谓之变。"用后世的话来说，即物极必反、寒极生热、热极生寒之意。前面谈过，上半年为司天之气主政，下半年为在泉之气主政，所以这里实际上是说：司天之气有胜，则在泉之气有复。《素问·至真要大论》说："帝曰：胜复之功，时有常乎？气有必乎？岐伯曰：时有常位，而气无必也。帝曰：愿闻其道也。岐伯曰：初气终三气，天气主之，胜之常也。四气尽终气，地气主之，复制常也。有胜则复，无胜则否。帝曰：善。若复已而胜何如？岐伯曰：胜至则复，无常数也，衰乃止耳。复已而胜，不复则害，此伤生也。"这一节经文说明了以下四个问题：一是说明胜复之气在时序是有一定的规律。初气到三气是上半年司天主政，发生了超常德气候叫胜气，四气到终气为下半年在泉之气主政，发生与上半年相反的气候叫复气。二是说明胜复之气每年有无，没有一定的规律。上半年有胜气，下半年才有复气，如无胜气，则无复气。三是说明有胜气，不一定有复气。如有胜无复，就产生灾害，以致人体真气衰竭，生机受伤。四是说复后有胜，并不等于循环不变，因胜气不止一种，它随气候变化的具体情况而定。

3. 客气的不迁正、不退位　客气的司天在泉，虽然每年转换一次，但亦有气候反常，不按一般规律推移的，这就是《素问·刺法论》所谓"不迁正""不退位""升不前""降不下"的问题。

所谓"不退位"在今年应该是太阳寒水司天，如果去年的阳明燥金司天之气有余，复作布政，留而不去，因而影响了今年太阳司天不得"迁正"就位，相应的也影响了左右间气的升降，"升不前，降不下"了。所以"不退位"也可以说是岁气司天的"至而不去"。"不迁正"也可以说是岁气司天的"至而不至"。

总之，客气司天的气化规律，虽有以上三种，但归纳之，第一种是说明客气司天气化的一般规律，而第二种客气的胜复和第三种不迁正、不退位，则是说明客气司天气化的异常变化。

【原文】

黄帝问曰：太虚寥廓，五运回薄[1]，衰盛不同，损益相从[2]，愿闻平气何如而名？何如而纪也？岐伯对曰：昭乎哉问也！木曰敷和[3]，火曰升明[4]，土曰备化[5]，金曰审平[6]，水曰静顺[7]。帝曰：其不及奈何？岐伯曰：木曰委和[8]，火曰伏明[9]，土曰卑监[10]，金曰从革[11]，水曰涸流[12]。帝曰：太过何谓？岐伯曰：木曰发生[13]，火曰赫曦[14]，土曰敦阜[15]，金曰坚成[16]，水曰流衍[17]。（《素问·五常政大论》）

【注释】

1. 回薄　回环迫薄，此处有周流运动不息的意思。
2. 衰盛不同，损益相从　自然界气候变化有盛有衰，因而物化方面就有损有益。

3. 敷和 即木象春气，其平气有散布温和的作用，使万物得以生长发育。敷，散布。和，温和。

4. 升明 夏气炎热，其平气给大地带来了炎热，自然界万物生长茂盛，欣欣向荣。升，向上。明，明亮。

5. 备化 备，完备、完全之意；化，指生化。备化，长夏之际的平气，气候炎热，雨水较多，使得植物生长变化安全成熟。

6. 审平 审，指审慎；平，指和平。审平，秋气之平气，是金风送爽，干燥清凉，能使农作物进入收成阶段，同时，西风瑟瑟，也带来了树叶凋零的收敛景象。

7. 静顺 静，指静止；顺，指自然。静顺，冬季之平气，北风凛冽，雪地冰天，气候寒冷，使得植物停止生长，动物也藏伏起来处于相对静止状态。

8. 委和 委，同"委"，有衰退之意；和，指温和。委和，春季东风无力，气候应温不温，万物应生不生，是木运不及的反常变化和自然现象。

9. 伏明 伏，指低下；明，指明亮。伏明，夏季里南风来迟，气温不高，应热不热，植物应长不长，是火运不及的反常变化和自然现象。

10. 卑监 卑，指低下、衰微；监，有监制、监管之意。卑监，指土的作用低下，不能正常发挥其化物的作用，以及监制其他的作用，长夏之际，雨水太少则出现干旱，是土运不及的反常变化和自然现象。

11. 从革 从，指顺从、相随之意；革，有改变或变革之意。从革，指秋季本应凉而不凉，反而延续了夏季的炎热，则植物应收不收，是金运不及的反常变化和自然现象。

12. 涸流 涸，指干涸；流，指流水。涸流，指冬季没有出现千里冰封，而是冬行秋令，气候干燥，河流干涸，物化现象上出现本该闭藏而不闭藏，是水运不及的反常变化和自然现象。

13. 发生 发，指升发；生，指生长。发生，指春季阳气发动过早，植物萌芽生长提前，是木运太过的反常变化和自然现象。

14. 赫曦 赫，指显赫、色红似火；曦，是早晨的阳光。赫曦，指早晨的阳光就已经光显明显，色红似火，即在夏季里，气候比一般更加炎热。

15. 敦阜 敦，有厚的意思；阜，指土山。敦阜，土有余，土过高而厚，指长夏季节雨水太多，潮湿特盛，是土运太过的反常变化和自然现象。

16. 坚成 坚，指坚硬；成，有收成之意。坚成，指秋季里清凉特盛，或秋令早来，是金运太过的反常变化和自然现象。

17. 流衍 流，即流水；衍，指泛溢。流衍，指冬季气候寒冷特别，火冬令早来，是水运太过的反常变化和自然现象。

【释义】

《素问·五常政大论》指出了五运平气、不及、太过的名称。平气指气候的变化既非太过，又非不及的平和之年。平气之年的推算法，总的来说是在五行生克的基础上推算的。其具体方法则大致有二。

根据运与气之间的关系。《类经》说："岁运有余为太过，如甲丙戊庚壬五阳年是也，若过而有制，则为平岁……五运不及之化，如乙丁己辛癸五阴年是也，若不及有助，则为平岁。"这是平气之岁的说明。如戊辰年，戊为火运太过，辰是太阳寒水司天，太过的戊火被司天寒水之气所抑制，故得平气。再如辛亥年，辛为水运不及，亥属北方之水，不及之水得到年支之水的佐助，也可称为平气之年。六十年中逢运太过而被抑制的平气之年有戊辰、戊戌、庚子、庚午、庚寅、庚申等六年；逢运不及而得佐助的平气之年有乙酉、丁卯、己丑、己未、辛亥、癸巳等六年。

根据每年交运时（大寒日）年干与日干的关系。若交初运的大寒日其年干与日干相合，或年干与时干相合，也可产生平气。例如若丙寅年初运交接的大寒节第一天的日甲子如果是辛亥，则丙辛同可化水，阴阳相交，刚柔并济，这就是年干与日干相合，故丙寅年也可称为平气之年。余可类推。

【原文】

帝曰：盛衰何如？岐伯曰：非其位[1]则邪，当其位则正，邪则变甚，正则微。帝曰：何谓当位？岐伯曰：木运临卯，火运临午，土运临四季[2]，金运临酉，水运临子，所谓岁会[3]，气之平也。帝曰：非位何如？岐伯曰：岁不与会也。帝曰：土运之岁，上见太阴；火运之岁，上见少阳、少阴；金运之岁，上见阳明；木运之岁，上见厥阴；水运之岁，上见太阳，奈何？岐伯曰：天之与会[4]也。故《天元册》曰天符。天符岁会何如？岐伯曰：太一天符之会也。帝曰：其贵贱何如？岐伯曰：天符为执法，岁位为行令，太一天符[5]为贵人。帝曰：邪之中也奈何？岐伯曰：中执法者，其病速而危；中行令者，其病徐而持；中贵人者，其病暴而死。帝曰：位之易也何如？岐伯曰：君位臣则顺，臣位君则逆[6]，逆则其病近，其害速；顺则其病远，其害微。所谓二火也。（《素问·六微旨大论》）

应天为天符[7]，承岁为岁直[8]，三合为治[9]。（《素问·天元纪大论》）

【注释】

1. 位　指十二地支在方位中的位置。正北方为子位，属水；正南方为午位，属火；正东方为卯位，属木；正西方为酉位，属金。丑寅居东北隅中，辰巳居东南隅中，未申居西南隅中，戌亥居西北隅中。土位居中央，寄旺于四季之末各十八日，所以辰戌丑未属土。

2. 四季　指辰戌丑未四个方位。

3. 岁会　又称岁直或岁位。岁会必须具备两个条件：①地支与天干的五行属性相同。②当五方之正位。因此所谓岁会是该岁的天干与地支相会于五方正位。

4. 天之与会　即司天与中运相符合。

5. 太一天符　就是"天元纪大论"里所说的"三合"，共有四年，即戊午、己丑、己未、乙酉。

6. 君位臣则顺，臣位君则逆 这里所说的位是指客主加临，即客气加在主气之上的位置，就是把一年之中各个季节正常应有的气候变化和该年中各个季节所出现的反常变化放在一起，加以比较分析，再从中总结它们之间的各种变化规律。

7. 天符 中运与司天之气相符的年份。

8. 岁直 中运与年支之气相符的年份，又称岁会。

9. 三合 中运、司天、年支三者相同的年份，既为天符，又为岁会，也称太一天符。

【释义】

介绍了运气相和和客主加临的具体内容，提出了当位和非位的问题，介绍了天符、岁会、太一天符的具体测算方法与自然气候变化、人体疾病变化的关系。

（五）客主加临

每年轮转的客气，加在固定的主气之上，便称为"客主加临"。客主两气结合起来，主要是为了便于观察主气的常序和分析客气的变化。客气加在主气之上，有三种情况。

1. 顺 顺则代表本年气候的异常变化尚不大，对人体来说，发病轻而缓。

2. 逆 逆则代表本年气候异常变化较大，对人体来说，发病重而急。

3. 同气 同气则代表本年气候变化剧烈，对人体来说，发病也剧烈（图5-3）。

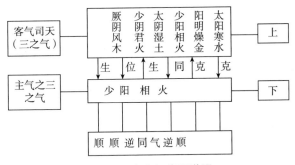

图5-3 客主加临顺逆图

从上所示可以看出，客主加临气化的顺逆，是根据两个原则决定的：①根据五行生克，即客气生主气或克主气者为顺，相反则逆。②根据君臣位置，如客气的少阴君火，加于主气的少阳相火之上，两者都属火，用生克无法解释，必用君臣的位置来区别。《素问·六微旨大论》云："君位臣则顺，臣位君则逆。"今君火加于相火，是君位臣，故属顺。反之则属逆。

总之，气化的顺逆，虽有以上两种算法，但两者有一个共同点，即客气的力量胜过主气为顺（上胜下），相反，主气的力量胜过客气的力量为逆（下胜上）。《素问·至真要大论》云："主胜逆，客胜从。"如客气的少阳相火，加于主气的少阳相火之上，即无生克，亦无君臣之异，两者性质完全相同，则称"同气"。

总体来说，在六气内讨论了主气、客气、客主加临三个问题。主客二气的区别在于：①主气用以说明一年二十四节气候的正常规律，年年不变。客气用以说明一年时令气候的异常变化，年年不同。所以主气用以察常；客气用以测变。②主气推算顺序的口诀是"厥少少，太阳太"。客气推算顺序的口诀是"厥少太，少阳太"。③三之气，在客主加临中，客胜主为顺，主胜客为逆，客主的五行属性相同者为同气。

以上是主气和客气的基本特点，但主气与客气在应用上，又是互相结合而不可分割的，这一点表现在"客主加临"的问题上，把客气和主气加起来，就能更具体地推测一年气候的逆顺等情况，从而预测它对人体的影响。

（六）天符、岁会、太一天符、同天符及同岁会

"天符"和"岁会"，是用来分析运和气同化的关系。"天符"之中又可分为"同天符""太一天符"；"岁会"之中又包括"同岁会"。一般来讲，每逢"天符"与"同天符"之年，气候变化较大，逢"岁会"与"同岁会"之年，气候变化较小，若逢"太一天符"之年，则气候变化最烈。它们的推算方法如下。

1. 天符　凡是该年的值年大运与同年的司天之气在五行属性上相同，便称"天符"。《素问·六微旨大论》曰："帝曰：土运之岁，上见太阴；火运之岁，上见少阳、少阴；金运之岁，上见阳明；木运之岁，上见厥阴；水运之岁，上见太阳，奈何？岐伯曰：天之与会也。故《天元册》曰天符。"如乙酉年，年干乙为乙庚化金，其值年大运为金；年支酉，卯酉阳明燥金，其司天之气为金，大运与司天之气的五行属性及其所示五方正位相同，故乙酉年便是"天符"之年。甲子一周的六十年中逢"天符"者计有乙卯、乙酉、丙辰、丙午、丁巳、丁亥、戊子、戊午、己未、己丑、戊寅、戊申十二年（表5-4）。

表5-4　天符推算表

年号	大运	司天
丑己未	土	太阴湿土
卯乙酉	金	阳明燥金
辰丙戌	水	太阳寒水
巳丁亥	木	厥阴风木
子戊午	火	少阴君火
寅戊申	火	少阳相火

2. 岁会　凡是各年的值年大运与当年年支的五行属性相同者，称为"岁会"，如《素问·六微旨大论》所说："木运临卯，火运临午，土运临四季，金运临酉，水运临子，所谓岁会，气之平也。"如甲辰年，大运为甲，甲己化土属土运，年支是辰，辰戌丑未属土，大运与年支的五行属性均属土，故甲辰年便是"岁会"之年。在甲子一周的六十年中，逢"岁会"者计有甲辰、甲戌、己丑、己未、乙酉、丁卯、戊午、丙子八年，因其中己丑、己未、乙酉、戊午四年既是"岁会"，又属"天符"，故单是"岁会年"者，实只四年（表5-5）。

表 5-5 岁会推算表

年号	属性	方位
甲辰、甲戌、己丑、己未	干支同属土	土居中央
乙酉	干支同属金	金居西方
丁卯	干支同属木	木居东方
戊午	干支同属火	火居南方
丙子	干支同属水	水居北方

3. 太一天符 凡是既逢"天符",又值"岁会"之年,便称"太一天符",也就是该年的大运与司天之气,以及年支的五行属性均相同。《素问·六微旨大论》又称为"太一天符之会"。以己丑年为例,己为土运,丑为太阴湿土司天,此为天符,同时,年支丑的五行属性亦为土,与运的属性相同,此为岁会。因乙丑年的大运、司天之气和年支的五行属性均属土,故称"太一天符"之年。六十年中逢太一天符年,计有己丑、己未、乙酉、戊午四年(表 5-6)。

表 5-6 太一天符推算表

年号	大运	司天	年支
己丑、己未	土	太阴湿土	土
乙酉	金	阳明燥金	金
戊午	火	少阴君火	火

4. 同天符 凡年干与年支均属阳(太过),其大运又与在泉之气的属性相同者,即为"同天符"。《素问·六元正纪大论》称"太过而加同天符"者是。如甲辰年,甲属阳干,为土运太过,年支辰亦属阳,辰年为太阳寒水司天,太阴湿土在泉,在泉之气的土与大运相同,所以称"同天符"。六十年逢"同天符"者计六年,即甲辰、甲戌、庚子、庚午、壬寅、壬申诸年,其中甲辰、甲戌二年与岁会同,故实为四年(表 5-7)。

表 5-7 同天符推算表

年号干支均属阳	岁运年干属性	在泉属性
甲辰	土	土
甲戌	土	土
庚子	金	金
庚午	金	金
壬寅	木	木
壬申	木	木

5. 同岁会 凡年干与年支均属阴(不及),其大运又与在泉之气的属性相同,称为"同岁会",《素问·六元正纪大论》云:"不及而加同岁会也。"如辛丑年,辛属阴,为

岁运不及，年支丑亦属阴。丑年为太阴湿土司天，太阳寒水在泉，在泉之气的水与辛年的水运相同，故称"同岁会"。六十年中逢"同岁会"者计有辛未、辛丑、癸卯、癸酉、癸巳、癸亥六年（表5-8）。

表5-8　同岁会推算表

年号干支均属阴	岁运年干属性	在泉属性
辛未	水	水
辛丑	水	水
癸卯	火	君火
癸酉	火	君火
癸巳	火	相火
癸亥	火	相火

天符、岁会等术语，是用来分析运气同化的关系，用以说明运与气相会的年份，虽然彼此之间没有胜复，气象变化也比较单一，但也可能因此而形成一气偏胜的气候现象，容易给自然界生物造成一定的危害。在六十年中，计有天符年十二，岁会年八，太一天符年四，同天符年六，合计三十六年，除去重复的十年外，实际为二十六年。

二、临床应用

五运六气是古代天文气象学说中的一部分，运用到医学中来，就成为研究自然气候变化及其影响人体发病的一种理论。中医学中常常运用五运六气学说说明自然气候对人体的影响，解释疾病发生的机理，可作为帮助诊断、确定治疗原则以及疾病预防的参考。

【原文】

帝曰：善。其不及何如？岐伯曰：悉乎哉问也！岁木不及，燥乃大行，生气失应，草木晚荣，肃杀而甚，则刚木辟著，柔萎苍干[1]，上应太白星，民病中清，胠胁痛，少腹痛，肠鸣溏泄，凉雨时至[2]，上应太白星，其谷苍[3]。上临阳明[4]，生气失政，草木再荣，化气乃急[5]，上应太白镇星，其主苍早[6]。复则炎暑流火，湿性燥[7]，柔脆草木焦槁，下体再生[8]，华实齐化，病寒热疮疡、痱胗痈痤[9]，上应荧惑、太白，其谷白坚[10]。白露早降，收杀气行，寒雨害物，虫食甘黄，脾土受邪[11]，赤气后化，心气晚治，上胜肺金，白气乃屈，其谷不成[12]，咳而鼽[13]，上应荧惑太白星。

帝曰：善。愿闻其时也。岐伯曰：悉哉问也！木不及，春有鸣条律畅之化，则秋有雾露清凉之政[14]。春有惨凄残贼之胜，则夏有炎暑燔烁之复[15]。其眚东[16]，其藏肝，其病内舍胠胁，外在关节[17]。

帝曰：五运之化，太过如何？岐伯曰：岁木太过，风气流行，脾土受邪。民病飧泄，食减，体重，烦冤，肠鸣腹支满，上应岁星。甚则忽忽善怒，眩冒巅疾。化气不政，生气独治[18]，云物飞动，草木不宁，甚而摇落，反胁痛而吐甚，冲阳绝者死不治，

上应太白星。(《素问·气交变大论》)

【注释】

1. 肃杀而甚，则刚木辟著，柔萎苍干 肃杀，代表秋凉之气；刚木，指坚硬的树木；辟著，明显开裂；柔，软之意；萎，指草；全句意指秋气太甚，春天应温不温和秋天的气候一样，则生气停止，已经生长出来的草木也会因为气候反常而干枯。

2. 民病中清，胠胁痛，少腹痛，肠鸣溏泄，凉雨时至 中，指内；清，指清凉；中清，即人遭受清凉之气的侵袭而脏腑虚寒。胠胁痛，少腹痛，肠鸣溏泄：皆是肝气虚寒而出现疏泄失职的表现。凉雨时至：指天气偏凉；全句意指岁木不及之年，由于金气太甚，燥乃大行，所以气候偏于寒凉，致使人体肝气疏泄失职，好发肝虚肝寒病证。

3. 其谷苍 谷，指农作物；苍，指青色。其谷苍，即岁木不及之年，木类农作物生长不好。

4. 上临阳明 岁木不及之年，司天之气又为阳明。

5. 草木再荣，化气乃急 草木再荣，指草木再度生长；化气，指土气；化气乃急，指由于岁木不及、气候偏寒，草木在春夏时节生长不好，只有到土气主时的时候才能较好生长，即草木晚荣之意。

6. 其主苍早 苍，青色，指草木生长的情况；早，指早死之意；其主苍早，即岁木不及之年，草木一方面晚荣，一方面又早凋。

7. 复则炎暑流火，湿性燥 复，指复气。凡本气不及，则己所不胜之气侮而乘之，己所生之气，又将复之，故称复气。由于火气来复，所以暑期炎热；湿性燥，由于过于炎热，使草木水分不足，出现干枯的现象；

8. 下体再生，华实齐化 下体再生，指草木从根部重新生长；华，同花；实，指果实；华实齐化，指开花和结果同时出现。意指岁木不及之年，虽然在夏季炎热季节中草木也可以出现再生长的现象，但由于生长的晚，所以也长不好。

9. 病寒热疮疡痱胗痈痤 寒热，指发热恶寒的病；痱胗，指皮肤发疹性疾病；痈，指疮疡红肿高起，焮热疼痛，周围界限清楚；痤，指痤疮。

10. 其谷白坚 白而坚的谷物五行属金。意指由于火气来复，金受火刑，所以白坚之谷不能正常生长。

11. 脾土受邪 岁木不及之年，肝气疏泄不及，脾的运化也因之失职，因而这一年会发生脾病，湿病。

12. 赤气后化，心气晚治，上胜肺金，白气乃屈，其谷不成，咳而鼽 赤气后化，心气晚治，指这一年后半年可能出现炎热现象；白气，指清凉之气；乃屈，清凉之气消退而变为炎热；其谷不成中的谷，即前所述白坚之谷；上胜肺金，白气乃屈，其谷不成，指天气由偏于寒凉转化为炎热。这是说天气异常变化使秋天应收的谷物不能正常成熟。

13. 咳而鼽 咳嗽和鼻出血。

14. 春有鸣条律畅之化，则秋有雾露清凉之政 鸣，指音响；条，指树木枝条；鸣条，指春风吹动树木枝条而发出的声音；律，指音律；畅，指和调悦耳；雾露清凉，指气候凉爽。这一句话总体是说一年中正常的气候变化，即春天气候正常，则秋天气候也就正常。

15. 春有惨凄残贼之胜，则夏有炎暑燔烁之复　惨凄残贼，春天应生不生，应温不温，春天气候好像秋天一样；炎暑燔烁：指夏天酷暑炎热。全句意指岁木不及年份中，春天比较凉，但夏天会却比往年夏天更加炎热。从五行胜复来看，岁木不及，金气偏胜，木被金克，而火气来复，克制金气。

16. 其眚（shěng）东　岁木不及之年，在自然气候方面和物化现象方面以及人体病理方面的反常现象，凡归属于木类有关的内容均会受到损害而出现反常。眚，损之意；

17. 其病内舍胠胁，外在关节　舍，疾病所在部位；胠，音区，人体腋下胁上的部位；胁，腋下肋骨所在部位；外在，指躯体以外的四肢；全句意指，岁木不及之年，由于肝气不及，因此人体的疾病方面主要表现在胠胁和四肢关节部位。

18. 化气不政，生气独治　指肝气过盛，土气受乘。化气，指自然界湿土之气或人体脾胃之气；生气，指风气和肝气。

【释义】

1. 讨论"岁木不及"之年　从自然界气候变化而言，以"燥乃大行"气候偏凉为特点。从自然界物化现象来说，草木生长不好，晚荣早凋。从人体疾病来说，肝气不及，疏泄失职，因为肝本脏功能低下，还可以影响到脾的运化。由于胜复的原因，下半年会出现"火气来复"。因此，自然界上就会出现炎热的现象。在人体方面可因气候炎热而发生肺部的疾病，出现寒热病、咳嗽、鼻出血及各种皮肤发疹性疾病。"岁木不及"之年，在气候变化上除考虑气候偏凉的问题外，还要考虑到"湿"的问题和"热"的问题。在疾病诊断方面，不但要考虑到干的疾病，同时还要考虑到脾和肺的问题。

2. 讨论"岁木太过"之年　从自然气候来说，这一年风的变化比较突出，多见大风，甚至暴风；从人体五脏而言，肝气偏盛，脾气容易受损，因而临床表现上以肝脾症状为主。由于自然气候和人体五脏存在着相互作用和自稳调节，因此，在这种互相作用过程中，可能因矫枉过正而出现相应气候和相应脏腑的一些反常表现。从气候变化来说，可由于风胜而出现燥胜的现象；从人体五脏来说，可由于肝盛而出现脾衰，又出现肺气失常的现象。因此，"岁木太过"之年，在气候变化上要考虑到风、湿、燥三气的特殊变化，在人体要考虑到肝、脾、肺三脏的特殊变化。兹举顾植山教授壬辰年治疗水肿验案以说明之。

病案 5-1：卜某，男，71 岁。2012 年 5 月 7 日初诊。左膝以下肿胀，活动不利 5 天。

患者 20 余天前因左侧肢体活动不利，诊为"脑血栓"入住神经内科。十余日未见明显好转，要求出院。出院后第二天，即发现左小腿肿胀，5 天来肿势急骤，B 超示：左膝深静脉瓣未见回流。拒绝住院，转诊中医。观左下肢肤色正常，按之凹陷时久始起，肤温略高，触之胀痛，舌红，苔白稍厚，脉沉弦有力。

处方：玄参 90g，当归 60g，赤芍 30g，金银花 30g，忍冬藤 90g，粉甘草 15g，熟附子 10g。1 剂，水煎服。

2012 年 5 月 8 日，服上方肿消三分之一，效不更方，3 剂。

2012 年 5 月 11 日，3 剂尽，肿消，唯晚睡前稍见水肿。服上方第 3 剂后腹泻水样便数次，随后自愈。舌淡，苔白，脉弦缓，予"三因司天方"之静顺汤善后。

宣木瓜 20g，牛膝 20g，茯苓 15g，炮姜片 5g，熟附子 10g，防风 10g，诃子肉 7g，炙甘草 10g。5 剂，水煎服。

病案 5-2：李某，女，59 岁。2012 年 5 月 10 日初诊。

卵巢癌近 1 年，左下肢肿胀疼痛 2 个月。患者近 1 年前查出卵巢癌，经治病情一度稳定后复发。左少腹及下肢疼重，经山东省某医院仅予镇痛剂。近 2 个月来出现左下肢水肿、进行性加重且疼痛益甚。诊见整个左下肢水肿，比右下肢粗约一倍，触之硬，按之深度凹陷，肤温略高，肤色不变。以活血化瘀、温肾利水之品治之，肿势未再增；后加用火针速刺患肢之足三里、阳陵泉、风市、三阴交等穴位，水随针出，数日乃止，水肿减轻，但减不足言。舌暗红，苔白稍厚，脉数。

结合当时运气，拟方：玄参 90g，当归 60g，金银花 30g，忍冬藤 90g，炙甘草 30g，熟附子（先煎半小时）15g，细辛 7g。7 剂，水煎服。

2012 年 5 月 19 日。患者服上方后小便量增多，服第 3 剂时泻下 3 次水样便、量多，未做特别处理自愈，左下肢水肿大消，疼痛也有减轻，大喜，药用罄来诊。查其左下肢水肿尽消，按乏无凹陷；自述乏力、欲眠，左侧少腹及左下肢疼痛较前减轻，止疼剂已减少三分之一量，舌淡红、苔白稍厚，脉沉弦。

拟黄芪加静顺汤。拟方：黄芪 50g，宣木瓜 30g，川牛膝 30g，熟附子 15g（先煎半小时），西防风 10g，淡干姜 10g，云茯苓 30g，诃子肉 6g，炙甘草 10g。7 剂，水煎服。

按语：以上两案中医皆辨为"水肿"。病案 5-1 源于"左膝深静脉瓣未见回流"，病案 5-2 肿因不明，或与肿瘤压迫有关，均属下肢血液循环障碍。如何解决水肿问题是关键。

顾植山教授认为：2012 壬辰年系太阳寒水司天，太阴湿土在泉，中见太角木运，气化运行先天。大部分时间将表现为"阳气不令""民病寒湿"。中医病机和证候特征，要考虑寒湿因素。水湿为病多发，实际上今年临证确实多见水肿为患。上述两例病案，均见舌苔白厚脉沉，提示寒湿为患，有应天之象；然两例发病时值壬辰年二之气，自春分日子正，至小满日戌正（3 月 20 日至 5 月 20 日），客气阳明金。"金胜木，大凉反至，民乃惨，象多见。草乃遇寒，火气遂抑"。

两例患者均为左下肢肿胀，根据症状表现辨证为湿热瘀阻、脉络不通。综上分析，病机实为外寒内热：足太阳膀胱经寒，水湿不化，气化不利，郁热内蕴，瘀阻脉络，致使局部水肿难以消散；恰与当时运气病机"寒水司天，相火郁窒"极为符合。因此在治疗上拟内清郁热，外化寒水。予四妙勇安汤加味。取四妙勇安汤清热活血通络，酌加熟附子、细辛温散太阳寒水，虑方中金银花价昂，用同株之忍冬藤代之大剂量，因病在肢体，以植物之"藤"疗人体之"肢"，亦有取类比象之意。

文中所用之地支方——静顺汤，来自《三因司天方》。"静顺"两字源于《素问·五常政大论》曰："愿闻平气何如而名……岐伯对曰：木曰敷和，火曰升明，土曰备化，金曰审平，水曰静顺。"壬辰年寒水司天，欲水气平和故用"静顺"。方中防风通行十二经；合附子以逐表里之寒湿，以温太阳之经；木瓜酸可入脾之血分，合干姜以煦太阴之阳；茯苓、牛膝导附子专达下焦；甘草、防风引干姜上行脾土，共奏温阳散寒化湿之功。

第二部分 《伤寒论》理论与临床应用篇

第六章 《伤寒论》特点及历史沿革与价值 ▷▷▷▷

　　《伤寒论》是张仲景总结汉代以前的医学成果，著成中医学史第一部理、法、方、药俱备的医学典籍，为临床医学的发展奠定了基础。其创立了六经与八纲相结合的辨证体系，揭示了具体分析的辨证方法，书中蕴含许多带有普遍意义的治疗原则、方法及有效的方剂，从而形成中医学所独有的"辨证论治"理论体系。其成书至今 1800 多年，该书随之经历不同版本，成就了一大批注解与应用《伤寒论》的名家，这对传承、发扬《伤寒论》理论，启迪临床应用发挥了重要作用。

一、《伤寒论》特点

　　《伤寒论》与其他医籍不同，在形式与内容上独具特色与创新性，主要体现在以下方面。

　　1. 以变通演疾病特点　论中内容言变多而言常少，对于常规的如六经病的主证主方论述不多，绝大部分是探讨非典型的、病症疑似的、病势不定的复杂证候。通过对这些复杂病情的讨论，从而揭示诊治的规律和方法。

　　2. 以辨证察疾病本质　每个病篇都以"辨"字冠首，如辨某病脉证并治，全书贯穿着"辨"的精神，不但要辨病在何经，而且要辨病性的阴阳，辨病位的表里，辨病性的寒热，辨邪正的虚实（即八纲辨证）。不但要辨简单的证候，而且要辨复杂的疑似的证候。

　　3. 以严谨显经方特色　方药配伍极其严谨，其中一两味药的变动，或仅是药量的增减，作用就有显著不同，而且皆有一定的规律，药味少而功效高，充分体现了经方的优越。

4. 以灵活应疾病万变 辨证上很少固定证型，强调具体分析；治疗上不是刻板僵硬，主张"随证治之"；方药上反对执方治病，重视加减化裁。

5. 以简约启医者之智 《伤寒论》六经病篇连同霍乱、劳复等篇在内398条条文，只有13404个字，（赵开美复刻宋本）的确十分简要，有些条文只提出一个症状或一种脉象，作为辨证论治的依据，这种文字的"简约"并不简单，而是举主略次，举变略常，举脉略证，举证略脉，并非是孤立地看待与应用，乃为启迪后来学者动态联系地分析病证，言近旨远、言简意深，给人以思考空间，有助于提升临床应用能力。

二、《伤寒论》历史沿革与价值

《伤寒论》原名《伤寒杂病论》，由于汉末时期战乱频仍，成书不久就已散佚，后经不同时代的汇编、整理或校正，形成了较多《伤寒论》版本，很多医家也从不同角度进行了注解，并将张仲景理论应用临床，不仅适用于外感病，其他杂病亦可用之，正所谓"六经钤百病"。

1.《伤寒论》沿革 经西晋王叔和搜集编次，始改名《伤寒论》。由于被一些医者所珍藏，很少流传，以致唐代孙思邈在著《备急千金要方》时还未见到原书，因而有"江南诸师，秘张仲景要方不传"之叹！直到孙思邈晚年，才发现比较完整的《伤寒论》原文，通过整理，编入《千金翼方》的九、十两卷。如果就时间来说，孙思邈版当是现存《伤寒论》的最早版本。孙思邈之所以要积极搜求《伤寒论》，是因《伤寒论》理论能够切实有效地指导实践，鉴于当时的"大医疗伤寒，唯大青、知母诸冷物投之，极与张仲景本意相反，汤药虽行，百不一效。伤其如此，遂披伤寒大论，鸠集要妙，以为其方，行之以来，未有不验"。但是"旧法方证，意义幽隐，乃令近智所迷，览之者造次难悟，中庸之士，绝而不思，故使闾里之中，岁致夭枉之痛，远想令人慨然无已"。于是创立"以方证同条，比类相附"研究法，以期达到"须有检讨，仓卒易知"。后王焘编写的《外台秘要》也引载了《伤寒论》一部分条文，但内容与《千金翼方》不尽相同，这可能是因传本不同的缘故。

宋代治平年间，林亿、高宝衡等根据节度使高继冲所藏的《伤寒论》校正、印行，这就是现在所说的宋版《伤寒论》。同时又刊行了翰林学士王洙在馆阁中从蠹简里获得的《金匮要略方》三卷。此外，还刊行了《伤寒论》的别本《金匮玉函经》，由此《伤寒论》始得广泛流传。

宋代的有名医家，都很重视《伤寒论》的研究，且有专门论著，如韩祇和的《伤寒微旨论》、庞安常的《伤寒总病论》、朱肱的《类证活人书》、许叔微的《伤寒发微论》《伤寒九十论》《伤寒百证歌》等，对于《伤寒论》理论都有所阐发。金代成无己首次对《伤寒论》作了全文注释，其后注家愈来愈多，据说现在已达数百家。日本医家特别重视《伤寒论》，也有很多为全文作注的注家，现代日本的汉医杂志，刊登运用《伤寒论》理法方药及其研究的文章仍然占很大比例，这充分表明《伤寒论》的理论，仍在不断得到印证和继续向前发展。

2.《伤寒论》价值 《伤寒论》的价值怎样？历来看法极不一致：有的认为其理论

不容易联系临床实际，价值不大；有的认为《伤寒论》是外感病专著，与杂病无涉；有的认为其理论只适用于风寒性质外感病的辨治；有的认为其辨证论治的理论对临床各科均有指导意义等。就原书内容来看，虽然书名为"伤寒"，实际却不是专论伤寒，而是伤寒与杂病合论。方有执说："论病以明伤寒，非谓论伤寒一病也。"柯韵伯说："自王叔和编次，伤寒杂病分为两书，于本论削去杂病，然论中杂病留而未去者尚多，是叔和有《伤寒论》之专名，终不失伤寒杂病合论之根蒂也……世谓治伤寒，即能治杂病，岂知张仲景杂病论即在《伤寒论》中，且伤寒又最多杂病夹杂其间，故伤寒与杂病合论，则伤寒杂病之证治井然，今伤寒与杂病分门而头绪不清，必将以杂病混伤寒而妄治之矣。"《伤寒论》中虽无杂病名称，但是许多误治变证，实际属于杂病。外感与杂病的最大区别是有没有表证，当表证已罢，邪已传里，则外感、杂病并无多大差异，既可发生于外感病程中，也可出现于杂病中。论中的许多方证，如苓桂术甘汤证、茯苓甘草汤证、五苓散证、小青龙汤证、黄连汤证、五泻心汤证、吴茱萸汤证、真武汤证、当归四逆汤证、白头翁汤证等，都是杂病中常见的证候，这些方剂都是治疗杂病的常用方，这是无可辩驳的事实。至于六经与八纲辨证，皆是对疾病共性的概括，六经辨病之所在，八纲辨病之性质，两者相辅相成，相得益彰，对于临床辨证具有普遍意义。六经钤百病，《伤寒论》之六经，乃百病之六经，非伤寒所独也。柯韵伯说："原夫张仲景之六经，为百病立法，不专为伤寒一科，伤寒杂病，治无二理，咸归六经之节制，六经各有伤寒，非伤寒中独有六经也。治伤寒者，但拘伤寒，不究其中有杂病之理；治杂病者，以《伤寒论》为无关于杂病而置之不问，将参赞化育之书，悉归狐疑之域，愚甚为斯道忧之。"这一分析颇有理致，切中时弊。事实就是这样，如叶天士就善用六经去分析病机与决定治法，当代已故名医蒲辅周、岳美中等也大都如此。范中林治内科病、陈达夫治眼科病、李树勋治儿科病、王友章治妇科病等，更是以六经辨证理论为主要依据。陈亦人曾运用六经辨证理论解决一些疑难危重疾病，如用麻黄附子细辛汤加味治愈一例脑干脑炎病，用清下法治愈一例顽固皮肤瘙痒症，还治愈一例高龄的胃穿孔急腹症，中西医结合以内服中药为主，先用四逆汤，后用大柴胡汤。总之，六经辨证并非仅适用于狭义伤寒。

所以，将《伤寒论》六经辨证专属之外感热病，甚至专属之风寒性质的外感病，与温病学对立起来，与内科杂病对立起来，显然是不恰当的。八纲是《伤寒论》辨证体系的重要组成部分，应当重点突出，把八纲排除于《伤寒论》之外，是不当的。现代《伤寒论讲义》虽然在概论中提到八纲，但仅是在"六经与八纲关系"段落里做一般论述，而没有强调八纲辨证为《伤寒论》的重点，这对全面认识《伤寒论》辨证理论是不利的。《伤寒论》理论之所以重要，因为它揭示了辨证论治的规律。后世医学尽管有许多流派，有着很大发展，但是，并没有离开张仲景所奠立的理论体系。方有执说："昔人论医，谓前乎张仲景，有法无方；后乎张仲景，有方无法；方法具备，唯张仲景此书。然则此书者，尽斯道体用之全，得圣人之经而时出者也。后有作者，终莫能比德焉！是故继往开来，莫善于此。"方说似乎褒扬过甚，近于厚古薄今，但在一千七百多年前，竟能总结出这样一部富有规律性的医学著作，并且经得起长期的实践检验，张仲景的贡献确实是了不起的。正由于《伤寒论》的理论在一定程度上揭示了医学方面的客观规律，所以后世医学只在它的基础上充实、发展，而不能从根本上推翻、改变。随着自然科学的发展，《伤寒论》理论的科学性必将得到愈来愈多的印证，也必将得到进一步的发扬和发展。

第七章　从伤寒方探讨应用思路与方法 ▷▷▷▷

经方为经典著作之药方，主要是张仲景方，是在临床实践中总结出来、又在实践中证明有效的方剂，具有组方严谨、药味少、辨证切要而准确、疗效可靠的特点。本章基于伤寒论对经方应用思路与方法进行了思考和总结，以期对临床有所裨益。

一、何谓经方

"经方"一词，最早见于班固《汉书·艺文志》，是现存最早的一部文献目录专著，分六艺、诸子、诗赋、兵书、数术、方技。

其中医经七家：《黄帝内经》《黄帝外经》《扁鹊内经》《扁鹊外经》《白氏内经》《白氏外经》《旁》。经方十一家：《五藏六府痹十二病方》《五藏六府疝十六病方》《五藏六府瘅十二病方》《风寒热十六病方》《泰始黄帝扁鹊俞拊方》《五藏伤中十一病方》《客疾五藏狂颠病方》《金疮瘀痹方》《妇人婴儿方》《汤液经法》《神农黄帝食禁》。

从《黄帝内经》一书及诸"家"名称可以看出，医经家着重研究医学基础理论，阐明人体的生理功能及结构系统，揭示疾病的根源。经方家，在研究疾病发生发展规律的基础上，探寻合适的治疗方法及方药。其中的"经方"是以方药治病为主要内容的医学著作。

上述经方十一家可惜皆已遗失不存。但有人考证，《伤寒杂病论》来源于《汤液经法》。《针灸甲乙经·序》云："伊尹以元圣之才，撰用《神农本草》以为《汤液》。"又云："张仲景论广《汤液》为十数卷，用之多验。"从十一家的篇名来看，其疾病命名方法与《金匮要略》相似，张仲景"博采众方"也应该收录了十一家的方剂。所以，现在大家所言的"经方"一般专指张仲景的《伤寒杂病论》（即《伤寒论》与《金匮要略》的合称）书中所载的方剂。

二、经方应用思路和方法

"医经、经方、房中、神仙"组成了古代医学的完整体系。其中，医经是基础医学，奠定了医学理论基础；经方是临床医学，其核心是医学技术。研究经方的重点是研究经方临床应用的思路和方法。

经方是《伤寒杂病论》之方，张仲景的用方思路和方法可谓是经方的应用思路和方法。

（一）归纳法

围绕病机是辨病机治疗模式的用方思路。对各种症状进行分析各自的病理机制，然后归纳成一种总的病机，针对病机选择对应的治法方药进行治疗。

方药治疗特定病理机制的病证。很多经方不是一种功能而是多种功能，所以可以治疗多种病机类型。多种疾病可以出现相同的病机，所以又有一方治疗多种疾病的现象。

（二）对应法

1. 有是证用是方

【原文】

［149］伤寒五六日，呕而发热者，柴胡汤证具；而以他药下之，柴胡证仍在者，复与柴胡汤。此虽已下之，不为逆，必蒸蒸而振，却发热汗出而解。若心下满，而硬痛者，此为结胸也，大陷胸汤主之；但满而不痛者，此为痞，柴胡不中与之，宜半夏泻心汤。（《伤寒论·辨太阳病脉证并治》）

太阳病，其证备，身体强几几然，脉反沉迟，此为痓，栝蒌桂枝汤主之。"（《金匮要略·痓湿暍病脉证治》）

2. 方证对应与辨机治疗比较

【原文】

［154］心下痞，按之濡，其脉关上浮者，大黄黄连泻心汤主之。（《伤寒论·辨太阳病脉证并治》）

呕而肠鸣，心下痞者，半夏泻心汤主之。（《金匮要略·呕吐哕下利病脉证治》）

［157］伤寒汗出，解之后，胃中不和，心下痞硬，干噫，食臭，胁下有水气，腹中雷鸣下利者，生姜泻心汤主之。（《伤寒论·辨太阳病脉证并治》）

［158］伤寒中风，医反下之，其人下利，日数十行，谷不化，腹中雷鸣，心下痞硬而满，干呕，心烦不得安。医见心下痞，谓病不尽，复下之，其痞益甚，此非结热，但以胃中虚，客气上逆，故使硬也，甘草泻心汤主之。（《伤寒论·辨太阳病脉证并治》）

3. 药证对应　①有是证用是药。②药证对应与辨机治疗比较。③但见一证便是，不必悉具

（三）排除法

【原文】

［394］伤寒差已后，更发热者，小柴胡汤主之。脉浮者，以汗解之；脉沉实者，以下解之。（《伤寒论·辨阴阳易差后劳复病脉证并治》）

［31］太阳病，项背强几几，无汗恶风，葛根汤主之。（《伤寒论·辨太阳病脉证

并治》）

［35］太阳病，头痛发热，身疼腰痛，骨节疼痛，恶风，无汗而喘者，麻黄汤主之。（《伤寒论·辨太阳病脉证并治》）

［125］太阳病，身黄，脉沉结，少腹硬，小便不利者，为无血也；小便自利，其人如狂者，血证谛也，抵当汤主之。（《伤寒论·辨太阳病脉证并治》）

［61］下之后，复发汗，昼日烦躁，不得眠，夜而安静，不呕不渴，无表证，脉沉微，身无大热者，干姜附子汤主之。（《伤寒论·辨太阳病脉证并治》）

辨病机也需要使用排除法：

［7］病有发热恶寒者，发于阳也；无热恶寒者，发于阴也。发于阳者七日愈。发于阴，六日愈。以阳数七阴数六故也。（《伤寒论·辨太阳病脉证并治》）

［39］伤寒脉浮缓，身不疼，但重，乍有轻时，无少阴证者，大青龙汤发之。（《伤寒论·辨太阳病脉证并治》）

［54］病人脏无他病，时发热，自汗出，而不愈者，此卫气不和也。先其时发汗则愈，宜桂枝汤主之。（《伤寒论·辨太阳病脉证并治》）

［130］脏结无阳证，不往来寒热，其人反静，舌上胎滑者，不可攻也。（《伤寒论·辨太阳病脉证并治》）

［141］寒实结胸，无热证者，与三物小陷胸汤，白散亦可服。（《伤寒论·辨太阳病脉证并治》）

［170］伤寒脉浮，发热无汗，其表不解者，不可与白虎汤。渴欲饮水，无表证者，白虎加人参汤主之。（《伤寒论·辨太阳病脉证并治》）

［269］伤寒六七日，无大热，其人躁烦者，此为阳去入阴故也。（《伤寒论·辨少阳病脉证并治》）

（四）试探法

【原文】

［209］阳明病，潮热，大便微硬者，可与大承气汤；不硬者，不与之。若不大便六七日，恐有燥屎，欲知之法，少与小承气汤，汤入腹中，转矢气者，此有燥屎，乃可攻之；若不转矢气者，此但初头硬，后必溏，不可攻之，攻之，必胀满不能食也。欲饮水者，与水则哕。其后发热者，必大便复硬而少也，以小承气汤和之。不转矢气者，慎不可攻也。（《伤寒论·辨阳明病脉证并治》）

［214］阳明病，谵语发潮热，脉滑而疾者，小承气汤主之。因与承气汤一升，腹中转失气者，更服一升；若不转气，勿更与之。明日又不大便，脉反微涩者，里虚也，为难治，不可更与承气汤也。（《伤寒论·辨阳明病脉证并治》）

（五）合方法

【原文】

［23］太阳病，得之八九日，如疟状，发热恶寒，热多寒少，其人不呕，圊便欲自可，一日二三度发，脉微缓者，为欲愈也。脉微而恶寒者，此阴阳俱虚，不可更发汗、更下、更吐也。面色反有热色者，未欲解也，以其不能得小汗出，身必痒，宜桂枝麻黄各半汤。（《伤寒论·辨太阳病脉证并治》）

［25］服桂枝汤，大汗出，脉洪大者，与桂枝汤如前法；若形如疟，日再发者，汗出必解，宜桂枝二麻黄一汤。（《伤寒论·辨太阳病脉证并治》）

［27］太阳病，发热恶寒，热多寒少，脉微弱者，此无阳也，不可更汗，宜桂枝二越婢一汤方。（《伤寒论·辨太阳病脉证并治》）

［146］伤寒六七日，发热微恶寒，支节烦疼，微呕，心下支结，外证未去者，柴胡加桂枝汤主之。（《伤寒论·辨太阳病脉证并治》）

【释义】

合方与药物加减并不完全相同，合方是一种特殊的药物加减形式。合方的重点在于：合方的数量、经方可与时方的合用、合方后是否再进行药物的加减三个方面。

第八章　病毒性外感疾病从寒立论 ▷▷▷▷

中医学的外感性疾病主要包括西医学的病毒性疾病及细菌性疾病。病毒性疾病对人类的威胁越来越大，中医药在病毒性疾病的治疗上有一定的优势，但目前中医对于病毒性疾病的论治，在总体认识上存在着问题，最为突出的是将病毒外感发热性疾病都归结于"温病"，不管是治疗还是预防病毒性外感疾病都崇尚使用寒凉的清热药，目前大量使用的寒凉抗病毒清热解毒药，严重程度已经超过了滥用抗生素，如未得到有效控制，将对整个医疗事业带来危害。本文从病毒性疾病的发病特点、临床特征及中医传统认识等方面，论述病毒性外感疾病属寒邪外感的观点，提倡以张仲景的六经理论体系来辨治病毒性疾病。

一、外感疾病从寒立论

目前，中医学在病毒性外感疾病的治疗上热衷于清热解毒，与板蓝根等药物抗病毒作用的发现有很大关系，但根本上还是与中学医对病毒性外感疾病的认知偏差有关。要改变目前的窘境，首先得从基本理论入手。

板蓝根是一味传统中药，性味苦寒，具有清热解毒及凉血作用，用于温热病高热发斑、喉痧、疖腮、痈肿疮毒的治疗。清热解毒药所治疗的对象是热毒证，病毒性外感疾病尤其是表寒证阶段，不适合使用苦寒之板蓝根。

有一个基本的常识，所谓"外感热病"，即"外感发热性疾病"，并非专指热性外感病即温病，不管是外感何邪，都有可能发热。感受热邪可发热，感受寒邪，同样可见发热。所以外感热病或外感发热性疾病，仅仅是感受各种外邪（包括风寒暑湿燥火六淫）所引起的有发热这一症状的一类疾病的统称。

中医病因学的特点是"因发知受"，是从患者的反映状态即临床表现去推测所感病邪。要寻找病毒性外感病的寒、热属性，可以从疾病的早期症状上辨别。

不管是传染性非典型肺炎（SARS）还是甲型 H_1N_1 流感，其早期表现很相似，如高热、咳嗽、流涕、头痛和全身酸痛等症状及体征。恶寒和发热是寒性外感热性病共同的症状，不能因为患者的发热而简单地归入温病。很多发热，尤其是高热，不属于热证而是属于寒证。"因于寒，体若燔炭，汗出而散"。因于寒所致的发热，肌肤灼热。因于寒所用的发汗，自然是辛温发汗，方如麻黄汤。只有以麻黄汤辛温发汗，汗出后热势即消。

脉数，也被视为温热病的重要证据。在很多教科书中均做如下比较：表寒实证脉浮紧、表寒虚证脉浮缓、表热证脉浮数。所以脉数成了热邪外感及热证的铁证，热证脉数，似乎脉数必然是热证。殊不知这也背离了中医的常识，将脉数断为热证，也是一种不"思念经旨"的表现。在《伤寒论》中，张仲景在表寒实证、表寒虚证的具体证治中，既有浮紧、浮缓之脉，也有浮数之脉，同样是用辛温解表的"麻黄汤""桂枝汤"治疗。"脉浮而数者，可发汗，宜麻黄汤""伤寒发汗已解，半日许复烦，脉浮数者，可更发汗，宜桂枝汤"。所以，脉数不是温热病的"专利"，同样可以出现在寒性外感病中。

头痛及肢体疼痛也是病毒性外感疾病最为常见的早期症状，这种疼痛症状用温热之邪是难以解释的。头身疼痛恰恰是寒性外感的真实写照。寒邪外束，卫阳闭遏，营阴郁滞，"不通则痛"，这完全符合"寒邪主痛"的理论。《伤寒论》中麻黄汤八症中有四症是痛症，即头痛、身疼、骨节疼痛、腰痛。高热、身体疼痛是病毒性外感尤其是流感的特征性表现，这与因寒而高热、寒主痛完全符合。所以，病毒性外感疾病当以寒立论。

二、外感疾病六经辨治

与外感热病不能等同于温热病一样的常识问题，外感寒邪引起的疾病不仅仅是寒证。外感寒邪早期是寒证，而且还要感而即发。表邪化热入里，即为里热证。《伤寒论》是中医学中最早系统阐述外感发热性病的病因、病机、证候、治则、方药的医学巨著。

1. 伤寒论中外感疾病辨治概述 《伤寒论》六经病以详于寒而略于温的特点，详尽地论述了外感寒邪类病证不同的病变阶段（即发生、发展过程）。其中的太阳病、阳明病、少阳病、太阴病、少阴病、厥阴病等六经病，详列由寒化热入里以及寒邪伤阳的具体证治。有桂枝汤、麻黄汤治疗的表寒证，大青龙汤治疗的表寒里热证，麻杏石甘汤治疗的肺热咳喘证，白虎汤治疗的肺胃热盛证，白虎加人参汤治疗的热盛津气损伤证，热盛而燥屎内结的承气汤证，热与水结的大陷胸汤证，热与痰结的小陷胸汤证，热入血分的桃核承气汤证、抵当汤证，以及治疗"伤寒解后，虚羸少气，气逆欲吐"的竹叶石膏汤证。寒邪伤阳入里又为里寒证，有小建中汤治疗的脾虚寒证，理中汤治疗的脾虚寒湿证，吴茱萸汤治疗的胃寒气逆证，四逆汤治疗的阳虚阴盛证，半夏泻心汤治疗的中虚寒热错杂证及乌梅丸治疗的厥阴寒热错杂证等。

伤寒、温病均由外邪入侵，由表及里，这一点是相同的，但由于受寒邪或受热邪之异，所以临床表现在开始时即有不同，伤寒太阳病与温病卫分证同属表证，但一为表寒，一为表热。伤寒初起，是为表寒，治法与温病相反；寒是阴邪，易伤阳气，三阴为病与温邪伤阴迥异。但伤寒传里，变为热邪，治法则与温病大同。

六经、卫气营血、三焦三种辨治方法，有着各自不同的内涵，对疾病的分析和论治，虽有相同的一些内容，但有不同的一面。卫气营血和三焦辨证都是针对温热之邪所致疾病的辨治提出来的，六经很好地揭示了外感寒邪引起的病变规律。不仅如此，《伤寒论》的"辨阴阳易差后劳复病脉证并治"篇对外感寒邪类病证预后提供了一些必要的调理措施及证治经验，具有很好的临床指导意义。

2. 外感疾病六经辨治 六经辨证适用于寒性外感病毒性疾病的辨治。

杨麦青在《〈伤寒论〉法辨治流行性出血热 112 例探讨》以六经辨治"流血性出血热"的成功经验值得借鉴和推广。叶因朴等在《流行性出血热与伤寒六经证》中研究发现，流行性出血热的五期经过，即发热期、低血压休克期、少尿期、多尿期、恢复期，与伤寒六经发病过程有一致性，病机转归基本相同，其中的特殊表现也属六经变证。

刘志洁等在《流行性出血热〈伤寒论〉辨证与血液细胞学变化之同步关系》中从血液细胞形态学方面进行微观观察，发现在血液细胞学改变中异型淋巴细胞的改变与西医学的分型（轻、中、重、危重型）和《伤寒论》辨证之六经传经之间，有同步关系。在流行性出血热发热期的初期，《伤寒论》临床辨证多为太阳少阳并病，既有头项强痛之太阳表证，又见少阳病胸胁苦满等证发生。但其体液因子的变化尚属轻微，西医学诊为轻型，在血液细胞学的变化上来看，未见幼稚粒细胞出现，异型淋巴细胞的绝对数较低，Ⅲ型、Ⅳ型亦未出现。及至中型，则由发热期向少尿期移行，在病例中偶见早幼与晚幼粒细胞，且异型淋巴细胞总数渐增，可见Ⅲ型及Ⅳ型。重型多为发热期、少尿期二期重叠或与低血压期三期重叠，《伤寒论》辨证多为蓄水、蓄血、少阴热化；易见早幼与晚幼粒细胞，异型淋巴细胞总数大增，其Ⅲ型、Ⅳ型普遍出现。至危重型多为发热期、低血压休克期、少尿期，其中二期或三期重叠，《伤寒论》辨证每为蓄血、结胸、少阴热化、厥阴少阴并病，其血液细胞学变化与重型相似。综上所述，在流行性出血热进行《伤寒论》六经辨证时，可见其传经过程中其血液细胞学改变确有相应的同步关系。反过来从血液学所见亦可作为推断其为《伤寒论》辨证中的某病某汤证进行治疗及疗效判定，从而确定从西医学角度可提供相应数据。

江西名老中医杨志一早在 20 世纪 60 年代就总结出了用六经分类治疗传染性肝炎的规律和经验，指出肝炎的辨证原则是分虚实寒热。急性期分虚实：实在阳明，治在胃，以茵陈蒿汤为主；虚在太阴，治在脾，以茵陈四逆汤为主；若阳明兼太阴者，治以茵陈胃苓汤。慢性期分寒热：寒属太阴，阳虚血弱，法取归芪建中汤；热属厥阴，阴虚血燥，法取三甲复脉汤。确立了基本原则，据证兼用和解少阳、清利膀胱、交通心肾等应变之法。

张喜奎在《论太阳伤寒与"非典"》中通过比较，发现传染性非典型肺炎与张仲景所论之太阳伤寒两者之间在病因、病机、发病、传变等方面存在诸多一致或相似，因此根据辨证论治的精神，提出两者治疗可以互通，并针对传染性非典型肺炎在早期、进展期、恢复期的不同症状表现，分别指出了《伤寒杂病论》中宜投用的经方。

曹洪欣在《论寒疫与甲型 H1N1 流感的治疗》中提出对于甲型 H1N1 流感属寒者当从寒疫论治。初起性质属寒，宜辛温解肌，透邪解毒之法；寒疫之邪，入里伤阳，出现肢冷、昏厥则宜回阳救逆之法；寒毒入里化热，出现持续高热、口渴、神昏谵语者应清热解毒、凉血开窍。

伤寒论的六经辨治对病毒性外感疾病的辨治具有非常重要的现实价值。伤寒论六经病是对所有寒邪外感疾病共性的揭示，任何一个病毒性外感疾病的中医诊治，都能在其中找出相应的证治内容以及不同证治之间的内在联系。

三、新型冠状病毒性肺炎的诊治要点

目前，中医学将外感发热性疾病统称为温病，在这种情形下提出病毒性外感疾病以寒立论的观点，似乎不合时宜。必须强调的是，《伤寒论》六经病揭示的是寒性外感疾病的共性，可以用六经辨治病毒性外感疾病。但每一病毒性外感疾病都有其个性，有特定的比较规则的演化发展轨迹及若干相应的证候。六经证治涵盖比较宽泛，若仅仅停留于六经病的层面上又是远远不够的，需要我们在实践中不断摸索，进一步总结出每一独立病毒性外感疾病各自的证治规律。

新型冠状病毒肺炎，在中医学称为"外邪"。《黄帝内经》曰："今夫热病者，皆伤寒之类也。"《肘后方》云："贵胜雅言，总名伤寒，世俗因号为时行。"外感热病、瘟疫、天行等疾病，都包括在"伤寒"范围之内。

中医学强调"正气存内，邪不可干"，对新型冠状病毒肺炎的诊治包括病因治疗、病机治疗及病证治疗。

病因需辨"寒邪""热邪"。病机包括病位、病性。新型冠状病毒肺炎，病位在肺卫，具体又有太阳、阳明、少阳的不同，危重症休克患者病在少阴。病性亦有寒、热之别。其主要病证表现有二：一是发热；二是咳嗽或气喘。

1. 预防的重点在于"护卫"　卫气，又称卫阳，是人体阳气的一部分。"卫气者，所以温分肉、充皮肤、肥腠理、司开合也"。卫气具有温煦充养体表、腠理、肌肉，调节汗孔开阖，抵御外邪入侵的功能。卫气，是人体之"藩篱"，是抵抗外邪入侵的第一道屏障。如果卫气不足，则体表不能保持正常的温度，汗孔开阖失常，就不能有效抵御外邪入侵。所以预防冠状病毒的感染重点在于保护卫气，具体有以下几点措施。

（1）尽可能避免接触传染源，不去疫区，戴口罩。

（2）注意做好保暖工作，避免受寒。运动及劳作不能过度出汗，汗出后避风。

（3）不使用寒凉的药物。中药所谓的抗病毒药，如板蓝根、银花、连翘、贯众等都是苦寒药物。在病毒感染前使用抗病毒药是一种"自残行为"。"寒伤阳气"，苦寒的药物伤害卫阳，使人体的抵抗力下降，反而更易造成病毒感染。

（4）适当使用温补卫气的药物。如果平素体质较差、全身怕冷、容易出汗的人，可以服用桂枝汤。桂枝10g，炒白芍10g，炙甘草6g，生姜15g，红枣15g。如果又是虚胖的人，在桂枝汤基础上加玉屏风散（生黄芪20g，炒白术10g，防风10g）。

（5）调理身体，改善体质。针对不同疾病进行药物治疗。平素怕热、皮肤易生疮疡、舌红苔黄等属热性体质者，加服抗病毒中药。

2. 发热的诊治关键在于抓住"恶寒"　发热不等于热证，治疗发热不能一味地用寒凉药清热。因为有很多发热是由于感受寒邪所致，病理性质是寒不是热。

如何辨清发热的病变本质，关键要搞清患者有没有恶寒（怕冷）。

（1）发热时有明显的恶寒病情为寒。发热哪怕是高热，体温在39℃以上，甚至高达41.42℃，心率、脉搏都很快，但只要患者存在明显的恶寒甚至寒战，病性仍然为寒，

病在太阳，感受的是寒邪。"因于寒，体若燔炭，汗出而散"。发热、明显恶寒、无汗时，应该用麻黄汤。

（2）发热时，患者没有恶寒，病性为热。发热无恶寒是里热，里热迫逼津液外泄而汗出，是感受热邪或寒邪化热所致。高热而恶热（患者身热难耐），可用白虎汤；若此时又有明显口渴多饮，则又当用白虎加人参汤（白虎汤加人参）。

（3）发热与恶寒交替出现，或阵发性恶寒发热，多伴有乏力，体弱者易发，则病在少阳，需要使用小柴胡汤治疗。

此次武汉冠状病毒性肺炎患者中未见儿童，且危重症多为老年人、有基础病者及肥胖者，说明正气亏虚是发病的重要原因，且患者有乏力、食欲减退及胸闷不适症状，所以以少阳病多见。"血弱气尽，腠理开，邪气因入，与正气相搏，结于胁下，正邪分争，往来寒热，休作有时……小柴胡汤主之"。若又有肢体疼痛等症状，可以用柴胡桂枝汤治疗。

3. 咳嗽治疗需分清寒热 新型冠状病毒肺炎的发热、咳嗽或气喘是主证。咳嗽的治疗需分清寒与热。

（1）表寒而咳或喘，即恶寒，发热，无汗，咳喘，仍可用麻黄汤治疗。咳喘明显，表寒证较轻时，可以用小青龙汤治疗。

（2）里热而咳，即身热，汗出，不恶寒，咳喘，应用麻杏石甘汤治疗。如果咳喘剧烈，咳嗽时有胸痛，加用小陷胸汤。

（3）少阳咳嗽，即咳嗽时，往来寒热，常伴胸闷，则用加减小柴胡汤（小柴胡汤去人参、大枣、生姜，加干姜、五味子）治疗。

4. 抗病毒中药服用时机

（1）早期不使用。

（2）在寒邪开始化热，出现烦躁、咽喉明显的红肿热痛时，可以在使用麻黄汤的基础上加用。

（3）里热及少阳病阶段，可以加用较大剂量的抗病毒药。

5. 重症患者的治疗方案

严重者出现急性呼吸窘迫综合征、感染性休克、难以纠正的代谢性酸中毒及出凝血功能障碍。

（1）有基础病者，当结合基础病的治疗。

（2）呼吸窘迫综合征，代谢性酸中毒仍按咳喘治疗思路进行，或选用加味真武汤治疗（真武汤加干姜、细辛、五味子）。

（3）休克者伴血压下降，全身湿冷，可以选用四逆汤回阳救逆。

（4）出凝血功能障碍者，可以选用抵当汤治疗。出凝血功能障碍又致肾功能衰竭者，更换桃核承气汤治疗。

第九章 《伤寒论》临床辨证解析与应用 ▷▷▷▷

《伤寒论》称为经典，所谓经，古人言："经者，径也。"它是达到"道"的捷径方式，是成为高明中医的路径。但这一路径是张仲景成功应用中医理论、诊法及中药等进行有效临床辨治一套体系与方法，其路径意义在于张仲景在应用临床示范过程中所展示出的经典价值与意蕴，并非是简单搬套。其所著《伤寒论》是以"伤寒"为载体，以六经为线索，对症状分析、疾病性质甄别、治则治法确立及方药加减应用诸多示例的描述，在示范阐述过程中，也蕴含了丰富的理论、思路及思维方法，勾勒了中医辨证论治科学思维的基本路径。

一、临床辨证思维与应用

《伤寒论》以"六经辨证"为核心的辨证论治体系，这一辨治体系的独特思维方法，在《伤寒论》中有完美体现。绝大部分是探讨非典型、疑似、病势不定的复杂证候，通过对这些复杂病情的讨论，从而揭示诊察的规律和方法，这体现了"变法"的思维；还有论中"传经""转属""随证治之"等展示了六经病之间的动态变化，体现了"动态"的思维。诸如此类，所以六经辨证所展示的辨证论治思维方法，尤其是辨证论治中的量辨思维、试探性思维、联系性思维、逆向性思维等复杂性思维，对当今临床各科均有很强的指导意义。

1. 知常达变 变常指常规、一般性的，属逻辑思维范畴；变指特殊、变通的，属辨证思维范畴。

病案 9-1：王军，男，7 岁，于 1975 年 7 月 12 日，来省中医院门诊，患儿多饮多尿，在当地医院曾检查尿比重为 1.007，诊断为尿崩症，治疗无效，经余诊视，神色脉象，亦无异常，唯舌色淡，有白滑苔，像刷了一层薄薄不匀的糨糊。余思此证为水饮内结，阻碍津液输布，所以才渴欲饮水，饮不解渴。其多尿只是多饮所致，属于诱导性的。能使不渴、少饮，尿量自会减少。因与五苓散方……上方共服 2 剂，后患者家长来述，症状见轻，又与原方 2 剂，痊愈。

本证以多尿为特征，以五苓散治疗，但在《伤寒论》中五苓散条文"若脉浮、小便不利、微热消渴者，五苓散主之"，明确讲该汤证以小便不利为特征，但这里用于治疗多尿，前后矛盾，让学者不知所从。

论中所言"小便不利"是为常，为一般，该病案"多尿"是为变，为特殊，不为现象所惑，不拘泥于症状，两者现象背后皆是脾虚导致肾气化失常，机理是一致的。所以，经方应用要打通从常到变的知识衔接与思维途径，方能知常达变。

2. 动态思维 在伤寒论中较多有关联的条文，如少阳阳明合病诸多条文。

［229］阳明病，发潮热，大便溏，小便自可，胸胁满不去者，小柴胡汤主之。（《伤寒论·辨阳明病脉证并治》）

［230］阳明病，胁下硬满，不大便而呕，舌上白苔者，可与小柴胡汤。上焦得通，津液得下，胃气因和，身濈然汗出而解也。（《伤寒论·辨太阳病脉证并治（下）》）

［104］伤寒十三日不解，胸胁满而呕，日晡所发潮热，已而微利……潮热者实也，先宜小柴胡汤以解外，后以柴胡加芒硝汤主之。（《伤寒论·辨太阳病脉证并治（中）》）

［103］反二三下之，后四五日，柴胡证仍在者，先与小柴胡。呕不止，心下急，郁郁微烦者，为未解也，与大柴胡汤下之，则愈。（《伤寒论·辨太阳病脉证并治（中）》）

其他如三承气汤证辨治诸多条文，不一一列举。

这些条文或汤证不能孤立地看待，要把这些不同辨治动态地研究，如数列一样，发现疾病治疗策略、思路与方法，阐释疾病规律，提高临床疗效。

3. 量辨思维与应用 客观存在的一切事物都是质与量的统一体，疾病同样具有这样的特点，疾病有属性，亦有其规定一面，即"定量"，《伤寒论》中有对"量"的思索，诠释了辨证论治的精华，这正是其所蕴含的量辨思维模式。

（1）证候量辨彰显中医量化模式 在临床辨证不仅有辨证候属性，更要对证候轻重程度进行辨析，而对证候"量辨"的需求，正是证候复杂性与多层次性的体现。这些在伤寒论中有着很好的诠释，也使得伤寒论的体系显得完美，更耐人寻味。如在太阳病篇，风寒表实证有麻黄汤证、桂麻各半汤证、桂二麻一汤证，三个方证同为风寒表实，区别在于证的轻重程度。再就表虚证而言，有风寒犯表，营弱卫强者的桂枝汤证；表虚较重，营阴不足，邪少虚多的桂枝新加汤证；表虚极重，卫阳不固汗漏不止，四肢拘急的桂枝加附子汤证。三个看似彼此孤立的风寒表虚汤证，用"量辨"尺度而关联，说明病证属性虽相同，但证候"量"即程度有所差别。这些证候的"量辨"一方面诠释了辨证的细腻，另一方面代表了中医"量化"模式与特色。

（2）治则治法量辨，细化辨治方向 如果将证候辨析为辨治的开端，治则治法则是联系临床诊断与证治方药的中间环节，是辨治的方向，其精确性对后续组方、用药至关重要。

《伤寒论》在治则治法确定的过程中，同样蕴含了"量"的精确性的辨析，折射出其辨量论治的精神。在治则方面，祛邪与扶正是治则的统一整体，但须分清主次。当遇证候多样，病机复杂的时候，需要通过证候"量"不同，确定治则以驱邪为主或以扶正为主，在驱邪或扶正过程中又有比例的不同。在治法的"量辨"上亦有更多的内容，如《伤寒论》中发汗的方法，有峻汗、小发汗、微汗的不同程度辨析。同样阳明治疗中有攻下、润下、缓下之不同"量辨"。

（3）药物量辨凸显中医精准治疗 谈药量常以剂量而定，这是现代数学概念应用，也是传统中医"数"应用最基本方面。除此外，药物量辨还有更加丰富的内涵，这些也正是实现中医治疗精准的"秘诀"所在。

《伤寒论》是通过药量增加或减少以适应不同病症，实现精准治疗。如桂枝汤，其加桂枝至五两为桂枝加桂汤，治疗奔豚证以平冲降逆；其加芍药至六两为桂枝加芍药汤，用于太阴脾寒而出现的气滞络瘀、经脉拘急的腹满、腹痛；其加芍药至六两加饴糖一升成小建中汤，用于中焦虚寒、土虚木乘的腹痛证。可以看出，当桂枝、芍药量相等时重在调和营卫，桂枝用五两时重在温通、降逆，芍药用六两时重在养血通络、止痛。这些通过对药物剂量改变实现不同病症治疗，这不仅对临床应用大有裨益，更为现代科研提供了思路。

除剂量外，还有通过改变比例实现的，这也是《伤寒论》中重要的改变方子作用的组成部分，如心阳虚，桂枝甘草比例由 4:2 变为 1:2，代表的是心阳虚证的量辨不同，从而实现不同病症的治疗。

药物量辨思想还有更深层次，也是更具中医特色的内容，即药物气、味的增减"量"变，如黄连泻心汤证治无形之热壅滞心下用麻沸汤，取其寒之气而减其苦之味，以利于清热结消痞。如甘澜水，治疗欲作奔豚，经清扬之后，助湿的力量会下降，改变了寒凉之性。通过煎煮、溶媒等方式，实现气、味的量辨，从而与病症之间的精准契合，这可谓张仲景之独创发明，为临床精准治疗提供了很好借鉴。

4.试探性思维　试探性治疗是体现于中医临床实践中的科学实验，因为它是以深入认识疾病为目的，体现了科学实验的本质；又因它是在对疾病基本把握的前提下进行的，有中医理论和临床经验的指导，并实际干预了疾病，使疾病发生了改变，这些都符合科学实验的特征。中医临床应当注重临床科学本质的研究，为提高中医临床诊治效率提供理论依据和科学方法。

试探法是中医在临证过程中，对于尚未确诊的病证，提出有根据的假设，进行试探性治疗，并通过观察患者对相应汤方的反应，进一步确定病证性质、程度的一种试探性诊断方法。张仲景在《伤寒论》中首用试探法，根据服用小承气汤后腹中有无矢气的转动来辨别燥屎的有无，决定是否用承气汤攻下。典型的阳明腑实燥屎内结之证，常以潮热、谵语、手足濈然汗出等证与不大便两者同时并见，此时脉证彰显，理当径直攻下，无须试探。若两者仅见其一，辨证则有一定困难。故张仲景首倡小承气汤试探诊断法以决其疑。因为诊断不明确的情况下，使用大承气汤恐徒伤正气。

试探性治疗作为中医治疗的一个特色，虽然看似医者无奈，实际却是建立在大量临床经验基础上的最准确最有效的治疗，也许医学本身就不是完美吧，但医生要尽量做到完美。试探性治疗有不确定性，故而要求每位医生应该在尽可能了解病情病性的基础上，进行适当的试探，而不是盲目试探。

二、学习临床辨证思维的意义

《伤寒论》是中医学临床原创思维的重要载体，是中医学原创思维的宝贵财富，形成了伤寒论特色。其临床辨证思维有着丰富的内涵，贯穿于证候、治法、组方、用药及护理等不同的环节，深入挖掘与学习这些内容对当今中医科研及临床具有很好的启示。

1. 启迪中医思维，提高临床诊疗水平 伤寒论是依临床实践写就而成，通过张仲景诊疗疾病过程中应用的诸多思维方法的学习与示范，可以给临床医生以启迪，引导临床中医在诊疗实践中自觉地调整思维方向与方法，发展思维技巧，为临床诊疗提供根本性指导，由此推动临床医生诊疗水平的普遍提高。

2. 构建中医临床思维模式的基础 以伤寒论中内容为切入点，在学习应用的同时，通过经典中蕴含思维方法研究重要指引，不断探索辨治思维规律，推动医者重新审视中医临床思维模式与方法，发展并加以创新，开展临床思维模式的构建，从而探索、完善中医临床思维，发展中医学学科体系。

3. 坚持中医特色推动现代临床科研 保证中医科研方向，给予现代科研思路，拓宽中医现代研究思路。如量辨思维，借此揭示《伤寒论》中治法，药物气、味"量"变等内涵，亦为中医方证与药效关系等提供思路，以便从更广阔的视角来审视或研究中医内涵。

第十章 《伤寒论》治则治法及其临床应用 ▷▷▷▷

伤寒论是阐述辨证论治规律的专书，就辨证论治整个过程而言，如果将病因、病机及辨证方法设定为这一过程的开端，治则治法则应作为联系中医临床诊断与证治方药的中间环节，对疗效的取得至关重要。治则是治疗疾病的原则，是确立和运用治法的依据；治法是在治则指导下确定的较为具体的治疗措施。治则是纲领、方针，是行动指南；治法是执行的方法、手段。治则是战略，治法是战术，两者是从属关系。通过对经典治则治法相关内容的阐述，希望能尽经典中应用之妙，以垂范后世，为中医的临床治疗奠定坚实基础。

第一节 《伤寒论》治则及其应用

治则是治疗疾病总的原则，即《素问·移精变气论》"治之大则"，是治疗所有疾病的共同遵守的准则。治则是在整体观念指导下，以四诊收集的材料为依据，针对病情不同所制定的不同治疗原则。结合《伤寒论》相关内容，本部分以两个方面为例进行阐述。

一、表里先后

表里先后调治这一治疗思想是源于《黄帝内经》，伤寒论创造性地将其应用于辨证论治之中，制定了先表后里、先里后表等不同治法，内容丰富且有规律性。《素问·至真要大论》曰："从内之外者调其内；从外之内者治其外；从内之外而盛于外者，先调其内而后治其外；从外之内而盛于内者，先治其外而后调其内；中外不相及，则治主病。"

（一）含义

表里先后，首先存在表里同病，否则无所谓先后之分。其次，表证里证是相对的概念，三阳为表，三阴为里；太阳为表，少阳阳明为里。当然现在所讲的表，主要指太阳表证。对于里证引发的肌表不和不在讨论之列。里包括他经病证或六经病之外的病证。根据疾病过程中的病位浅深、疾病的缓急而制定的孰先孰后治疗原则，这部分内容既有规律性，也有灵活性。

（二）确立的依据

1. 先表后里 表里同病，其发病大多由表入里、由阳入阴，里证大多有表证传变而来，治疗上多是先表后里，防止内传为首要，这也是治疗表里同病的一般治疗原则之一。

这一原则主要适用于表不解里偏实的病证。如《伤寒论》第44、45、48条中表证未解又有不大便的里证，当先治其外。第106条："太阳病不解，热结膀胱⋯⋯其外不解者，尚未可攻，当先解其外。"第170条："其表不解，不可用白虎汤。"

2. 先里后表 表里同病、先里后表，是治疗的变法，适用于表里同病而以里证为重且急的病情。包括在里实较甚病情较急的情况下，虽有表证未解亦可先攻其里。如果是表病里虚，以里虚为急当先温其里，然后攻其表，使正气恢复之后才能使用发汗解表。这与上述里实相对应，都属于里证为急的治疗。如第91条伤寒误下后遂出现下利清谷不止、脉沉等肾阳虚衰证候，虽然表证未除，但救里扶阳为急、表证为缓也，当温里扶阳。

3. 表里同治 除上述先表后里、先里后表外，还有表里同治。表里同病，表里证均不甚急或表里证相互影响而单纯解表治里难以取效者，当表里同治。根据里证之虚实可分为以下两种情况：①解表攻里。适用于表证未解内有实邪者。②扶正解表。表证未解兼有正气不足者。

二、因势利导

（一）含义

因势利导原本是中国古代兵法的术语，即"善者，因其势而利导之"。《黄帝内经》首先引入医学而影响到历代医学家，《伤寒论》加以发展。

因势利导是根据疾病过程中正邪相争而形成的多种态势，即病象状态之势、病位上下内外之势，而去最大限度、最有效地顺正逆邪、保护正气、祛除邪气的治疗原则。

"病势"是由正邪相争而形成的矛盾双方的力量指向。"势"包括有两种含义：一是力量；二是指向。前者为正邪相争之势力，这种双方力量反映为病情的轻重、缓急等严重程度；后者为正气抗邪之趋向，它表现为证的向上、向下、向内、向外的动态趋势。

（二）应用

因势利导的判断首先是基于病位、病势的判断，然后根据所居部位、病势来确定施治原则。

病势与病位的关系最为密切，病位是正邪斗争的发病部位，以病位为标，可判断疾病的发生、发展、转变、转属的趋势。

"其高者，因而越之"。用吐法因势利导，如承气汤证、阳明腑实证，用攻下之法。

中满者，泻之于内，开创辛开苦降法的先河而制半夏泻心汤及其类方。

热邪郁里，病位偏上，用清宣之法因势利导，如栀子豉汤证、麻杏石甘汤证。

这些定位的判定，对因势利导治则的运用有着关键的意义。若逆正气抗邪之趋势而治疗，则变证蜂起，加重病情。

太阳病，正邪相争于肌表，病邪在外，当用汗法因势利导祛邪。

病在胸膈上部，当吐之，如瓜蒂散证。

病邪偏下，用攻逐以祛邪。

病在中焦，因升降失常引起的痞证，泻之于内。

热邪郁里，清透以宣邪。

［18］诸有水者，腰以下肿，当利小便；腰以上肿，当发汗乃愈。（《金匮要略·水气病脉证并治》）

除了上述对病势的判断外，还应对病势轻重进行判断。病势轻重不同，有不同层次的治法，从而使因势利导治法更加精准。

若病位在表，其病势向上向外，应顺其病势，因势利导，用发汗的方法，根据病情严重程度，有峻发其汗、小发其汗、微发其汗；还有阳明病攻下的不同层次，下瘀血法的不同层次。蓄血证，从正邪相争之势的力量来看，其程度有轻重之别，治法有轻重侧重不同。

其他治则，如正治反治、轻重缓急、顾护脾胃等。

第二节　《伤寒论》治法及其应用

治法是在治则指导下制定的治疗疾病的具体方法，它从属一定治疗原则。治法理论早在《黄帝内经》时期，已经初步奠定了理论基础。此后，张仲景在传承《黄帝内经》治则治法思想的基础之上，建立了理论与实践相统一的中医治法基础，不仅有后世"八法"的内容，更是融入了复法概念，以适应错综复杂的临床诊疗，使中医学治则治法理论体系更加完善。

一、单法

汗法是八法中常用的治法之一，是以宣散为主的驱邪之法。汗法的运用突出体现在太阳病篇，其作用是通过开发腠理、调和营卫、发汗解表、祛邪外出。

吐法是八法中治法之一，是通过涌吐的方法，使停留在咽喉、胸膈、胃脘等部位的谈涎、宿食、毒物从口中吐出的一种治法。张仲景在《黄帝内经》吐法理论的基础上，以"瓜蒂散吐伤寒邪结于胸中"首开了吐法先河，使得吐法具有理、法、方、药完备的体系。

下法是内服或外用具有泻下作用的药物，使患者发生泻下，从而攻逐里实、导邪下行的一类治法。《伤寒论》在辨证论治的基础上，将下法的运用提高了一个新台阶，使其作为一个理、法、方、药俱备的基本大法独立出现，创立了诸多行之有效的治法与方剂，阐明了泻下法的适应证、禁忌证。

和法具有和解作用的治疗方法。《伤寒论》吸取了《黄帝内经》中有关"和"的治法精神，用于临床，并有发展、创新，为和法的形成演变及和法的组方用药奠定了基础。论中包括和解少阳、调和寒热、调和肝脾等。

温法是运用温热性药物治疗寒证，使寒去阳复的一种方法，是根据《黄帝内经》"寒者热之""治寒以热"的原则而立法。该法在《伤寒论》中应用较多，为治疗太阴、少阴、厥阴三阴病的重要方法。

清法是运用寒凉药物治疗热证的一种方法，主要适用于里热证的治疗。张仲景在六经辨证的前提下，据证立法，依法立方，总结和创立了许多治疗热性病证的名方，对后世清法完整体系的形成奠定了基础，对后世清法的方剂的丰富发展，有着重要的意义。

补法是选用具有补益、营养、强壮等作用的药物进行组方，来补充人体阴阳气血的不足，消除各种虚弱证候的一种治疗方法。《伤寒论》在《黄帝内经》的基础上，扩大了补法的运用范围，与其他七法相合，创造了许多经典方剂及具体治则。其中的大部分与温法相互配合，温补并用，用以救阳补虚。对于邪热未尽，气津两伤的证候，则清补并用。针对"阳明三急下"和脾约证，通补兼施。针对太少两感之麻黄附子甘草汤证、汗补并用等。《伤寒论》在补法的运用上或轻攻重补，或平攻平补，或重补缓攻，或先攻后补，其意在以攻为守，寓补于攻，扶正固本。

消法是通过服用具有消食导滞、行气、化痰、利水等作用的方药，使积滞的实邪渐消缓散的一种治疗大法。《伤寒论》虽然未从理论上明确提出消法，但其在临床实践中创造性地开创了消法在医疗实践中的应用。其中，《伤寒论》中记载了消散水气之五苓散、猪苓汤和牡蛎泽泻散，或化气利水，或滋阴利水，或软件散结，利尿逐水，为水气病的治疗开创了临床应用之先河。

二、复法

复法就是指针对疾病的复杂病机，组合运用两种或以上的治法。其理论依据在于脏腑、经络等生理关联与病理上相互传变，导致疾病病因、病机纷繁复杂。主要用于证候兼夹、病机错杂一类疾病或单的证也需通过复合立法，求得相互为用，以形成新的功效。张仲景则是将复法用于临床实践的先驱，一方面丰富诸多复法应用；另一方面更开创了新的复法应用，如寒药与热药并举，清上与温下共施的寒温并用法。具体分述之。

（一）散收相协

散，指发散、宣散，多为辛味药，以散其邪气。收，指收敛、收涩，多为酸味药，以收其正气。《伤寒论》中桂枝汤即为散收相伍的代表方，有开有合之典型方剂。桂枝汤中，君用桂枝之辛温发散，以温经通阳、解肌发汗、祛表邪而有调卫之功；臣以芍药之酸甘阴柔，以敛阴养营而具和营之用。两药一散一收，一刚一柔，既能发汗，又能止汗。不使发汗太过，以免"如水流漓，病必不除"。

（二）寒温并用

临床常见寒热错杂之证，如单用热药不能治其热且热势更重，若单用寒药不能治其寒及凉遏冰伏，张仲景每遇此种情况便采用寒热并用之法，实现了寒与热的对立统一。如黄连汤方中半夏、干姜温中化饮，黄连苦寒清热燥湿，并用桂枝交通上下以和阴阳。寒热并投，上下兼治。

（三）升降相因

气机的升降出入运动是人体生命活动的根本保证，气机的升与降是对立统一的矛盾运动，升降相因，出入有序，则身体健康，反之则病。《伤寒论》第318条四逆散证，用柴胡性味苦辛，轻清升散，疏泄，既能透表散热、疏肝解郁，又能升举阳气。枳实苦而微寒，破气除积，泻痢消痞。柴胡配伍枳实，柴胡主升，枳实主降，两药同用，一升一降，浊降清升，则气机调畅，升降有序，而胸满胁胀、四肢厥冷等症自除。

（四）补泻兼施

补与泻，是一对矛盾，既对立，又统一，相反相成。临床之证，多虚实夹杂，正虚邪实。唯有补泻兼施，祛邪扶正，使其攻不伤正，补不碍邪，方能切中病情。《伤寒论》第397条云："伤寒解后，虚羸少气，气逆欲吐，竹叶石膏汤主之。"本证系伤寒阳明大热已去，余热未清，气阴两伤。用石膏、竹叶清阳明燥热，加人参以益气生津。值得注意的是，邪正有多少，病证有缓急，在补泻药配伍使用时，须分清是补泻并重，还是以补为主，补中寓泻，还是以泻为主，泻中寓补。

（五）润燥相济

此复法是在辛香苦燥的方药中配伍少量阴柔滋润之品以防燥之伤阴。性燥者为阳，性润者为阴，润燥同用，乃是将对立统一的辨证法渗透于方剂的配伍之中。猪苓汤主治"脉浮，发热，渴欲饮水，小便不利"者，以及"少阴病，下利六七日，咳而呕渴，心烦不得眠"者。水热互结，气化不利，热灼阴津，津不上承，故小便不利、发热、口渴欲饮。本证既有小便不利、水邪为患的一面，又有渴欲饮水、热邪伤阴的另一面。方中泽泻、茯苓、猪苓、滑石皆淡渗利水，属性燥之品，恐其耗伤阴液，故张仲景配以益阴润燥之阿胶，巧妙地解决了欲利欲补的对立矛盾，从而使利水而不伤阴，滋阴而不碍湿，润燥并施，刚柔互济。

无论是单法还是复法的运用，张仲景目的皆是为了更好地契合临床病证。同时，在临床应用复法时，还需注重质与量的统一。

三、治法的量变

《伤寒论》量辨思维中学习了张仲景对证候的辨量，其实在治法方面亦有辨量之说。

（一）单法应用的辨量

从单法而言，辨量主要是指该治法程度的轻重。例如，太阳病篇中出现的多张发汗方分别体现了峻汗、微汗、小汗等不同程度的发汗方法。麻黄汤被历代医家认为是解表发汗的峻剂，主要用于风寒表实证。外感风寒邪气，卫闭营郁，故用麻黄汤以发汗解表；如果感受寒邪日久，太阳表证仍在，稽留营卫，邪气不解，阳气郁遏而出现面赤身痒、发热恶寒、热多寒少等症状，方选麻黄桂枝各半汤；又如服用桂枝汤后大汗出，大邪去，但小邪未除，而见发热恶寒，形如疟状，方选桂枝二麻黄一汤。

这些方证都属于太阳表证，均为小邪稽留营卫，病势较缓病情较轻，与一般太阳表证不尽相同，不宜使用峻汗之法，而以麻黄汤桂枝汤合方化裁而为小汗方，使邪祛而不伤正。桂枝汤被称为滋阴和阳、调和营卫、解肌发汗之总方，适用于太阳中风证。风寒侵袭，卫强营弱，治疗上使用桂枝汤以调和营卫、解肌发表。通过啜热稀粥实现微发汗的功用。可见依据证候量的轻重不同，在治法上张仲景给予相应处理并进而处以不同轻重的药物来治疗。

（二）复法应用的辨量

与单法不同，并非治疗程度轻重的差异，而是强调不同性质治法并用时不同治法的配比多少。

如《伤寒论》第 66 条云："发汗后，腹胀满者，厚朴生姜半夏甘草人参汤主之。"由此可知，厚朴生姜半夏甘草人参汤证是脾虚气滞证。由于发汗后导致脾虚，运化功能失调，湿浊阻滞，气机壅滞不通，则腹胀满。故治疗上当攻补兼施、补泄并行。脾气恢复，运行功能正常，则腹胀满可消。因此，本方以健脾温运，宽中除满为法。而虚与实，孰多孰少，又当斟酌而用之。论中用厚朴半斤，生姜半斤，半夏半升，三者用量均较大，而用甘草二两，人参仅一两，行气消泄之力明显大于健脾益气之功，也就是说以消为主，以补为辅。临床上运用此方时须辨明"虚"与"滞"的主从。对于脾虚气滞之腹胀满，以脾虚为主者，多微满而不胀，治疗上应以补虚为主；以气滞为主者，多满而且胀，治疗上又当以消为主。如此才能不拘泥原方而得心应手地扩大应用范围。

在寒热同调的两张方对比中，不同治法的配比多少差异体现更加突出。黄连汤证与干姜黄芩黄连人参汤证同属寒邪格热于上之证，两者相比较而言，黄连汤证重在下寒而表现为腹中痛，且部位更为广泛，应包括脾胃及肠，上热轻，仅为欲呕吐，故治疗时温热重于寒凉；而干姜黄芩黄连人参汤证之上热下寒，以胃热上逆为急，从而表现为食入即吐，这是与黄连汤证的区别点所在。

第十一章 《伤寒论》药物应用规律解析 ▷▷▷▷

《伤寒论》所涉药味不多，但书中却蕴含了丰富的中医学与药物学理论，诸如药物炮制、用量、配伍等不同内容。如关于药物炮制，《伤寒论》较《汤液经》《五十二病方》等在炮制方式上更趋多样、亦更趋精细；在药物用量上，《伤寒论》对药量的要求更趋严格；在药物配伍方面，《伤寒论》更强调相反属性药物的配对，对复杂病证治疗亦更具积极意义。

一、张仲景药物研究历史

王叔和整理编次《伤寒论》后，该书并未在社会上广为流传，以至药王孙思邈曾发出"江南诸师秘张仲景之方而不传"的感慨，不可谓不切实际。正因如此，从晋代至唐代，人们对《伤寒论》缺乏应有的研究，对书中药物应用规律的专门研究则更是少见。由于《伤寒论》在当时时隐时现，因此，有关张仲景用药的论述只是散见于一些本草类书籍，如涉及张仲景炮制方法的《雷公炮炙论》，或某些方书所载的方后注解中，如《小品方》《备急千金要方》等。

宋代掀起了《伤寒论》用药理论的研究热潮。在药物应用方面，形成了适时应病取舍用药思想，如《伤寒补亡论》治结胸不用大陷胸汤、丸，而用"黄连巴豆炙"，即所谓"今古不同……用药不得太过"；《伤寒总病论》序中更强调了按季节、方域灵活用药的思想，显示出对张仲景用药理论的灵活把握。在鉴别用药方面，《伤寒发微论》运用临床验证的手段与方法，首次对《伤寒论》所用药物的科属进行了分别，如赤芍、白芍的取舍，桂枝、肉桂的选择等，通过研究，不仅纠正了时弊，而且深化了对张仲景用药理论的认识。由于这一时期侧重于临床研究，来源于临床实践的众多研究成果极大地丰富了中医临床用药理论，补充了《伤寒论》用药理论的不足。

金元时期许多研究都为发展张仲景用药理论做出了重要贡献，使张仲景用药理论有了长足的进步。

刘完素的《伤寒直格》《伤寒标本新法类萃》，补充了《伤寒论》寒凉药物应用之不足，而且树立了"师其法而用药"的典范。脾胃大家李东垣，他结合张仲景解表药新义，创立了在内伤杂病治疗中应用风药的全新理论。张元素则在《黄帝内经》等理论指导下，以张仲景用药理论为根基，提出了药物归经等一系列用药理论，发展、完善了张仲景用药理论。其他，如朱丹溪，则从滋阴角度论述《伤寒论》药物应用之规律。综上所述，这一时期医家从各自学术观点出发，分别从不同角度丰富、发展了张仲景用药理论。

明清时期，历经数百年众多医家临床实践的检验，人们重新认识到《伤寒论》方药的有效性，把《伤寒论》推崇为"经"，并对其开展了深入研究，其中在用药理论领域亦取得了较多成果，如对南、北柴胡等药物变异的分别，药物炮制、配伍等用药特点的挖掘等。

中华人民共和国成立后，对《伤寒论》用药理论研究涉及理论、临床及基础实验等多个方面；就研究方法而言，融汇了传统、现代等多学科研究方法；就研究内容而言，包括了对张仲景用药指导思想、用药思路、药物配伍、用药技巧、药物用量、药性、药理及药物品质、加工、炮制、禁忌等各个方面。通过研究，出现了较多张仲景用药理论研究的专论或专著，极大地丰富了《伤寒论》的用药理论。

二、中医药理论基础

《伤寒论》药物应用除汲取儒道释哲学思想精华外，还继承、借鉴了《黄帝内经》《难经》《神农本草经》等汉以前的中医药学术成就，将中医理论中的治则、治法学理论，中药学中的性味理论等灵活地运用到药物应用过程中，实现了医药理论的有机结合，主要表现在如下方面。

(一) 医学理论基础

1. 祛邪扶正理论 《伤寒论》用药过程中充分体现出祛邪扶正的思想。众所周知，疾病不仅是正邪双方相互作用的结果，而且在正邪斗争的推动下发展变化。正因如此，药物治疗疾病的过程是借药物之偏性来祛除邪气、扶助正气的过程。而这一治疗学思想是《伤寒论》成书之前的中医理论中就已经存在的，张仲景很好地继承与运用了这一现成的理论。

2. "治未病"理论 与"治未病"治则学内涵一样，"治未病"的用药形式同样表现为"未病先防""已病防变"两个不同方面。虽然《伤寒论》没有明确讨论正常生理状态下的用药问题，但针对病理过程中疾病可能发展的趋向，"先安未受邪之地"的用药内容还是有着较多体现的，如针对少阳胆火内郁，其邪易犯脾、胃之土，此时脾、胃之土虽未受邪，张仲景仍在治疗胆火内郁时，配用了人参、大枣、甘草或大枣、甘草等治疗脾胃之药。当然，针对胆火内郁证而言，这一用药模式又是"已病防变"的体现。

3. 因势利导理论 《伤寒论》在用药过程中继承了这一治则学理论，并以药物具体应用实践了这一理论。如邪在外、在皮腠，病位表浅，用麻黄、桂枝、葛根等发汗解表或利水；而对痰食、毒邪阻滞于胸脘之上，或正气有驱邪外出之机者，常用上越涌吐之品，如瓜蒂、豆豉等；痰饮、宿食、燥结、瘀血等有形实邪结聚停蓄于里，病位偏于下者，又宜攻逐通利，给邪以通路，如甘遂、大戟、大黄、芒硝之属。这些都是《黄帝内经》"因势利导"治疗学思想的具体实践。

4. 三因制宜理论 三因制宜，即因时、因地、因人制宜，在三因制宜理论指导下的用药，即指用药时需据季节、昼夜、地区，以及人体的体质、性别、年龄等不同而灵活选用不同药物。由于疾病的发生、发展与转归受多方面因素的影响，如时令气候、地理环境及患者个体因素等的影响。因此，在治疗疾病时必须多方考虑，具体情况具体分析，从而正确地指导用药。

5. 治法学理论 除了在治则学理论指导下的用药内容外，由治则学演绎而成的治法学理论，亦贯穿在《伤寒论》用药的始终。张仲景在应用相关治法学理论指导临床用药的过程中，不仅严格遵守了相关理论，而且还对相关理论做了必要的补充，使得这一理论指导临床用药变得更加完美。

（二）药学理论基础

1.《神农本草经》药物分类的继承与应用 《神农本草经》以上、中、下三品分类法构建了药物的分类体系，它是从药物具有的祛邪扶正、有无毒性及毒性强弱等角度对药物进行了分类。

从《伤寒论》用药情况来看，张仲景较好地继承了这一理论，如从书中治疗正虚、病初愈、调理类病证来看，用药多出自上、中两品；治以邪盛为主的病证，其用药多出于下品。针对一些较为复杂的疾病，在应用"下品毒药"的同时，亦不忘以"上品"药物顾护正气、缓解毒性。这些都体现了《伤寒论》对《神农本草经》药物分类的继承。

2. 四气五味理论的继承与应用 四气五味理论首见于《黄帝内经》。四气，即药物的寒、热、温、凉。临床上用于治疗热性病证的药物，具有寒、凉之性；用于治疗寒性病证的药物，具有温、热之性。五味，则指药物的酸、苦、甘、辛、咸，此外更有淡、涩二味。古代医家在反复临床实践基础上，发现不同药味具有不同的药效，即酸敛、苦燥、甘补、辛散、咸润等。药物因其具有不同的性味特征、阴阳属性，而具有不同的治疗作用。

张仲景在运用四气五味理论指导临床用药的过程中，又结合自己的临床体会，进一步丰富和发展了四气五味理论。他结合临床病证治疗需要，将药物的气味进行了合理的重组，形成了许多药性或药味的巧妙组合。如辛散之桂枝与甘温之甘草合用，能辛甘化阳，振奋阳气；干姜、细辛配五味子的辛散酸收组合，使散不伤正、敛不留邪等。这些都是利用药物自身属性，在中医药理论指导下，对病证准确治疗的典范。

3. 对升降浮沉理论的继承与应用 《黄帝内经》等中医经典对药物升降浮沉属性的认识并不十分深入，书中仅论述了气机"升降出入"的相关内容，如《素问·六微旨大论》曰："出入废则神机化灭，升降息则气立孤危。故非出入，则无以生长壮老已；非升降，则无以生长化收藏。是以升降出入，无器不有。"强调当升降出入动态平衡被打破时，就会导致五脏六腑、阴阳气血的功能失调，产生诸多病理变化，甚至危及生命。正是基于人体升降出入功能紊乱这一病理属性的认识，才产生了旨在调节人体机能紊乱的药物升降浮沉理论。

三、药物炮制研究

回溯历史，中药炮制方法虽已散见于《黄帝内经》《神农本草经》《五十二病方》等古籍，然其炮制方法相对粗陋，其理论更未形成系统，只能视作中药炮制的萌芽。至张仲景《伤寒论》成书，书中蕴含的丰富炮制方法及独特临床应用规则，无疑给后世炮制学科的形成产生了承前启后的作用。至南北朝，中医药史上出现了系统阐述中药炮制理论的专著——《雷公炮炙论》，该书成为中药炮制科学发展史上的里程碑。

《伤寒论》非炮制专书，其炮制内容散见于方中药物的脚注，其内涵较《黄帝内经》《神农本草经》有了较大的扩展，书中集炒、炮、研、捣、酒洗、苦酒煮、刮皮、去核、去翅足等多种方法于一体，涵括了现代常用的多种炮制方法。与《黄帝内经》《神农本草经》迥异处在于，《伤寒论》除强调不同炮制方法外，更对炮制程度（量）做了具体区分，如在炮制的火候上分为烧、炼、熬诸法，在熬制中又有"熬""熬令黄""熬焦"等不同。再如吴茱萸竟要"汤洗七遍"，烧枳实则须"烧令黑，勿太过"等，都无不体现出炮制既存在方法上的差异，更有着量的不同。

《伤寒论》涉及炮制方法多样，炮制目的亦各不同，或为去除杂质及非药用部位；或为加强药物效应；或为改变药物性能；或为消除、降低药物毒副作用；或为方便调剂、制剂及服用等，可谓不一而足。这些丰富内容成为后世中药炮制学家认识、发展中药炮制科学的发端。后世虽然进一步认识到通过不同炮制可使药物作用发生相应变化，甚至认识到炮制过程中有新的物质产生，但都未能脱离《伤寒论》这一根基。

因此，不难看出，《伤寒论》中药物炮制内涵已相当丰富，虽未能形成系统理论，但以其内容的广泛性，特别是就药物炮制与临床实践的紧密联系角度分析，书中的炮制方法及相关认识为奠立后世炮制科学产生了积极作用。

1. 药物炮制意义 《伤寒论》药物炮制内容丰富，其炮制意义主要集中在如下方面：①洁净药物。②便利服用。③方便煎煮。④改变药性。⑤减少毒性。

2. 药物炮制方法 《伤寒论》论及的91味药物中，需加工炮制的达50多味，占用药总数半数以上，由此可见张仲景是十分注重药物炮制的。究其炮制方法，竟达20余种，包括净制、切制、水制、火制、水火共制及其他炮制方法在内。

此外，需注意同种炮制工艺程度的区分，如熬分为熬黄（如瓜蒂）、熬黑（如巴豆）。洗分为水洗（如半夏、吴茱萸）、酒洗（如大黄）。同为洗法更有目的的不同，如水洗去咸（海藻）、水洗去腥（蜀漆）。渍：水渍（如枳实、厚朴）、苦酒渍（乌梅）等。

除强调炮制方法外，《伤寒论》炮制过程中还用到了较多的辅料，如酒、苦酒、白蜜等。

四、《伤寒论》用药特色

张仲景在融会古代哲学与中医药理论基础上，结合自己的临床实践，形成了独具特色的药物学理论。通过对《伤寒论》具体分析后不难发现，在他的用药实践中，既继承了汉以前的合理用药理论，又创造性地提出了较多基于辨证论治理论的用药思路和方法，极大地丰富了中医药的用药理论。概括而言，主要表现为如下方面。

1. 辨病用药 论中以麻黄定喘、茵陈治黄疸、白头翁止痢等，都是张仲景在继承前人用药经验基础上应用辨病用药法则的具体范例。相关内容虽然不多，但充分体现了张仲景在继承前人经验基础上辨病用药的思路。

2. 辨证用药　辨证用药理论十分丰富，概括而言，主要体现在以下方面。

（1）强调视病证轻重缓急选用相应药物，以此来更好地适应病证治疗。

（2）通过合理配伍达到辨证用药的目的，如黄芩配黄连，重在清热，若出现寒热错杂时，则又以黄芩配干姜辛开苦降，用治痞证。最后，注意药量的绝对值乃至药物之间的相互比例，体现药随证变的用药宗旨。

3. 辨症用药　对症状属性不加辨别，仅据证候表现用药。如条文方后注中多处言及呕吐加生姜，咳加五味子、干姜等，皆是随症用药的示例。

对"症"处理，药随症出，是最为简陋的用药规则。张仲景在临床实践中，创造性地提出了虽是对"症"，却是在深究其症状属性后再选择相应药物的用药思路，即以证候表现为辨识对象，通过参以辨证过程，明确症状的基本属性再进行用药。如方后注中针对同为腹痛的症状，治疗用药却有用附子、芍药之分；同为小便不利，则有用桂枝、茯苓之别。这些内容都是以症状为线索，参以辨症而用药的实例。

4. 配伍用药　《伤寒论》用药更具价值之处在于其为治疗复杂的病证、为兼顾病者体质之不同及优化药物应用等创立了很多相反相成的药对，这些药物配伍以药物在药味、药物的作用形式或功效等方面的相反而组合，发挥其相互制约、相互补充的调节作用；同时其对传统配伍规律中七情的"相杀"等配伍禁忌内容，亦加以灵活应用，化弊为利，在应用中丰富和发展了药物配伍理论。除了对药物配伍的种类、方式、功效等内容继承发展外，张仲景亦注重配伍药物之间量的变化对药效的影响，药物配伍相同，用量不同，其功效主治亦不同，使得临证配伍内容更趋全面和完善。

5. 一药多用　《伤寒论》充分认识到了药物性味与功效的多样性特征，并将其灵活应用于不同病证的治疗中，形成了一药多用的用药模式。虽然临证病情错综复杂，张仲景却能以最少的药味，达到最佳的治疗效果，如此构成了《伤寒论》药物应用的又一特色。

五、药物配伍研究

张仲景在先贤研究的基础上，结合自己丰富的临床实践，将相关药物有机地组合起来，形成了《伤寒论》独特的药物配伍风格，在形式上出现了药对、组药不同的配伍模式，相关内容散布于《伤寒论》全书各篇，北齐徐之才《药对》作了较多的整理、收录，书中出现了某药谓之使、畏某药、恶某药等有关药物相互作用的"七情"表述；唐宋以后，相关内容又为论述药对多而详的《得配本草》所收载，足见《伤寒论》药物配伍理论对后世的影响巨大。

1. 对药配伍　临床上为了达到增效和（或）减毒的作用，常常在中医理论指导下，采用两味药的有机组合，这一形式便是"对药"。《伤寒论》中蕴含了较多疗效确切的药对，根据其形式及其功效，主要分为如下几类。

（1）性味相制　《伤寒论》中存在较多寒、热不同药性配伍的例子，如治胃热脾寒的栀子、干姜相伍；治外寒内热证的麻黄、石膏配伍；治上热下寒证的黄连、桂枝相伍等。此外，更有用猪胆汁之寒配附子之热者，又是比较特殊的配伍形式，其目的是反佐或兼养其阴。

（2）功效相制 中医治法中的祛邪与扶正、养阴与温阳、滋阴与燥湿、行气与补气等常是相互掣肘的治疗方法，而针对一些复杂病证又往往需要两种方法的兼收并蓄，如此便有了药物功效虽相制，临床却配伍合用的例子。如石膏与人参，清泄燥热祛邪与益气生津扶正同用；芍药与附子，养阴与温阳同用；麦冬与半夏，滋阴与燥湿并用；厚朴与人参，行（破）气与补气并用等。

（3）升降相因 《黄帝内经》早有"升降出入，无器不有"的概述。当升降异常、出入紊乱时，必赖药物以调整之。《伤寒论》常以升降、浮沉相反药物配伍治疗相关复杂病证。通过冶升降、浮沉之药于一炉，实现欲降先升、升降相因之效。如麻黄连轺赤小豆汤中麻黄配生梓白皮，前者浮散，后者沉降；四逆散中柴胡配枳壳，前者主升，后者主降，升降相因，相反相成。

（4）相畏配伍减其毒性 某药毒副作用，在疗效不受影响的前提下，通过合用另一药物，使其毒性得到减轻，《伤寒论》中相关例子较多，如半夏配生姜、附子配甘草等。

（5）相反配伍化弊为利 相反是指两药合用后会产生毒性和副作用，属于配伍禁忌。张仲景用药，有时能反其道而行之，用治临床疑难病症。如瓜蒂散中瓜蒂味苦有毒，其性涌泄，赤小豆味酸，其性敛降，两药合用，有酸苦相激、上涌致吐之效。

2. 组药研究 除由两味药组成的对药外，《伤寒论》中还有不少三味以上药物的组合，这便是所谓的"组药"。组药是对药的扩展，但绝不是简单的药物数量增多，而是存在更为复杂的药性组合，其目的是为了进一步拓展药物效用，以适应更加复杂病情。

（1）药性相近的组药 《伤寒论》中主要有甘温补益的人参、大枣、甘草；苦寒并用的黄芩、黄连、大黄。通过相关药物某一特性的叠加组合，产生了更大的药物效应。

（2）不同药性的组药 此类配伍构成了组药的主要内容，通过不同性味、功效、升降特性进行的组合，不仅起到了对药相反相成的效果，更符合病证需要，加强了疗效，主要包括如下组药。

1）辛开苦降：半夏、干姜、黄芩、黄连。

诸药相配，寒热并用，辛苦并进，补泻同施，共成泻心消痞、补中扶正、调和寒热之功。这一组药是对药辛开苦降之延续，兼顾寒热之偏重。

2）甘苦合化：黄芩、黄连、芍药、阿胶。

以芩连之苦寒清泄与芍药、阿胶之甘润结合，既苦燥不伤阴，又能润而不助邪，甘苦相济，相得益彰。

3）酸苦辛合：乌梅、黄连、黄柏、细辛、川椒。

论中酸伏苦安，兼以辛温，治疗蛔厥，同时借其酸敛、苦燥、辛温之性，治以下利。

4）辛甘润同施：当归、芍药、桂枝、细辛。

辛以行、以散，甘能濡养，辛甘化阳，辛润通络。四药同施，有温阳血络、活血通经作用。此类还有生姜、桂枝、地黄、麦冬、麻仁之组合。

5）温凉润相济：半夏、石膏、麦冬。

温燥之半夏得石膏、麦冬之凉润，降逆而不燥，石膏、麦冬得半夏之温，使其寒凉不致滞邪。此润燥相济，互佐互用，共奏清热养阴、和胃降逆之功。

6）散收结合：干姜、细辛、五味子。

三药配合，收中有散，散中有收，散收相合，邪祛而正不伤，敛肺而不碍邪，适用以宣散为主治疗的肺咳病证。

7）清利相合：天花粉、牡蛎、泽泻。

天花粉之清热养阴，牡蛎、泽泻之利水，两者组合，使得利水不伤阴，养阴不助湿，相互为用，补泻相得。

8）宣降相因：生麻黄、杏仁、桑白皮。

升降有别，互为结合，达到宣降相因之功，以麻黄之散与杏仁、桑白皮之降，同调肺气之气机，疗肺之喘咳，又治肺宣降失司导致的水液异常等。

六、药物用量研究

《伤寒论》在强调药物配伍的同时，对药物用量亦颇多斟酌。药物用量不同，产生的效应有别，治疗的病证种类亦大相径庭，充分反映出药量在治疗疾病时的主导作用。众所周知，组成《伤寒论》方的药味相对较少，在治疗不同证或证虽同而轻重各异时，张仲景除采用适当增减药味外，另一个主要手段便是通过对药量的调节，实现药、证的最佳契合。

1. 药物定量的意义

（1）药量不同，主治各异　张仲景方剂配伍严谨，药量加减亦讲究法度。药物的分量不同，其主治功效各异，论中此类论述俯拾皆是。如桂枝剂量变化在各汤证中的应用。

此外，药量比例变化，主治、功效亦发生改变，如桂枝与芍药比例，其主治功效随芍药量的变化而发生本质改变。

（2）药量不同，证有缓急　药量不同不仅会出现功效主治的差异，还决定了其所治病证的轻重缓急。一般而言，药量重多适于病急时，药量轻多适于病缓时，如治心阳虚诸汤证时，桂枝甘草汤桂枝用量竟至四两，其余汤方桂枝用量则为一两或三两，用量大时，适用于病情急但不重，若病情重笃，量大必致耗散残余之阳，伤及人体正气。

2. 定量原则　张仲景的用药量是根据其所临证处方的基本量，是其在前人及自身临床尝试基础上而定量，这一用量是在一定条件、一定病证等因素下做出的。因此要从《伤寒论》中用药量的变化，如病情轻重等分析出一些指导性的应用规律，作为药物临床应用的原则，从而达到灵活应用之目的，其用量特点如下。

（1）辨病情轻重　《伤寒论》中的药物用量不是随意而定，是在基于药性的基础上，依据不同病证而定量。病情有轻重缓急等，随之其用药量亦有轻有重。一般说来，病情急者用量多重；病情缓者，用量多轻。如桃仁在桃核承气汤中的用为五十枚，治疗伤寒病"少腹急结者"；而在抵当汤中的用量为二十枚。病重者，用量多重；病轻者，用量多轻。如少阳之病重见往来寒热者，柴胡用量至八两，病轻无寒热往来者，柴胡用之四两或更少；其他还有枳实在大、小承气汤中量的变化等。这些都体现了据病之轻重缓急而定量特点。

（2）依病位偏倚 病位偏上者，用量多轻；病位在偏于下焦者，用量多重。如欲作奔豚的苓桂枣甘汤，病位在下，重用茯苓半斤伐肾邪而宁心，中焦脾虚等诸汤中，茯苓用量为二两、三两等。

（3）据病证属性 不同的病证，药物用量不同，这一辨病证定量当为张仲景丰富医疗经验的集萃，是张仲景用药的独特之处，这一特色不仅给后世提供了据不同证而用量的临床参考，而且提供了一种用药定量的思路，具有很强的临床价值。

（4）因体质强弱 由于体质差异，不同个体对药物的承受和反应不同，对峻烈或毒性较大的药物而言，使用过程中更应注意患者的体质状况。《伤寒论》在处方遣药过程中常根据患者体质增、减药量，铢锱之间恰如其分。如通脉四逆汤用干姜三两，但又云"强人可四两"，即指体质强壮者可加大用量。

3. 药物计量方式 《伤寒论》113 方中的 91 味中药，大多数是以重量单位计量的，包括斤、两、铢，其中尤以两的使用频率为最高。此外，还采用如下计量方法：①用药品个数（个、枚）计量。②用容积（合、升、斗）计量。③用药物长度计量。④用类比法。⑤用手抓法。⑥约略计量法。⑦匕（方寸匕、钱匕）为何种计算方法。

4. 古今用量研究 从张仲景药物一服量、药物煎煮方法、方药总量，结合文献考证，就目前而言，东汉 1 两 =15.6g，比较能够经受严格的史料考证，也符合张仲景方药的组方原则，但这一数值，与目前药物用量比较，剂量偏大。

综上所述，各种具体量考证，可佐参考，毕竟不同的时代，人们用药的习惯有一定不同。就同一时期而言，不同的人，也有不同的习惯用量。另外，古今自然环境、气候、体质等情况的不同，这些都需要当代在用药定量时视具体情况而定，即如古人所言："然世有古今，时有冬春，地有南北，人有强弱……宜活法变通，不必胶柱鼓瑟，则为守法张仲景者矣。"

5. 药物用量辩证认识 《伤寒论》中的药物用量是药物的绝对量，它应是张仲景所治适应证的药量，是张仲景用药经验的体现，其用量并非一成不变的。在超出论中所述（方）药的治疗范围时，药量亦应随之变化。不同的病证用药量或药物间的比例是不同的，即使是同病证，由于存在着证情轻重的区分，其药量或药物配伍比例亦将不同，这一规律在《伤寒论》中得到了充分体现。

总之，医者不能拘泥于伤寒论中药的绝对量，以古绳今，生搬硬套；也不应拘泥于药量的考证或囿于文献的绝对量。医者更要注重药的相对量，从体质、气候、环境和具体病症等因素来考量药物剂量。以临床为基础，以实验为手段，观察不同剂量、不同比例的药物疗效，进行古量、今量的比较，经典比例与变更比例的对照，或不同地域、不同气候等因素对药物剂量影响的比较等，通过深入探究《伤寒论》药物用量问题，更好地服务于临床。

第十二章 《伤寒论》争议问题探究 ▷▷▷▷

《伤寒论》自王叔和整理汇编之后，尤其自唐宋始，对该书注疏不断，学术争鸣，研究自成流派，形成了具有历史渊源与学术发展史的一门学科。众多注家或医家或对术语，或对医理，或对方药……争议不断，各抒己见，其中难免有当之处，亦有可圈点之处，如何看待这些争议问题，本章拟就伤寒论中这些历史争议问题及其主要精神进行探讨，以供参考。

第一节 太阳经府溯源与辨析

《伤寒论》三阴三阳各篇并没有明确提出"六经"或"经络"的概念，每篇之首只标明"辨太阳病脉证并治""辨阳明病脉证并治"，原著本没有经府证名称，乃是由注家逐渐引申附会而形成经、府证的概念，其间经过一个颇为曲折的过程。

一、太阳经府起源

太阳病篇，并无一处提到"府"字，可见张仲景当时并无"府证"概念。经府并提，首见于西晋王叔和《伤寒例》："此三经皆受病，未入于府者，可汗而已……此三经皆受病，已入于府，可下而已。"其文虽然引自《素问·热论》，但内容已不全同，《热论》原文作"未入于脏"，王叔和把"脏"字改为"府"字，并补充了"已入于府"。不过，叔和所说的"府"，是指阳明腑实，而不是指膀胱。

宋代朱肱首以足六经论三阴三阳，后世便习惯地称伤寒三阴三阳同为"六经病""六经病机""六经辨证"，后逐渐形成太阳经府之论。

二、经府之说辨析

经府之论被提出后，被注家不断加以引用、诠释，以至于形成了太阳经证即太阳经络之病，太阳府证即太阳膀胱之病，具体如何理解这些问题，下面逐一阐述分析。

（一）太阳经证之解

经证是指经络形证，《素问·热论》的六经分证，是依据经络形证而划分的。太阳病篇除"头项强痛""项背强几几"与太阳经络有关外，虽然多次提到"经"字，如"行其经尽""过经""到经不解"，实际是指太阳病由盛到衰的病程，而不是经络。"太阳随经"，指太阳经络，但如果解释为太阳随经络，则于理难通。闵芝庆曾指出："凡称某经病，以病在此经也。"所以"太阳随经气"实际也是太阳病随着病程的发展，（太阳病六七日）邪不得外解而入结于里，条文中先后提出"热在下焦"与"瘀热在里"可资佐证。至于"附子温经"，固然指温经络，但亦不局限于温太阳经络。即使"项强""项背强几几"是太阳经络形证，可以称为经证，然而征之临床，太阳经病证一定要具有恶寒，因为恶寒是外邪束表的反应，但不一定都有项强。因此，与其称为太阳经证，不如称为太阳表证更切合实际一些。

所谓"太阳经证"，不是专指经络，而是太阳经气为病。太阳与膀胱相表里，明代李时珍研究认为"然风寒之邪皆由皮毛而入，皮毛者，肺之合也。肺主卫气，包罗一身，天之象也，是证虽属乎太阳，而肺实受邪气"的结论，并提出"麻黄汤虽发汗重剂，实发散肺经火郁之药也"的新的论点。麻黄汤的发汗，正是通过宣开肺气，王海藏就曾明确指出："肺主卫为气，故麻黄为手太阴之剂。"陶节庵也强调太阳病与肺的关系："气逆作喘，非肺经乎？"喻嘉言虽然极力主张太阳病三纲鼎立，但到他的晚年也赞同"肺实受邪气"的论点，把李时珍所论证的大段内容，抄录于《尚论》中。成无己则着眼于营卫与脾胃的关系，提出："胃者卫之源，脾者营之本……脾胃健而营卫通。"李东垣同样提出了"胃为卫之本，脾乃营之源。"温病学家陈平伯在先贤理论的基础上结合自己的丰富实践，总结："风温外薄，肺胃内应，风温外袭，肺胃受病，其温邪之内外有异形，而肺胃之专司无二致。"风温如此，风寒又何尝不如此，太阳病篇太阳中风的"鼻鸣干呕"，太阳伤寒的"气喘呕逆"，亦与肺胃相关，只是注家囿于太阳经络，才提出太阳经证之说。

综上所述，可见太阳病实际是表证，固然与经络有关，但不仅限于经络，更不一定是膀胱，而是与肺的关系最切，与脾胃也有一定联系，所以太阳病经证、府证之分是不合实际的。

（二）太阳府证之辨

以膀胱为太阳之府，始于金代成无己"蓄血证"条文的注释，"太阳经邪不解，随经入府，为热结膀胱。"（第106条）又"太阳，经也，膀胱，府也，此太阳随经入府者也。"（第124条）然而成氏所说也只限于蓄血证，还未牵涉到蓄水证，如解释五苓散的作用时，只提到"和表里，散停饮"，却没有提到膀胱。明代方有执的《伤寒论条辨》才把五苓散和膀胱府联系起来，曰："谓五苓散两解表里而得汗者，里属府。府者，阳也。"清初喻嘉言进一步引申："邪入于府，饮水则吐者，名曰水逆。"又说："自经而言，则曰太阳，自府而言，则曰膀胱。"由此才逐渐形成太阳府证的概念。

蓄血证既然不是膀胱府证，为什么条文说"热结膀胱"？这如果与《伤寒论》第124条"热在下焦"联系起来理解，不难看出膀胱与下焦都是部位概念，非指膀胱本身。再则桃核承气汤与抵当汤、丸同属于逐瘀泻下剂，蓄血是从大便而下。所以孙思邈在《千金翼方·伤寒门》中把桃核承气汤列于承气汤法下，把抵当汤、丸列入杂疗法中。又有人提出，蓄血证小便自利，表明膀胱无病，主张不是膀胱府证，还能言之成理。蓄水证"小便不利"，怎能说与膀胱无关？这可从三个方面来看：一是蓄水证原文没有提及膀胱；二是小便不利并不专属于膀胱，肺气的通调、脾气的输布及心阳的温煦等，对小便皆有直接影响；三是五苓散也非利膀胱的专剂。柯韵伯曾经分析指出："小便由于气化，肺气不化，金不生水，不能下输于膀胱；心气不化，离中水虚，不能下交于坎，必上焦得通，津液得下。桂枝色赤入丙（小肠），四苓色白归辛（肺），丙辛合为水运，用之为散，散于胸中，必先上焦如雾，然后下焦如渎，何有烦渴癃闭之患哉！"陈来章也提出："治秘（指小便不利）之道有三，一曰肺燥不能化气，故用二苓泽泻之甘淡，以泄肺而降气；一曰脾湿不能升精，故用白术之苦温，以燥脾而升精；一曰膀胱无阳不能气化，故用肉桂之辛热，以温膀胱而化阴，使水道通利，则上可以止渴，中可以去湿，下可以泄热也。"从五苓散的临床运用来看，凡属于寒湿病证，不论泄泻、水肿、黄疸，用之都有较好的疗效。此外，对寒饮所致的脐下悸、头眩，水气所致的发白及脱发，亦有效果。这种脱发，是因水气上泛巅顶，侵蚀发根，使发根腐而枯落，治以补肝肾、益气血、活血化瘀诸法均乏效，只有用淡渗利水法才有效果。根据《伤寒论》原文，蓄水证还有水停于胃的茯苓甘草汤证与水寒外束、表阳被遏的文蛤散证，如果拘泥于太阳膀胱府证名称，就无法自圆其说。至于蓄血证的辨治理论，临床意义尤其深远，首先是神经、精神病与瘀血的病理联系，虽早见于《黄帝内经》，而具体的诊治方法则始自《伤寒论》。临床特点是狂乱不安，"轻则如狂，甚则发狂"，蓄血的部位在下腹部，所以轻则少腹急结，甚则少腹硬满。病在血而不在气，所以小便自利。蓄血的治法主要是活血逐瘀，轻则用桃核承气汤，甚则用抵当汤、丸。桃核承气汤是治瘀血证的常用方剂，适应的范围广泛，除用于瘀血型的精神分裂症与神经官能症外，对于跌打损伤、留瘀作痛，以及妇女的痛经、闭经、恶露不下或不尽等都有良效。抵当汤、丸临床应用虽然较少，经实验证明方中主药之一水蛭的分泌物有抗凝血作用，能治脾切除后的血小板增多症。陈亦人教授曾用水蛭粉加入丸剂治风湿性心瓣膜病与妇女干血痨，均收到较好疗效。随着活血化瘀法的深入研究，临床应用的范围也越来越广，许多不同部位、不同性质的疾病，都取得了一定的疗效。虽然处方选药，不完全是蓄血三方，但就其治疗原则来说，实基于《伤寒论》蓄血证的理论。总之，蓄水、蓄血都是太阳病表证过程中可能发生的里证，固然可见于外感病，但尤多见于内伤杂病，因此，要在深入领会其辨证论治理论的精神实质，不应当墨守太阳府证之说，只有这样，才能更好地发挥其理论对实践的指导作用。

附案例加以说明。

病案 12-1：王某，女，干部，体检确诊：多发性子宫肌瘤，大约鸡蛋，小如鸽蛋。诊见：面色晦暗，肌肤不泽，神情倦怠，月经行无定期，量多如崩，经行期长，经色紫暗夹有块状，小腹隆起，疼痛拒按，舌质紫暗，舌苔薄黄，脉沉迟。辨证为血瘀胞宫。治宜破血逐瘀，方用抵挡汤加味。水蛭、虻虫、桃仁、大黄、枳壳、红花、三棱、莪术各 10g，牡丹皮、赤芍各 6g，蒲公英、海藻、夏枯草各 15g。服用 1 周后适值经行，下紫暗血块较多，小腹部胀痛明显减轻，胃纳尚好，二便正常，继服上方 2 个月，B 超复查：肌瘤明显缩小，月经量明显减少，后继服 1 个月，复查肌瘤消失，腹部无疼痛，后用桃红四物汤巩固疗效 1 个月。

按语：抵挡汤本为太阳膀胱蓄血证而设，后世亦多解释为太阳腑证，但从本例用治子宫肌瘤，再次表明经腑证之说的谬误，而且也说明血瘀部位不仅仅在太阳膀胱，其只是里证的代表。故凡瘀血为患，病机类似，正如先生篇中所云："不必拘泥于经腑之说，用之即效。"

第二节 阳明经府之分解析

同太阳篇一样，在《伤寒论》阳明病篇也没有经府证名称，乃是由注家逐渐引申附会而形成经、府证的概念，其间经过一个颇为曲折的过程。

一、阳明经府之分溯源与辨析

明代方有执著《伤寒论条辨》时，尚无阳明经证之说，其在阳明病篇原文之前指出："阳明者，胃经也。其法不以经病为例，例以胃家实为正。"清代喻嘉言始提出阳明病有经、府之区分，他在《尚论》中说："然其邪复有在经在府之不同，在经者与太少为邻，仍是传经之邪；在府者则入胃而不传经。"又说："凡属阳明之证，病已入胃府，故下之而愈；其有胃不实而下证不具者，病仍在经。"又说："在经之邪不解，必随经而传少阳。"可见，喻氏经府并提，乃就病势传变与否而言，还不是阳明经证，所以更没有涉及治法。

明确提出阳明经治法的注家是刘廷实，他说："阳明一经，有经府之分，在经者可汗，如尺寸俱长，身热目痛鼻干不得卧是也。"由此许多注家皆宗刘说，主张用葛根汤治疗阳明经证。然而《伤寒论》阳明病篇内容，并无目痛鼻干不得卧，显然是引自《内经·热论》与王叔和的《伤寒例》，但目痛鼻干不得卧的性质属热，怎么能用辛温发汗的葛根汤？尽管刘廷实主张有误，但与阳明经络毕竟还有联系，至于以白虎汤主治阳明经证，简直与阳明经络毫无关涉，全由附会而来，如秦皇士在《伤寒大白》中说："若邪热入于阳明之经，汗出而渴，脉洪而数，白虎汤清之。"这样一个不符实际的错误概念，偏得到许多人的附和，长期未得到纠正，实为遗憾！也有一些医家对阳明经证用白虎汤的说法提出了商榷，如张路玉说："故白虎汤为热邪中暍之方，虽为阳明解利之药，亦解内蒸之热，非治在经之热也。"钱天来说："此但外邪入里，为无形之热邪，用寒凉清肃之白虎汤，以解阳明胃府之热邪也。"尤在泾所著《伤寒贯珠集》，把白虎加人参汤证编入阳明正治法阳明府证节内，强调："白虎、承气并为阳明府病之方，而承气苦寒，逐热荡实，为热而且实者设；白虎甘寒，逐热生津，为热而不实者设，乃阳明热邪入府之两大法门也。"这些分析，论点明确，论据充分，足以破疑解惑。然而未能引起重视，可能是因成见作梗的缘故。白虎证与承气证均属于阳明府证，不仅伤寒注家中有所认识，临床家也不例外，如程钟龄对于阳明经府问题曾做过专题讨论。他在《经府论》中说："夫经者，径也，行于皮之内，肉之中者也；府者，器也，所以盛水谷者也。伤寒诸书，以经为府，以府为经，混同立论，惑人滋甚！吾特设经府论而辨之。"他指出："然则以白虎治府病何谓也？夫以白虎治府病者，乃三阳之邪初入胃府，表里俱热，邪未结聚，热势散漫，而无胃实不大便之症，故用白虎汤内清胃府，外透肌表，令表里两解。"他在论消渴证治时又指出："阳明经证亦无渴，不过唇焦漱水耳。其有渴者，则阳明府病也。邪未结聚，其热散漫而口渴者，白虎汤；邪已结实，腹胀便闭而口渴者，承气汤，此阳明府证之治法也。"温热家戴天章提出运用白虎、承气的主要标志是：前者有热无结，后者有热有结，堪称要言不烦。总之说明一个问题，白虎与承气均是阳明府证，把白虎汤证说成阳明经证，是不对的。当今全国中医高校的伤寒论讲义教材，阳明病不再划分经府，只分热证实证，意取无形之热与有形之实，这种从实际出发的精神值得赞赏！只有实事求是，才能坚持真理，纠正错误，才能使《伤寒论》这部光辉著作，更有效地发挥指导实践的作用。

二、阳明经证为阳明表证之辨

上述可知，阳明经证之说不符合伤寒论之意，注家提出的针对经证的治疗方药也并不符合，所以阳明病篇经府之分是不当的。

另外一些医家就提出了经府有表里之意，阳明经证为表证，且阳明病篇载有用桂枝汤、麻黄汤的条文可做依据，如《伤寒论》第234条："阳明病，脉迟，汗出多，微恶寒者，表不解也，可发汗，宜桂枝汤。"第235条："阳明病，脉浮，无汗而喘者，发汗则愈，宜麻黄汤。"皆以阳明病冠首，而且都提出可发汗，说明阳明病本身也有表证，所以用麻黄、桂枝发汗。针对这一提法，该如何来认识呢？

首先阳明病之病位在里，不会有表证之说，且阳明病既属热实证，也不会用桂枝汤、麻黄汤，否则"桂枝下咽，阳盛则毙"，麻黄汤劫津夺液。阳明病与太阳病的最大区别就是：太阳病必恶寒，大多恶寒与发热并见，阳明病则"身热，汗自出，不恶寒，反恶热也"。判断太阳病是否已传阳明，也是以恶寒之有无为根据，如《伤寒论》第48条："二阳并病，太阳初得病时，发其汗，汗先出不彻，因转属阳明。续自微汗出，不恶寒。"第134条："而反恶寒者，表未解也。"由此可见，阳明病之用桂枝汤、麻黄汤，不是阳明自身的表证，而是兼太阳之表。所以提出阳明里热实证基础上兼太阳之表的说法或者阳明里热尚不太甚的情况下权宜治法，这种推理是不符实际的。

对此理解，庞安时、朱肱之见可以借鉴，两者认为这里阳明病不是阳明热证，是阳明中寒证兼太阳之表，言："阳明中寒，恶寒为病在经，与太阳合病属表，可发其汗。"庞安时、朱肱是宋代对《伤寒论》深有研究并富有临床经验的医学家，才能有如此正确的认识，提出上述的论断，较之某些《伤寒论》注家一味随文敷衍高明得多。

如果阳明没有表证，如何理解阳明病183条："问曰：病有得之一日，不发热而恶寒者，何也？答曰：虽得之一日，恶寒将自罢，即汗出而恶热也。"这里表明阳明病初起也有恶寒表证的，上述阳明表证也确实有医家依此而定，而且这种说法较易造成概念上的混淆。

理解该条文内涵，需上下联系看待，本条紧接在《伤寒论》第182条"不恶寒反恶热也"之后，本条之后又接着提出，"始虽恶寒，二日自罢，此为阳明病也"。上下关联不难分析是为了鉴别诊断而设词问答，示人于动态中分析辨证的方法，不是指阳明本身的表证，而是阳明病兼太阳表证，在太阳阳明同见阳明里热的情况下，最易化燥化热，所以说"始虽恶寒，二日自罢"。正说明化热的迅速。如果与温病热变最速的特点联系，就更易理解。温病初起也往往伴有恶寒的卫分证，但是时间短暂，程度轻微，它与"虽得之一日，恶寒将自罢"的精神完全一致。所以阳明病自身表证的说法是不确切的。

三、阳明腑实证理解

前述已谈及，白虎与承气汤之类均是阳明府证，这一说法是存在的，但阳明府所属是什么，有医家根据"胃家实"提纲问题，阳明府专主胃、大肠府，或专主有形实邪，这一问题该如何理解呢？

"胃家实"。首先"胃家"之胃不是专指胃，这里是部位概念，包括大小肠在内，阳明府应涵盖其三者。

何为"实"，不能理解为只有肠中燥屎阻结才称为实，"邪气盛则实"，胃热炽盛亦是实，所以无论胃热、肠实均属于胃家实。然而《伤寒论》原文没有大肠燥实，只提到"胃中有燥屎""胃中有燥屎五六枚也"，这里胃同上所述，并非指胃，应是指大肠中有燥屎，王好古与李东垣对此曾做过专门讨论："夫胃为受纳之司，大肠为传导之府，燥屎岂在胃中哉……以是知在大肠，不在胃中明矣。"又"广肠者地道也，地道不通，土壅塞也，则火逆上行至胃，名曰胃实……言胃中有燥屎五六枚者，非在胃中也，通言阳明也。言胃是连及大肠言……若胃中实有燥屎，则小肠乃传导之府，非受盛之府也。"徐灵胎也曾分析："按燥屎当在肠中，今云胃中何也？盖邪气结成糟粕，未下则在胃中，欲下则在肠中也，已结者即谓之燥屎，言胃则肠已该矣。"

这些问题旨在进行探讨研究，作一家之言，以飨大家参考与借鉴。

第三节 少阳枢机探析

"少阳为枢"最早见于《黄帝内经》，如《素问·阴阳离合论》《灵枢·根结》等皆提出"太阳为开，阳明为合，少阳为枢"。历代医家多沿用"开、合、枢"之说解释，认为"少阳为枢"指少阳经运阳气于半表半里之间，可出可入为枢机。或有论少阳为一身之枢，为气机升降之枢，为出入之枢，为表里、阴阳之枢，惜论述不够充分。本学科将从"枢"之含义及少阳与经脉、营卫气血、元气、脏腑等之间的密切关系，进一步揭示"少阳为枢"之内涵。

一、枢的含义

"枢"无论是门轴、户枢，还是制动、枢纽、关键，都是为了维持事物的正常运动，为制动之关键，其实质都本于造"枢"字之意。又因机也指事物的关键、枢纽，如《资治通鉴》中"成败之机，在于今日"及机门（关键，机密所在）、机密房（机要部门办事处所）、机柄（掌握事物关键的重要手段）。故枢机合称，《辞海》将其释为"事物运动的关键"。

由上述可知，"枢"是维持事物沿着一定的轨道做规律性的运动及变化的关键。

二、探析少阳为枢

将"枢"的概念引入中医，称为"少阳为枢"，既表明少阳对人体生命活动起着重要的作用。下面从少阳与经脉、营卫气血津液、元气、脏腑等之间的密切关系进行阐述，以揭示"少阳为枢"之内涵。

（一）少阳为经脉之枢

《素问·阴阳离合论》云："少阴之上，名曰太阳，太阳根起于至阴，结于命门……太阴之前，名曰阳明，阳明根起于厉兑……厥阴之表，名曰少阳，少阳根起于窍阴。"从部位上定三阴三阳，云："是故三阳之离合也，太阳为开，阳明为合，少阳为枢，三经者，不得相失也。"虽未直述少阳为枢的重要性，但结合上述对枢的理解及少阳所循部位居太阳阳明之间，为交接之处。再地理学上两地交界之处常是要塞、关口所在。故称少阳为枢既已表明少阳所居为枢之所在，作用就是协调三经，不失其常。

再《灵枢·根结》引出："太阳为开，阳明为合，少阳为枢。"后又云："故开折则肉节渎而暴病起矣……合折则气无所止息而痿疾起矣……即骨繇而不安于地，骨繇者取之少阳。"论开、合、枢折之病证。枢折病骨繇不安地，骨是人体的支撑，维系着人体的运动。《灵枢·本脏》云："经脉者，所以行气血而营阴阳，濡筋骨，利关节者也。"今枢折致使经脉运行气血阴阳不利，导致筋骨失濡、关节不利而"骨繇不能安地"，故曰少阳为枢首先是经脉之枢。

（二）少阳为营卫气血之枢

前云经脉行气血营阴阳，知经脉好比道路负责将气血运至所需处，且气血分配有度。要维持气血运行有度，关键在于调控，这就是"枢"之用。少阳为枢正是调节诸经气血运行及分布有度。

再《灵枢·营卫生会》云："人受气于谷，谷入于胃……其清者为营，浊者为卫，营在脉中，卫在脉外。"《灵枢·卫气行》云："是故平旦阴尽，阳气出于目，目张则气上行于头，循项下足太阳……脾复注于肾为周。"又营卫相随，阴阳相灌，如环无端。故营卫的运行总离不开经脉。

卫行失常则皮肉、腠理、毫毛等失濡或"留于腹中，蓄积不行，苑蕴不得常所，使人支胁胃中满，喘呼逆息者"，营行不利则五脏失气，营卫之行俱不利，则与风寒湿气合而成痹。而少阳又称少火，或称一阳、嫩阳，性生发条达，以及胆之宣通、升发、疏调和三焦主诸气，使营卫气血畅行达于周身，以发挥卫外、濡养作用。正如汪机云："少阳居中，在人身如门之枢，转动由之，使荣卫出入内外也常。"故云少阳为营卫气血之枢。

（三）少阳为元气之枢

元气又称原气、元阳，人身之阳气皆源于肾中元阳，少阳也不另外。《难经·三十八难》曰："三焦也，有元气之别焉。"《难经·六十六难》又云："脐下肾间动气……故名曰原。三焦者，原气之别使也……原者，三焦之尊号也。"知三焦为原气出入之路，三焦通畅，原气才能宣达内外，游行上下，布散周身。《灵枢·本脏》云："肾和三焦膀胱，三焦膀胱者，腠理毫毛其应也。"这也明示肾与三焦膀胱相通，肾中元气通过三焦、膀胱布散，外达腠理毫毛，以发挥温分肉、肥腠理、司开合、卫外等功用。腠理毫毛是反应三焦膀胱通行元气功能的一面镜子，足少阳胆，内寄相火，性喜条达，与肝为表里，相互协调而主疏泄，功能宣上通下，内入外出。手足少阳经脉相连，故两者功能正常，则枢机运转，胆木条达，三焦通畅，水火相济，上下内外，宣达通畅，阳气出入自如，敷布于各脏腑及四肢百骸，以发挥温煦、推动、气化等作用。故曰少阳为元气之枢。

（四）少阳为脏腑之枢

经脉内属脏腑，外络肢节，运行营卫气血至各脏腑以维持脏腑的生理功能。若营卫气血运行不利，易致脏腑失温失濡而功能失常。再手少阳循行之处覆盖五脏六腑。《难经·三十一难》云："三焦者，水谷之道路，气之所终始。上焦者……在胃上口，主纳不出……中焦者，在胃中脘，不上不下，腐熟水谷……下焦者，在膀胱上口，主分泌清浊，主出而不纳，以传导也……"从"主纳不出""腐熟水谷""主分泌清浊，主出而不纳，以传导也"，知三焦作为腑以胃、大小肠为主，其功能是密切协调胃肠等受纳、腐熟水谷、化生及输布精微，排出糟粕等而这些功能的发挥，又离不开相表里的脾、肺等脏的参与。由此可知，三焦有力的组织了肺、脾、胃、大小肠等参与水谷精微及糟粕的化生、输布、排泄。

足少阳络肝属胆，肝胆相表里，脾之运化、升清，胃之受纳、腐熟，均须肝胆之枢转和疏泄。肝胆功能失常，直接影响脾胃的功能。胆又储存精汁，内寄相火，温煦调畅诸脏功能，又为中正之官，主决断。故《素问·六节藏象论》云："凡此十一藏取决于胆。"这是少阳为脏腑之枢的概况。

（五）少阳为津液之枢

《灵枢·本脏》云："六腑者，所以化水谷而行津液者也。"知六腑化水谷而生津液，具体包括胃之腐熟，小肠泌别清浊，大肠主津，膀胱储藏；再《素问·经脉别论》又云："饮入于胃，游溢精气，上输于脾，脾气散精，上归于肺，通调水道，下输膀胱，水精四布，五经并行，合于四时五藏阴阳，揆度以为常也。"由此可知，津液生成后经肺、脾、肾等脏腑进行输布、代谢。

前已云三焦作为腑以胃、大小肠为主，其功能是协调六腑腐熟水谷、化生及输布精微等；再胆之枢转和疏泄又直接影响脾胃的运化腐熟及化生津液的功能，由此知少阳左右津液的生成。再云："三焦为水谷之道路，气之所终始。"《素问·灵兰秘典论》又云："三焦者，决渎之官，水道出焉。"这表明三焦主决渎而通调水道，为水火运行之道，其主气又助水液代谢；胆之疏泄可宣阳气通上下，达内外，与肝共调诸脏之功能，以促进液代谢。

由此知无论是津液生成，还是代谢，都需在手足少阳的协调下而顺利进行。三焦失常则主气失司，水道不通；胆失疏泄则阳气失宣，气结水停，皆致津液的生成及代谢失常。故曰少阳为津液生成及代谢之枢。

综上所述，少阳作为营卫、气血津液、元气、脏腑之枢，主持营卫、气血津液及元气等规律运行敷布和脏腑正常的活动。"少阳为枢"归根结底是枢调气的升降出入，维持或恢复气的规律性活动。《黄帝内经》云："升降出入，无器不有。"升降出入又是气化活动表现的基本形式。故曰少阳为枢以气机之枢为本质，主司气化，其内涵体现在对经脉，营卫、气血、津液、元气的运行敷布，脏腑功能正常发挥的协调，目的是维持人体正常的生命活动。这正切合前面所谈"枢"是维持"事物沿着一定的轨道做规律性的运动及变化的关键"这一论题。

第四节　太阴腹痛论证

太阴病主要论述了太阴脾方面病变与辨治，腹痛作为临床常见病症，在本篇也是重点阐述内容，不仅在于腹痛治疗，更涉及腹痛辨识。本篇争议较多的是关于腹满时痛与大实痛两个问题。

一、腹满时痛的问题

腹满时痛，是太阴病的主证之一，太阴病提纲条文中已经提到了腹满与时腹自痛，从伴有下利、吐而食不下等证来分析，应属于太阴虚寒证。《伤寒论》第279条："本太阳病，医反下之，因尔腹满时痛者，属太阴也，桂枝加芍药汤主之。"不兼下利，可见与提纲证腹满时痛的性质有所不同，不应等同看待。然而本证腹满时痛的性质怎样？则颇多争议。由于叙证太简，注家往往采用以药测证的方法推断证候、分析病机，因而在讨论时势必牵涉桂枝加芍药汤的作用，因为理法方药一线贯穿，是密切联系的。但是，对桂枝加芍药汤治疗作用的认识也存在分歧，所以对腹满时痛及该条病证属性很难取得一致意见。归纳起来，有以下几种认识。

一是腹满时痛尚兼表证。如成无己说："表邪未罢，医下之，邪因乘虚，传入太阴，里气不和，故腹满时痛，与桂枝汤以解表，加芍药以和里。"多数注家皆宗此说，主张桂枝加芍药汤为两解表里之剂。这一主张是否正确，值得探讨。首先，"因尔腹满时痛者，属太阴也"已经做出肯定的判断为太阴病，并未提及表邪未尽。论中很重视表里辨证，如《伤寒论》第34条："利遂不止，脉促者，表未解也。"第56条："其小便清者，知不在里，仍在表也。"第134条："而反恶寒者，表未解也。"第163条："表里不解者。"第164条："恶寒者，表未解也。"可见本条未提表证，言其兼有表证是没有根据的。再说桂枝汤能外调营卫，内调脾胃，方中桂枝温阳助卫，芍药敛阴和营，并无直接发汗作用，无表证也可用桂枝汤，如营卫障碍的自汗证、妇女妊娠的恶阻证等都没有表证。如果说桂枝汤发汗作用主要指桂枝，那么，不与芍药姜枣相伍的桂枝甘草汤，岂不成了发汗剂？恰恰相反，桂枝甘草汤固表敛液，治汗多心悸。即使桂枝能发汗解表，但桂枝加芍药汤方中芍药用量倍于桂枝，怎么能发汗？如果说桂枝加芍药汤能够解表，那么，小建中汤较该方仅多一味胶饴，也应兼有解表发汗作用了。证之临床，用桂枝加芍药汤治腹满时痛，很少见到表证。可见兼太阳之表之说是站不住脚的，说桂枝加芍药汤为两解表里之剂也是不能成立的。

二是"腹满时痛"属于虚证。如《医宗金鉴》说："此属太阴里虚痛也。"柯韵伯说："倍芍药以益脾调中。"钱天来说："桂枝汤中已有芍药，因误下伤脾，故多用之以收敛阴气也。"这些，皆说明桂枝加芍药汤中倍用芍药的目的在于补虚。元代王好古早有"腹中虚痛，脾经也，非芍药不除"之说（《汤液本草》）。李东垣为补土派的代表医家，治疗脾胃病有丰富的经验，他于方后加减法中多次提到："腹中夯闷，此非腹胀，乃散而不收，可加芍药收之。"可见，主虚说不但言之成理，而且有实践依据。

三是"腹满时痛"的性质属热属实。如陈亮斯说："属热之痛，宜加芍药之寒以和之……芍药性寒，寒能御热而泻侵脾之热邪。"王朴庄说："盖腹中热痛者，宜芍药，以芍药性寒，能通脾络也。"余听鸿说："加倍芍药者，因脾气实，泄木疏土之气而除满痛。"果如所说，腹满时痛属热属实，何以不用小承气汤，却用桂枝加芍药汤？芍药的用量固然偏重，性味酸苦微寒，但是方中其他四味药的性味都是辛甘而温，就方剂的总体来说，性质仍是偏温而不是偏寒，因此，说该证的"腹满时痛"为热证实证，恐怕也不恰当。

腹满时痛，指满与痛两个方面，单就腹满或单就腹痛解释都是不全面的。先就腹满来说，如果属于脾气虚寒，治以温中运脾的理中汤。如果属于脾虚气滞，治宜消补兼施的厚朴生姜半夏甘草人参汤。如果属于肠府燥结，治宜通下泄满的小承气汤。本证腹满，既不同于脾气虚寒，又不同于脾虚气滞，更不同于肠府燥结，乃是因脾气散而不收，自觉腹中夯闷不舒，补气、行气、泻实皆非所宜，也不可能收效。只有用桂枝温通阳气，姜枣调和脾胃，更重用芍药收之始效。李东垣把"腹中夯闷"作为重用芍药的标志，确是可贵的经验。再就腹痛来说，一般是绵绵隐痛属虚寒，时作剧痛属实热，这可能是成无己主张时腹自痛属热的依据。但是文中只提到腹满时痛，并未说明腹痛的程度，可见并非实热证，也不是单纯的虚寒证，所以用桂枝加芍药汤一以治满，一以治痛。

芍药的性味功能究竟怎样？据《神农本草经》记载："芍药苦平，治邪气腹痛，除血痹，破坚积，寒热疝瘕，止痛，利小便，益气。"《名医别录》记载："芍药酸微寒，通顺血脉，缓中，散恶血，逐贼血，去水气，利膀胱大小肠，消痈肿，时行寒热，中恶，腹痛，腰痛。"可见芍药有着多方面的作用，上述主补、主敛、主清热、主泄木疏土，立论各异，实际都只强调芍药的某一方面作用，况且离开了整个方组，自难免片面，这是长期存在分歧意见的主要原因。对于芍药作用有比较全面、深刻认识的是清末周岩，他在《本草思辨录》中指出芍药具有敛与破的双重作用，他说："能入脾破血中之气结，又能敛外散之表气以返于里，凡仲景方用芍药，不越此二义。"又"即《神农本草经》之苦平与酸寒并体之，皆不外敛之与破，识得芍药之用，而无谓之吹求可已矣。"他正是根据敛与破二义，分析了许多与芍药配伍方剂作用的异同。例如，"桂枝汤固卫气外泄不与营和，故于桂甘温经祛风之中，用芍药摄卫气就营气……此敛之意也"。当归芍药散治腹中疼痛，此破之意也。桂枝加芍药汤治腹满时痛，此敛与破兼者也（满须敛，痛须破）。可见必须明确药物有多方面的作用，再结合方剂配伍研究，才能避免偏见。

病案 12-2：林某，男，52 岁，1994 年 4 月 18 日就诊。大便下利达一年之久，先后用多种抗生素，收效不大。每日腹泻 3 ～ 6 次，呈水样便，并夹有少量脓血，伴有里急后重，腹部有压痛，以左下腹为甚，畏寒，发热（37.5℃左右）舌红，苔白，脉沉弦。粪便镜检有红、白细胞及少量吞噬细胞。西医诊为"慢性菌痢"。辨证：脾脏气血凝滞，木郁土中所致。治法：调脾家阴阳，疏通气血，并于土中伐木。

桂枝 10g，白芍 30g，炙甘草 10g，生姜 10g，大枣 12 枚。

服汤 2 剂，下利次数显著减少，腹中颇觉轻松。3 剂后则大便基本成形，少腹之里急消失，服至 4 剂则诸症霍然而瘳。

按语：桂枝加芍药汤证的病位问题诚如陈亦人在《伤寒论求是》中所辨识的，应该是在脾络，究其属性是脾土络脉之壅。无独有偶，成为当今伤寒界"南陈北刘"组合的刘渡舟在对这一问题的认识上竟然与陈亦人的认识是如此相似，正所谓"英雄所见略同"，更能令后学在学习中产生可直接触摸的感觉。

二、大实痛问题

太阴病篇提到的大实痛，指痛的程度较腹满时痛严重，故在桂枝加芍药汤基础上加大黄二两（成注本作一两）。注家对此也有不同意见：一是认为大实痛属于阳明实热，如柯韵伯说："若表邪未解而阳邪陷入阳明，则加大黄以润胃通结而除其大实之痛。"果如柯说，为什么不用三承气汤？却用桂枝加大黄汤。该方虽然芍药大黄并用，但仍然是温药多于寒药，岂是实热证所宜？另一是认为"大实痛"属于太阴之实。如程郊倩说："倘大实而痛，于证似可急下，然阴实而非阳实，仍从桂枝例升发阳邪，但加大黄以破结滞之物。"秦皇士将太阴腹痛与阳明腹痛比较，得出"承气汤下阳明腹痛者，桂枝加大黄汤下太阴腹痛者。大肠热结，不用桂枝大黄；脾家腐秽，不用承气汤"这种分析，比较合理，对随证选方颇有帮助。当然，太阴与阳明同处中焦，关系最切，常是相互影响。加用大黄，自离不开大肠，事实也不可能截然划分。余听鸿说："此加大黄下太阴之实邪，因阳道实则满痛，桂枝加芍药一倍，加大黄一两，是脾胃皆实不得转，使桂甘枣辛甘助脾通阳，加芍药疏脾之气，加大黄下阳道之实，借脾之气而通府之实。"假使与"脾家实，腐秽当去"联系起来理解，则不难看出"大实痛"乃因腐秽不去所致，它与肠中燥屎阻结的大实痛是完全不同的。所以不用三承气汤苦寒攻下，而用辛苦温与酸苦相伍的桂枝加大黄汤。正由于这种大实痛是太阴腐秽，所以见到脉弱，标志着气虚较甚，"胃气弱易动"，因此又提出"设当行大黄、芍药者，宜减之"。示人应注意控制芍药、大黄的用量，以防过剂伤正。这说明处方用药，不但要求符合病机，还必须做到用量的多少因人而异，极有实践意义。

病案 12-3：苏某，女，32 岁。主诉：患荨麻疹已 5 年之久。开始时，每年发五六次，后来逐年加剧。今年以来，愈发愈频，竟至没有间歇，曾大量注射葡萄糖酸钙、内服苯海拉明及祛风活血之中药，均归无效。症状：遍身有大小不等的疙瘩块，瘙痒无度，此起彼伏，日夜无宁静之时，发作剧烈时特别怕冷，身必重裘，大便一直两天一次，且燥结难下，腹痛。

处方：桂枝 9g，芍药 9g，甘草 3g，生姜 9g，大枣 3 枚，大黄 9g，全瓜蒌 12g，麻仁 12g。服上药后约 3 小时，身痒渐止，疙瘩亦渐隐没，周身微汗，大便畅通，症状全部消失，迄今已半月余，未再发过。

按语：患者大便燥结，腹痛，此为阳明不降，木气乘及脾土，桂枝汤助脾化源，芍药敛肝柔肝，大黄通下导滞，正如上述所言，大黄不为攻下，重在导滞，使得腐秽从大便而去。

第五节　厥阴病篇探析

厥阴病篇是《伤寒论》中争议最多的一篇，自陆渊雷提出"伤寒厥阴竟是千古疑案"，认为"是杂凑成篇"，做了"少阴、太阴之外更无厥阴"的推论以来，不少医家赞同此说。近人更从版本学角度考据，提出厥阴病篇仅有 4 条，"厥利呕哕"应单独成篇。总之，历经百年学术界对《伤寒论》厥阴病篇内容更多仍持怀疑态度。本学科结合历代研究及厥阴病篇数十条文及其相关文献，认为厥阴病篇并非"杂乱无章，拼凑而成"，乃因"厥阴"含义的不同，其内容也分属不同的系统，实仍有迹可循。

一、厥阴之脏腑经络系统

众所周知，厥阴包括足厥阴肝、手厥阴心包，但从《伤寒论》固有内容来看，厥阴病篇主要论述足厥阴肝经的相关病证。肝主风木，内寄相火，木火上炎，则多表现为肝胃气逆的上热证，同时肝邪乘脾，又多伴见脾阳虚弱的下寒证。另肝为刚脏，藏血，体阴而用阳，性喜条达，功主疏泄，其疏泄之功主要体现在对气机运转、脾胃运化及情志调节等方面。若厥阴肝疏泄功能失常，势必影响脾胃，因而又多见下利、呕哕诸证。诸如肝邪乘犯脾胃之上热下寒证、肝热下注之热利证、肝寒犯胃之呕哕证、肝血不足之寒凝经脉证等相关内容占到厥阴病篇近 12 条。另外，某些条文虽不属厥阴肝病，但却是与厥阴肝病主证连类而及，颇有鉴别意义。

《伤寒论》厥阴病篇中第 326 条、338 条、359 条、357 条主论上热下寒证，第 359 条"干姜黄芩黄连人参汤证"病机为胃热兼脾虚寒，第 357 条"麻黄升麻汤证"病机为正伤邪陷，肺热脾寒，两者虽均有上热下寒的共性，但从病症及方义的角度分析可知，它们并非真正意义上的厥阴病，只是与肝木乘土之上热下寒证连类而及，意在突出鉴别证。

下利呕哕证也是历代学术界争论的焦点之一，许多医家均认为"下利呕哕"乃"叔和因其有厥逆而附"，应单独成篇。其实下利呕哕证看似虽与厥阴肝病无直接关系，但肝木之邪，最易侵犯脾土，因此肝病也多伴见下利呕哕之证。究其病机，实为肝病所致，与单纯的脾胃病有着本质的差异。厥阴病之下利重点讨论厥阴热利的白头翁汤证，同时还讨论了其他原因所致的下利证，意在示人鉴别运用。呕哕也是厥阴病常见症状之一，378条"干呕，吐涎沫，头痛"乃肝胃虚寒、浊阴上逆所致，治以温降肝胃、泄浊通阳之吴茱萸汤。380条、381条论述了哕有虚实之分，未出方，但提出了治疗大法："视其前后，知何部不利，利之即愈。"同时又列举了类似证的辨治，意在示人知常达便，从而提高临床辨治水平。此外，肝藏血，肝血不足则寒易凝结经脉，从而导致厥阴寒凝经络证。351条因平素肝血虚少，复感寒邪，寒凝经脉，血行不畅所致之手足厥寒，治以养血散寒之当归四逆汤。352条兼肝胃久寒，治以当归四逆加吴茱萸生姜汤。

　　由上可知，此部分内容均围绕着足厥阴肝的生理病理而展开，在论述上热下寒，以及呕、哕、利等证时，还罗列了许多类似证，有利于突出重点，鉴别疑似，虽内容繁多，但却主次分明，条理清晰，充分体现出了辨证论治的思想，对临床实践有着积极的指导意义，从这点上来说，"合"的意义远大于"分"。

　　历代从合立论者，如气化学派虽认为"一哕通结六经之证"（张锡驹《伤寒论直解》），但同时也认识到其中一些条文的表述和内容寓意不相协调。另外，尤在泾在梳理厥阴病篇时，虽然也力图将其所有内容都归入厥阴病，但仍不能自圆其说，最终提出"简误"之说，认为是太阴、少阴、太阳条文杂入厥阴篇中，且"传误已久，习焉不察"。其后，沈尧封更发挥曰："厥阴病亦必内外证合见乃是真厥阴，其余或厥，或利，或呕，而内无气上撞心，心中疼热等证，皆似厥阴而非厥阴。"上述医家虽都希望寻找一条能够贯通全篇、圆满融汇厥阴病篇的主线，但却主线难寻，以致众说纷纭。这可能正是厥阴病篇被称为"千古疑案"，历经百年仍无定论的节点所在。究其原因，厥阴病篇的内容除上面论述的上热下寒、呕哕利证之外，还包括厥证和厥热胜复证，前者以足厥阴肝经的生理病理相联系，自成一个完整的体系，称之为"厥阴之脏腑经络系统"，但若以此为基点，另占厥阴病篇近12的厥证与厥热胜复证，与厥阴肝经病理之间却缺乏固有联系，很难融入该系统加以阐释。因此，要澄清"杂凑之说"，圆满融汇厥阴病篇的关键在于弄清厥证和厥热胜复证，而对厥证和厥热胜复证的正确理解关键又在于对"厥阴"含义的理解。

二、厥阴之阴阳学说系统

　　作为中国古代朴素哲学思想的阴阳学说理论渗透到自然科学的各个学科中，中医学也深受其影响。至东汉时期，阴阳学说发展最为鼎盛，正值此时，张仲景的《伤寒论》，便也深深地打上了阴阳学说的烙印。阴阳学说对《伤寒论》的影响是多层次、多角度的，从整个理论体系到辨证总纲，再到治则治法以及组方用药无不体现着阴阳学说的思想。其中，三阴病中的"厥阴病"亦突出表现出阴阳转化失调的基本内容。

　　"厥阴"又称"一阴"，为三阴之终尽。《素问·阴阳类论》云："一阴至绝，作朔晦。"朱肱曰："夫阴尽为晦，阳出为朔。厥阴者，以阴尽为义也。"张景岳又曰："阴阳消长之道，阴之尽也如月之晦，阳之生也如月之朔，既晦而朔，则绝而复生。"由晦到朔，很形象地描绘出厥阴是阴阳的转折点，涵有阴尽阳生、阴中有阳之意。

张景岳曰："厥者，尽也，阴极于是也。"《灵枢·阴阳系日月》曰："亥十月，左足之厥阴，戌九月，右足之厥阴。此两阴交尽，故曰厥阴。"戌亥为地支之尽，尽后遇子则阳气来复，即所谓"厥阴者，两阴交尽，阴之极也。阴极阳生……"这说明两阴交尽而衰变之厥阴，包含阴气主退，物极必反，阳生于阴，阴中有阳之意。由上可知，在阴阳消长转化过程中，厥阴处于"阴尽阳出、阴中含阳"的特殊阶段。人体阴阳之气的顺利转化、交接是维持生命活动有序发展变化的保障。病理状态下，由于某种病理因素影响阴阳之气的顺利转化、交接，故形成迥别于"脏腑经络系统之厥阴病"的另一厥阴病——阴阳学说系统之厥阴病，而此时，由于阴阳气胜复变化多端，从而导致了厥阴病表现的多样性和复杂性。

《伤寒论》中第330～357条主论厥证与厥热胜复证。厥证病理337条概括为"阴阳气不相顺接"，所谓阴阳气是一个抽象的概念，泛指人体各属阴的成分和属阳的成分；顺接即指阴尽阳生，由阴出阳，阴阳的顺利转化交接。病理状态下，无论何种原因只要导致阴阳之气转化、交接失常，便可发生厥证。厥阴病之厥阴并非专指足厥阴肝、手厥阴心包，还包括有阴阳学说层面之意。《素问·六微旨大论》云："气有胜复，胜复之作，有德有化，有用有变，变则邪气居之。"由于"厥阴"处于"阴尽阳出、阴中含阳"的特殊阶段，而阴阳之气胜复变化多端，故病情常表现为寒热错杂，厥热交替。从此角度说，厥热胜复证是阴阳消长转化过程中，阴尽阳出最具代表性的证候。在阴尽阳出的过程中，如果邪气随着阳气的充盛渐消，正胜邪去，则预后良好，如条文336条、331条等，若由于某些病理因素影响阴阳之气的顺利转化，或邪从阴化，导致阴不化阳，阳不能出，则正不胜邪，如342条、333条；亦邪从阳化，阳出太过，则正邪交争激烈，如341条、334条。

由上可知，从阴阳学说层面来分析厥阴病篇的厥证、厥热胜复证，不仅本着厥阴的含义，而且从不同的层面，概述了厥阴病篇的内容，使其在内容结构上更清晰化，同时还能够澄清"杂凑成篇"之说。

三、两个厥阴系统的关系

基于脏腑经络立论的"厥阴"系统和本于阴阳学说立论的"厥阴"系统，虽然两者着眼点各异，概述的内容不尽相同，但它们之间也并非是孤立、互不相干的，其间存在有密切关联。它们不仅在生理上相互关联，在病理上也相互影响，体现了中医整体与局部、抽象与具体的辩证关系。

病理上足厥阴肝功能失常往往是"阴阳气不相顺接"的重要因素，如《伤寒论》中肝气郁滞导致的四逆散证、肝血不足之当归四逆汤证、肝寒犯胃之吴茱萸汤证、肝木乘土胃热脾寒之乌梅丸证等，它们都出现"阴阳气不相顺接"的共同特征——厥证。即阴阳学说范畴之"厥阴"着眼于人体一身之阴阳，强调整体性；脏腑经络之"厥阴"着眼于足厥阴肝，突出局部性，两者体现了整体与局部的统一。

在病理上局部脏腑的功能失调，可以导致整体阴阳失衡为病；反之，整体的阴阳失调，同样可以导致局部脏腑功能失常为病。

另外，整体之阴阳，实属一个抽象概念，需要通过全身各脏腑之阴阳来体现，从这点来说，两者又体现了抽象与具体的辩证统一。正如 337 条论述厥证的病机为"阴阳之气不相顺接"，其中"阴阳"即是一个抽象的概念，具体表现形式可以多样化，也就衍射了"厥证"的多样性，从而提示了中医辨证的整体思想。

综上所述，《伤寒论》厥阴病篇之"厥阴"应包含两个不同的层面，分属于两个不同的系统：一是基于脏腑经络而言的"厥阴"系统；二是本于阴阳学说立论的"厥阴"系统。两者既有联系，又有区别。从此两种不同的途径来把握厥阴病篇的内容，可发现厥阴病篇在内容结构上虽然复杂，但却杂而有章，堪称有条不紊。

第三部分 《金匮要略》理论与临床应用篇

第十三章 《金匮要略》概述 ▷▷▷▷

　　《金匮要略》是东汉末年我国著名医学家张仲景所著《伤寒杂病论》的杂病部分，也是我国现存最早的一部诊治杂病的专书，作为中医的四大经典著作之一，被誉为"众法之宗""方书之祖"。由于它在理论与临床上均具有较高的价值，对于提高临床的综合分析能力和诊治疑难杂病的能力有着独特的作用，只有进一步学习了《金匮要略》，中医才能真正登堂入室。故千百年来沿用不衰，是学习中医必读的古典医籍，对中医学的发展有着重大的贡献和深远影响。

一、《金匮要略》的含义

　　《金匮要略》原书名为《金匮要略方论》，简称《金匮要略》，以金为柜，即金质的匣子，为古代存放帝王之遗诏、圣训、重要实录等重要文件之处，并藏之于神圣宗庙的坚固石室内，即以金为匮、保慎之意。人们由此引申，将重要的文献称为"金匮"，宋代以后"金匮"才作为专指书名固定下来，即张仲景的杂病之书，有提示书的内容珍贵重要之意。要略，指重要的韬略，"略者大要也"，另一说法是"要略"指该书为节略本，合即重要简略之意。"方论"乃有方有论，以方言治，以论言理。《金匮要略方论》，其名寓示内容极为珍贵而又简明扼要，应当慎重保藏之意。

二、《金匮要略》的作者与成书背景

　　张仲景，名机，字仲景，东汉末年南阳郡涅阳县（今河南邓州市穰东镇张寨村）人。生于汉桓帝建和二年至元嘉二年（148—152 年），卒于汉献帝建安二十四年（219 年），延熹九年（166 年）。自幼聪慧好学，曾官至长沙太守。张仲景学医于

同郡张伯祖，尽得其传，并青出于蓝而胜于蓝。人言"识用精而过其师""后在京师为名医，于当时为上手"，成为名闻京师首屈一指的良医。所处时代温疫流行，战乱频繁。

三、《金匮要略》的沿革

1. 成书 《金匮要略方论》一书的内容是我国东汉时期医学家张仲景所著《伤寒杂病论》的杂病部分。《伤寒杂病论》约成书于公元三世纪初，即公元 206 年左右。该书共一十六卷，其中十卷论伤寒，六卷论杂病。

2. 散佚 《伤寒杂病论》成书的年代正是东汉末年，天下战乱之时，书成不久即告散失。西晋王叔和曾对《伤寒杂病论》有搜集编次，但后人仅见其中的《伤寒论》部分，杂病部分的内容仅在等医书中记有部分内容。

3. 发现 北宋仁宗时翰林学士王洙在翰林院所存的残旧书简中发现了《金匮玉函要略方》，这是《伤寒杂病论》的节略本。书分三卷，上卷论伤寒，中卷论杂病，下卷记载了方剂、妇科理论与处方。

4. 整理校订 《金匮玉函要略方》"施之于人，其效若神"，但因其书"或有证而无方，或有方而无证"，使"救疾治病其有未备"，故北宋朝廷便召集林亿、孙奇等对此书进行整理校订。由于《伤寒论》已有王叔和编次的较为完整的单行本，故将论伤寒的上卷内容删去，只保留中、下两卷论述杂病、妇人病的部分。为便于翻阅使用，将下卷的方剂分别移入相关条文之下，重新分为上、中、下三卷。此外，还收集了其他医书中转载的张仲景治疗杂病方及一些后世医家的良效方剂，分附在相关病篇之末。书名定为《金匮要略方论》，此即后世简称的《金匮要略》。

四、《金匮要略》的基本内容

全书共二十五篇，第一篇《脏腑经络先后病脉证》类似总论，以举例形式，对疾病的病因病机、预防、诊断、治疗、预后等进行原则性地提示，对全书具有指导意义；《痉湿暍病脉证治》至《呕吐哕下利病脉证治》为内科病部分；《疮痈肠痈浸淫病脉证并治》为外科疾病；《趺蹶手指臂肿转筋阴狐疝蛔虫病脉证治》为不便归类疾病，类似"其他"；第二十至二十二篇为妇人病部分；最后三篇为杂疗方和食物禁忌。原书前二十二篇论述疾病 49 种，方 205 首（其中 4 首只列方名未载药物）。

五、《金匮要略》的编写体例

除首篇属总论性质外，余二十一篇皆以病分篇，按病论述，包括一病独立成篇，以及数病合篇两种情况。

六、《金匮要略》的主要学术成就

1. 创立了以病为纲、病证结合、辨证论治的杂病诊疗体系。

（1）以脏腑经络为核心 重视整体，脏腑经络为辨证的核心：以整体观念为指导思想、脏腑经络为理论依据论述疾病的发生、发展变化，以及诊断、预防、治疗。

（2）据脉论理　根据脉象以诊断疾病、推测病因、确定病位、阐述病机、指导治疗、判断预后。

（3）辨证论治　运用四诊八纲辨清证候，针对证候进行施治是原著诊治疾病的基本原则。突出体现在同病异治、异病同治方面。

（4）"治未病"　包括根据疾病的传变规律，预先采取措施，以防止疾病的传变，阻止病势的扩大蔓延；及对疾病应进行早期治疗，把疾病及时控制在早期阶段等方面。

（5）治病求本，重视人体正气　在慢性衰弱性疾病的治疗中，尤其重视脾肾两脏的作用。

（6）因势利导　按病邪所在的部位，因其势而就近引导，使之排出体外，以达到避免损伤正气的目的。

2.创制应用广泛、配伍严谨、疗效显著的杂病治疗经方。

（1）载方205首，临床应用广泛　按方剂学分类，其方剂可归纳为解表剂、涌吐剂、泻下剂、和解剂、表里双解剂、温里剂、清热剂、祛痰剂、补益剂、安神剂、固涩剂、理气剂、理血剂、祛湿剂、润燥剂、驱虫剂等18类。

（2）组方严谨，化裁灵活　原著方剂的药物组成具有以下特点：药味精练，配伍严谨；重视配伍，协同取效；寒热相佐，相反相成；据证用药，加减灵活；讲究用量，随证而变。

（3）重视药物专用与药物炮制、煎煮方法　原著重视单味药的独特作用以及注重药物的炮制、煎煮方法。

七、《金匮要略》的历代研究

1.晋隋唐时期　本书问世后，一度散佚不全，晋代王叔和《脉经》第八、九卷载录了原著的条文。虽与原著有异，但亦有重要价值。隋唐时期的《诸病源候论》《备急千金要方》《外台秘要》等著作中都载有原著内容，均对保存和传播起到了重要作用。

2.宋元明清时期　宋代林亿对《伤寒杂病论》的节略本进行校订编次而成《金匮要略方论》；金元四大家著作中都有原著内容，尤以朱丹溪最为推崇为"万世医门之规矩准绳"；明代赵以德是注释原著第一人，以《黄帝内经》理论注成《金匮方衍义》；清代周扬俊又对《金匮方衍义》进行补注而成《金匮玉函经二注》；清代有20余家，以两大、两小具有代表性，分别是徐彬《金匮要略论注》、沈明宗《金匮要略编注》（两大）；尤怡《金匮要略心典》、魏荔彤《金匮要略本义》。此外，除以上专著外，尚有部分散注，如喻嘉言《医门法律》、徐大椿《兰台轨范》、张璐《张氏医通》、王晋三《古方选注》、邹润庵《本经疏证》等。

3.近代　近代对《金匮要略》的集注，如吴考槃的《金匮要略五十家注》广泛采集诸家注疏之说；黄竹斋则精选注释而成的《金匮要略方论集注》；其他如丹波元简《金匮玉函要略辑义》、唐宗海《金匮要略浅注补正》、曹颖甫《金匮发微》、陆渊雷《金匮要略今释》等。

八、学习《金匮要略》的方法

1. 熟读熟记原文，注意文法特点 首先要读通、读懂原文。在熟读基础上，对其学术思想、基本内容、病证特点、方药运用等熟练掌握。对重点条文，特别是带方药的条文要达到背诵的程度。由于原著为汉代书籍，文辞深奥，言简意赅，原著中有许多省文、倒装、夹注、互备、约略等文法，学习时应注意其文法特点。

2. 于无字之处求字，注意方证互测 陈修园说："读仲景书，当于无字之处求字，无方之处求方，才可谓之能读。"柯琴说："读仲景书，不仅知其正面，须知其反面，应知其侧面，看出底板。"《金匮要略》原文精简省略，当于无字之处求之。

3. 前后联系，注意归纳对比总结 归纳对比总结，是学好《金匮要略》最重要的方法。若能在读通、读熟条文的基础上前后归纳，对比总结，一定会收获颇丰，提高学习的效果。

4. 联系《伤寒论》，参考注家，结合临床实际 《金匮要略》与《伤寒论》原为一书，有些条文互相补证，须结合学习，方能加深理解。陈修园说："《金匮要略》，仲景治杂病之书也，与《伤寒论》相表里，然学者必先读《伤寒论》，再读此书，方能理会。"这说明《伤寒论》与《金匮要略》关系密切，两书结合学习，才能相互促进。

第十四章 《金匮要略》杂病治则治法解析 ▷▷▷▷

治则即治疗原则，是在中医学理论指导下，针对不同的病理机制所制定的具有普遍指导意义的治疗原则。治法是指治疗疾病所采用的具体治疗的方法。治则治法源于《黄帝内经》《难经》《伤寒论》《金匮要略》诸书，经过历代医家的临床实践，使其理论更加丰富和深刻。《金匮要略》作为诊治杂病的专著，其中提出了许多杂病的治则治法，有关论述主要体现在《脏腑经络先后病脉证第一》篇，其他病篇也有所涉及，这些治则治法至今仍具有重要的临床实用价值。

一、"治未病"

"治未病"是防治疾病的基本原则，《金匮要略·脏腑经络先后病脉证》列"上工'治未病'"于首条，有深刻的意义。

【原文】

［2］若人能养慎，不令邪风干忤经络……更能无犯王法、禽兽灾伤；房室勿令竭乏，服食节其冷热苦酸辛甘，不遗形体有衰，病则无由入其腠理。(《金匮要略·脏腑经络先后病脉证》)

【释义】

1. 未病先防　重视养生防病，注意饮食起居等以保护正气。秉承《黄帝内经》"正气存内，邪不可干"的思想，张仲景认为"五脏元真通畅，人即安和"。他提出注意饮食起居等以保护正气，使气血流畅，阴阳平衡，提高抗病能力；外慎致病因素，使人顺应自然，与客观环境协调，避免疾病的发生。

2. 有病早治　有一定的发病基础，但尚处于萌芽阶段，病情较轻，病位较浅，病证隐蔽而不典型，须及早治疗，把疾病及时控制在早期阶段。病在表浅即用导引等方法治疗，以免病邪深入、病情加重，使患病之体早日康复。

（1）综合疗法　药物治疗与非药物治疗（包括针灸推拿、气功导引、心理等疗法）。

（2）导引、吐纳　通过呼吸吐纳、屈伸俯仰、活动关节及意念活动等，也能起到积极防病治病的作用。

（3）针灸疗法　包括针刺、穴位敷贴、火罐、艾灸等多种疗法。对于一些慢性病的防治具有独特的效果，如灸足三里、曲池可以健胃强身，提高抗病能力。

（4）食疗　部分中药既是食品，又是药品，如阿胶、冬虫夏草、百合、枸杞子、银杏、大枣等。

3. 既病防变 根据疾病发生发展规律及传变途径，预先采取措施，以防止疾病的传变，阻止病势的扩大蔓延。《金匮要略》曰："上工治未病……见肝之病，知肝传脾，当先实脾。"实脾，即调补脾脏之意。肝病传脾之证临床较为常见，症见头昏目眩，胸胁胀满，纳呆便溏，神疲肢软，后世用疏肝健脾的逍遥散治疗，治肝同时辅以健脾药，常能收到满意的效果。临床对于肝火旺盛者，不可过用苦寒泻肝之品，以免损伤脾脏，此亦顾脾之意。

4. 病后防复 疾病初愈，人体阴阳平衡功能尚未稳定巩固，此时若不注意调摄，极易复发。无论外感还是内伤疾病均可发生。如劳复是因过度劳累（体劳、劳神、房劳）而致疾病复发。食复是因饮食调理不当而致。《伤寒论》于六经病篇之后，特设《辨阴阳易瘥后劳复病脉证并治》，其中第 393 条："大病差后劳复者，枳实栀子豉汤主之。"第 398 条："病人脉已解，而日暮微烦，以病新差，人强与谷，脾胃气尚弱，不能消谷，故令微烦，损谷则愈。"即为劳复、食复之例。

其临证意义表现：①防患于未然，防微杜渐：适用于亚健康人群，高脂血症、动脉硬化、冠心病、糖尿病、脂肪肝、高尿酸血症、高血压、肿瘤、肾病、慢性阻塞性肺病、支气管哮喘等人群。②"治未病"与肿瘤防治："治未病"在中医肿瘤学中的应用与西医肿瘤学的三级预防结合。一级预防：病因学说的预防，也就是在癌症未发病前预防其发病；二级预防：指已经癌变则争取早期发现、早期诊断、早期治疗；三级预防：预防其复发转移。与中医"治未病"的"未病"之前的摄生养慎，已病后的及时治疗、防其传变及愈后防止复发的理论大有暗合之处。对肿瘤病临床、用药、调养均具有十分重要的指导意义。

二、虚实异治

【原文】

［1］虚虚实实，补不足，损有余。（《金匮要略·脏腑经络先后病脉证》）

【释义】

误治指虚证用泻法，使虚者更虚；实证则用补法，使实者更实；正治指补虚泻实，补其不足，损其有余。治肝病如此，其他诸脏之疾亦可类推，故"余脏准此"。

【原文】

［1］夫肝之病，补用酸，助用焦苦，益用甘味之药调之……肝虚则用此法，实则不在用之。（《金匮要略·脏腑经络先后病脉证》）

【释义】

原文以肝虚证为例，治以酸甘焦苦并用法，补用酸：酸入肝，肝虚补之以本味；助用焦苦：焦苦入心，心为肝之子，子能令母实；益用甘味之药调之：调和中气，实脾。

肝实病则不宜使用此法。

对于肝虚证，后世医家根据本文酸甘焦苦合用的原则，酸甘化阴以养肝体，选用白芍、五味子、山茱萸、酸枣仁、当归、丹参、地黄等，配以炙甘草、淮小麦、大枣等品，疗头目眩晕，视力减退、失眠多梦、舌光红、脉弦细的肝阴虚证，此亦补肝顾脾。

三、治病求本

治疗慢性衰弱性疾病，尤其重视脾肾两脏的作用。因脾胃为后天之本、气血生化之源；肾是先天之本、性命之根。内伤病至后期，往往出现脾肾虚损证候，进而累及其他脏腑，促使病情恶化。故调补脾肾，是治疗内伤疾患的根本方法。这种观点，从《血痹虚劳病脉证治》篇的小建中汤、肾气丸等方证中，可以看到大概。

对于虚实错杂、正虚邪实的病证，则在注重扶正的同时，也不忽视祛邪，如薯蓣丸证等。

祛邪之时，不忘保护正气。如治痉病强调顾护津液；治湿病注意保护阳气；应用峻烈药时，每每采用护正措施，如十枣汤、葶苈大枣泻肺汤之用大枣，大乌头煎之用白蜜，皂荚丸之酥炙、蜜丸；祛邪扶正兼顾的防己黄芪汤、白头翁加甘草阿胶汤、竹叶汤等，均体现了重视祛邪，不忽视扶正的精神。

四、因势利导

对于邪实为患的病证，注重"因势利导"的治则，即按病邪所在的部位，因其势而就近引导，使之排出体外，以达避免损伤正气的目的。

张仲景在祛邪时注意因势利导，顺应病位、病势，用恰当的方法，及时祛邪。如"宿食在上脘"，有欲吐之势者，治疗"当吐之"，而"宿食"且"下利不欲食者"，治疗"当下之"；又如《金匮要略·水气病脉证并治》曰："诸有水者，腰以下肿，当利小便；腰以上肿，当发汗乃愈。"这是因为腰以下肿者，其病在下、在里属阴，利小便，可使在下在里之水，从小便而去；而腰以上肿者，其病在上、在表属阳，故用发汗法，使在表之水从汗而解，以除病邪；再如治疗湿病，病在头中寒湿者，有纳药鼻中之法，这是因为病位在上，"腹中和，无病"，故病浅者不必深求，只需纳药鼻中，以宣泄上焦寒湿，病即可除。

五、区别标本缓急，分清主次

疾病过程包含着很多复杂的矛盾，在许多矛盾同时存在的情况下，其中必有一种矛盾是主要的。张仲景在对杂病的治疗中，体现了善于辨别标本缓急，分清主次，急者先治的治疗观点。

（一）表里同病治则

一般情况而言，先表后里为常法，适用于表里同病而里气不虚者。先解表可防止表邪内陷，造成变证；先里后表为变法，适用于表里同病而以里证为重为急者；表里同治为兼治法，适用于表里证候都不可忽视者。

【原文】

[14] 病，医下之，续得下利清谷不止，身体疼痛者，急当救里；后身体疼痛，清便自调者，急当救表也。(《脏腑经络先后病脉证》)

【释义】

本条经权衡轻重缓急，里证危急，则应急救其里，否则下利清谷不止，正气虚弱，恐将出现亡阳危候。而身体疼痛之表证，较之下利清谷之里证，则居于次要地位，故可以后治。

(二) 新旧同病治则

【原文】

[15] 夫病痼疾，加以卒病，当先治其卒病，后乃治其痼疾也。(《脏腑经络先后病脉证》)

【释义】

一般来说，痼疾日久势缓，卒病新起势急；痼疾根深蒂固，难以速愈，卒病邪气尚浅，其病易除。因此，痼疾加卒病当先治卒病，后治痼疾；且先治新病，还能避免新邪深入，与旧疾相合。但在临床应用时，也应根据具体证情灵活掌握。如在痼疾与新病互相影响的情况下，治新病须照顾到痼疾，如喘家病伤寒，用桂枝汤须加厚朴、杏子。

六、审因论治原则

【原文】

[17] 夫诸病在脏欲攻之，当随其所得而攻之，如渴者，与猪苓汤。余皆仿此。(《脏腑经络先后病脉证》)

【释义】

诸病邪在里痼结不解，往往与体内有害物质（痰、水、瘀血、宿食等有形之邪）相结合。医当随其所合，施以恰当治法。治当攻逐其有形之邪，则无形之邪失于依附，病易治愈。举例：热与水结而伤阴者以发热、口渴、小便不利为主症，予以猪苓汤育阴利水。若病在于里，久而不解，多属与有形之邪相合，本条渴者属热与水结，故利其水则热除渴解。余皆仿此，他证亦可依此类推。

七、饮食与调护

【原文】

［16］五脏病各有所得者愈，五脏病各有所恶，各随其所不喜者为病。(《脏腑经络先后病脉证》)

【释义】

本条论述临床应根据五脏喜恶进行治疗和护理。由于五脏的生理特性不同，故五脏病的性质不同，适宜病情好转的饮食居处不同。患者的所得、所恶、所不喜，随疾病的性质不同而变化。要根据五脏特性和其病理特点，选用适当的药物和护理方法，才能有利于五脏生理功能的恢复，使疾病获得痊愈。如脾喜燥而恶湿，脾为湿困，则宜辛开而恶肥甘，这就是"五脏病各有所得者愈"；反之，如果治疗、护理违背五脏特性，则会滋助病邪而使病情恶化。

八、综合治疗

金匮要略中的综合治疗方法主要包括：①外治法：泛指除口服药物以外施于体表或从体外进行治疗的方法。《金匮要略》有针灸、烟熏、外洗、点药烙法、坐浴、浴身、阴道栓剂、肛门栓剂、灌肠、外扑粉剂等方法。《百合狐惑阴阳毒病脉证治》篇用苦参汤外洗治前阴有溃疡者；《疮痈肠痈浸淫病脉证并治》篇用黄连粉外敷治浸淫病；《妇人杂病脉证并治》篇用矾石丸"纳脏中"除湿热止白带；②多法结合：张仲景治病不拘泥于一方一法，往往多方面配合，如治狐惑病，除用甘草泻心汤、赤小豆当归散内服外，还用苦参汤等外治；对疟疾、血痹、热入血室等病证，内治与针灸同用。此外，还注意饮食调养，如当归生姜羊肉汤是药疗与食疗结合的典型。《金匮要略》中还针对一些病证提出了相应的治则治法，如"病痰饮者，当以温药和之"，以及同病异治、异病同治等，这些也在临证中具有重要的指导意义。

第十五章 《金匮要略》肺系病证治 ▷▷▷▷

《金匮要略》中与肺系相关的病证治内容丰富。《金匮要略·肺痿肺痈咳嗽上气病脉证并治》篇主要论述了肺痿、肺痈、肺胀、咳嗽上气等病证;《金匮要略·痰饮咳嗽病脉证并治》篇主要论述了支饮等病证;《金匮要略·胸痹心痛短气病脉证治》第九篇主要论述了胸痹等病证。对病证的病名、病因病机、脉证、治法和方药等均做了较为全面的阐述。各病证间的病理变化有着相互联系、相互转化的关系,一些治法与方药也可以相互通用,有一定的特点和规律可循。

一、主要病证名及概念

1. 咳嗽上气 咳嗽上气是以咳嗽气逆为主症的病证,主要表现为咳嗽气喘、不能平卧或喉中有痰鸣声;有虚实之别,张仲景所述以实者为多,亦有"上气面浮肿,肩息,其脉浮大"之肾不纳气的虚证;发病形式以内外合邪为患多见,且多为外邪内饮、肺气壅滞的实证。

2. 肺胀 肺胀是由于咳嗽气逆而引起的肺部胀满,主要指外邪内饮所致的肺气胀满壅滞、不能肃降的病证,主症为咳嗽气喘,并见胸满,辨证以实证为主。《实用中医内科学》指出:"凡慢性咳喘而有胸闷胀满者,如西医学的慢性气管炎合并肺气肿、肺源性心脏病和老年性肺气肿等,均可参照本病辨证论治。"

3. 支饮 支饮为饮停胸膈的饮病,一般表现"咳逆倚息,短气不得卧,其形如肿"。若饮停心下,上迫于肺,营卫运行不利,证情较重者可见喘满、心下痞坚、面色黧黑。

4. 肺痈 肺痈为肺生痈脓的病变,由感受风邪热毒所致,多表现风热证候。病情变化大致可分为三个阶段,即表证期、酿脓期、溃脓期。主症:咳嗽,胸痛,吐脓痰腥臭,可有发热。肺痈等肺系疾病早期、及时治疗很重要,若到了脓成毒陷阶段,治疗较为困难,甚至会危及生命。

5. 肺痿 肺痿病名始见于《金匮要略》,指肺气或肺脏萎弱不振的疾患,为肺脏的慢性虚损性疾患。其主症为咳吐浊唾涎沫、气短。肺痿的形成是一慢性发展过程,分为虚热和虚寒两型。肺痿多继发于他病。晁恩祥认为肺痿可定义为"由各种原因所致的以肺脏萎缩为基本病理特征,以咳喘涎沫为主要临床表现的慢性虚损性难治性病证"。肺痿预后不佳,与西医学各种原因所致的肺纤维化相关。

6. 胸痹 "痹"是闭塞不通之意,指以胸膺部满闷窒塞甚至疼痛为主症的病证。胸痹病名最早见于《灵枢·本脏》。《金匮要略》首先创立了对本病辨证论治的理法方药。

"胸痹之病，喘息咳唾，胸背痛，短气""留气结在胸，胸满""胸中气塞，短气"。其指出胸痹的主要症状有咳嗽喘息、咳唾痰涎、胸背痛、胸闷气短、呼吸不畅等。

二、证治规律解析

《金匮要略》所论咳嗽上气、肺胀、支饮、肺痈等以实证为主的情况占绝大多数，呈现出咳、痰、喘诸症状的发作或骤然加剧，病情急迫，即以标急为重，故治疗时当应其急，以祛邪治标为先，然其标证以饮邪为主，则宣肺降气、化痰蠲饮为基本治则。

若病变值迁延或缓解期，肺、脾、肾俱虚，痰饮伏肺，表现为"短气有微饮"等，则须求其根本，以健脾益肾、化痰蠲饮为基本治则，须以"温药和之"。根据脾肾偏虚之不同，属脾阳不运的，选用苓桂术甘汤；属肾阳不足的，选用金匮肾气丸。

三、方药运用

张仲景善用小青龙汤为主加减化裁治疗，重在散寒宣肺，降逆止咳化痰。其中以小青龙汤为基础的衍化方主要有射干麻黄汤、厚朴麻黄汤、小青龙加石膏汤等。以下讨论《金匮要略》中的一些临床常用有效方。

【原文】

［35］咳逆倚息不得卧，小青龙汤主之。(《金匮要略·痰饮咳嗽病脉证并治》)

【释义】

小青龙汤：此为上焦素有停饮，复又外感寒邪，内饮外寒，相互搏击而发病。症见咳嗽气喘，痰多而稀或清稀泡沫痰，喜得温饮，胸闷气短，动则尤甚，或见恶寒发热，舌淡红，苔白滑或滑腻，脉浮紧或浮滑。

病机：风寒外束，水饮内阻。

治法：解表散寒，温肺化饮。

方药：小青龙汤方中，麻黄宣畅肺气而止咳平喘；麻黄、桂枝配伍发汗解表；桂枝、芍药相配调和营卫；干姜、细辛、半夏相合辛温散寒；温肺化饮；五味子敛肺止咳，与干姜、细辛相配，散中有收，防肺气耗伤太过；甘草调和诸药，使外邪得解，内饮得化，则咳喘自平。

临床应用：外感风寒、寒饮内停而致喘咳之常用方；多用于治疗咳嗽、支气管炎、支气管哮喘等呼吸系统疾病。

附：《金匮要略·痰饮咳嗽病脉证并治》36～40条采取了病案的形式来论述服小青龙汤后的变化及相应的处理。而在此述及的小青龙汤的变方就有五个，即茯苓桂枝五味甘草汤、苓甘五味姜辛汤、桂苓五味甘草去桂加姜辛夏汤、苓甘五味加姜辛半夏杏仁汤、苓甘五味加姜辛半杏大黄汤。

【原文】

[6] 咳而上气，喉中水鸡声，射干麻黄汤主之。（《金匮要略·肺痿肺痈咳嗽上气病》）

【释义】

射干麻黄汤：临床表现以"喉中水鸡声"为特点，形容喉间痰鸣声连连不绝，好像水鸡的叫声，多由气道中有较多的清稀痰液与呼吸之气相互搏击而致，可见胸膈满闷、倚息不得卧、痰多质稀色白、脉弦滑、苔白腻等。

病机：寒饮郁肺，肺失宣降。

治法：散寒宣肺，降逆化痰。

方药：本方为小青龙汤去桂枝、芍药、甘草，加射干、紫菀、款冬花，生姜易干姜组成，以射干、麻黄为主药。射干苦寒，开肺降逆，祛痰利咽；麻黄宣肺平喘；生姜、细辛温肺散寒化饮；款冬花（偏止咳）、紫菀（偏化痰）辛温而润，润肺止咳化痰；半夏降气化痰；五味子收敛肺气（散中有收）；大枣安中，调和诸药。

临床运用：常用于治疗痰多咳喘，寒性哮喘。对控制症状和减少发作疗效好。

附：清肺排毒汤来源于中医经典方剂组合，在张仲景麻杏石甘汤、五苓散、小柴胡汤和射干麻黄汤等的基础上化裁而成，可用于治疗新型冠状病毒感染的肺炎轻型、普通型、重症患者。

【原文】

[14] 肺胀，咳而上气，烦躁而喘，脉浮者，心下有水，小青龙加石膏汤主之。（《金匮要略·肺痿肺痈咳嗽上气病脉证并治》）

【释义】

小青龙加石膏汤："心下有水"是内有饮邪之征，饮郁化热则烦躁而喘，可见有少量黄痰，脉浮则有外邪。

病机：外感风寒，内有饮邪郁热。

治法：解表化饮，清热除烦。

方药：组成为小青龙汤基础上加石膏。方中麻黄（三两）、桂枝解表散寒，宣肺平喘；细辛、干姜、半夏温化水饮，散寒降逆；五味子收敛肺气；石膏（二两）清热除烦。

临床运用：常用于治疗支气管哮喘、慢性支气管炎、肺气肿等。

【原文】

[13] 咳而上气，此为肺胀，其人喘，目如脱状，脉浮大者，越婢加半夏汤主之。（《金匮要略·肺痿肺痈咳嗽上气病脉证并治》）

【释义】

越婢加半夏汤：外感风邪，引动内饮，水饮夹热上逆，肺气胀满，咳嗽气喘尤甚。

病机：饮热郁肺，热重于饮。

治法：宣肺泄热，降逆平喘。

方药：本方配伍特点在于重用石膏（半斤）、麻黄（六两），且石膏用量多于麻黄，以宣肺解表与辛凉配伍，可发越水气，兼清里热；半夏、生姜散水降逆；甘草、大枣安中，调和诸药。

临床运用：用于治疗支气管哮喘、支气管炎、肺气肿等病急性发作。

附：治咳喘诸方用药规律：咳嗽上气多用麻黄、杏仁；麻黄辛温微苦，解表，宣肺散饮，止咳平喘；杏仁味苦微温，质润，能开泄肺气、宣肺平喘。郁热烦躁多用（辛甘寒凉）石膏；温化水饮多用半夏、干姜、细辛。麻黄配桂枝，意在发汗解表；麻黄配石膏，意在平喘、清郁热；麻黄配射干，意在开痰散结；麻黄配厚朴、杏仁，意在宣肺理气除满。

【原文】

［11］肺痈，喘不得卧，葶苈大枣泻肺汤主之。（《金匮要略·肺痿肺痈咳嗽上气病脉证并治》）

［15］肺痈胸满胀……咳逆上气，喘鸣迫塞，葶苈大枣泻肺汤主之。（《金匮要略·肺痿肺痈咳嗽上气病脉证并治》）

【释义】

葶苈大枣泻肺汤：邪犯于肺，肺气壅滞，故咳嗽上气，喘鸣迫塞，胸部胀满而不能平卧；或心悸，面目浮肿，苔腻，脉弦滑。

病机：痰饮壅肺，肺气壅滞。

治法：开泻肺气，行水祛饮。

方药：葶苈苦寒，开泻肺气，泻下逐痰，逐水消肿；大枣甘温安中，缓和药性，使泻不伤正。

临床运用：现代研究证实，葶苈有强心利尿的作用，多配合其他药物治疗渗出性胸膜炎、喘息性支气管炎、肺气肿、肺心病心力衰竭、肺脓疡、水肿等。

【原文】

《千金》苇茎汤　治咳有微热，烦满，胸中甲错，是为肺痈。（《金匮要略·肺痿肺痈咳嗽上气病脉证并治》）

【释义】

苇茎汤：肺痈热毒壅滞，痰热互结证。症见身有微热，咳嗽痰多，咳吐腥臭脓血，胸中隐隐作痛，舌红苔黄腻，脉滑数。

病机：瘀热成脓，肺失清肃。

治法：清肺化痰，祛瘀排脓。

方药：方中苇茎（芦根）清肺泄热；薏苡仁、瓜瓣（冬瓜仁）下气排脓，善消内痈；桃仁活血祛瘀。

临床运用：常用于肺脓疡、支气管炎、大叶性肺炎、渗出性胸膜炎、支气管扩张等属瘀热蕴肺者。

【原文】

［10］大逆上气，咽喉不利，止逆下气者，麦门冬汤主之。（《金匮要略·肺痿肺痈咳嗽上气病脉证并治》）

【释义】

麦门冬汤：本条论述虚热肺痿的证治。津液耗伤致肺胃阴虚，虚火上炎，肺失清肃，上逆则咳喘；热灼津伤则咽喉干燥不利。此外，还有口干欲得凉润，舌红少苔，脉象虚数。

病机：大逆上气——肺胃阴虚，虚火上炎，肺气上逆。

治法：止逆下气——滋阴清热，清养肺胃，降逆止咳。

方药：方中重用麦门冬（七升），以润养肺胃，并清虚火；半夏（一升）下气化痰，因其量轻，又与大剂麦冬相伍，则不嫌其燥；人参、甘草、粳米、大枣养胃益气，补土生金。

临床运用：常用治疗虚火咳喘、虚热肺痿，用于慢性支气管炎、慢性咽喉炎、慢性胃炎、胃及十二指肠溃疡等疾病。

【原文】

［3］胸痹之病，喘息咳唾，胸背痛，短气，寸口脉沉而迟，关上小紧数，栝蒌薤白白酒汤主之。（《金匮要略·胸痹心痛短气病脉证治》）

【释义】

栝蒌薤白白酒汤：治疗胸痹主方。症见胸部闷痛，甚至胸痛彻背，喘息咳唾，短气，舌苔白腻，脉沉弦或紧。

病机：痰浊痹阻，胸阳不展。

治法：通阳散结，豁痰下气。

方药：方中栝蒌实宽胸涤痰；薤白通阳散结；白酒温通血脉，以助药势。"米酒初熟的称为白酒"，宜因人、因证用高粱酒、黄酒等代替。

临床运用：常用于治疗冠心病、心绞痛、慢性阻塞性肺病等。

【原文】

［4］胸痹，不得卧，心痛彻背者，栝蒌薤白半夏汤主之。（《金匮要略·胸痹心痛

短气病脉证治》)

【释义】

栝蒌薤白半夏汤：本条论述胸痹痰饮壅盛重证。症见胸中满痛彻背，背痛彻胸，不能安卧者，短气，或痰多粘而白，舌质紫暗或有暗点，苔白或腻，脉迟。

病机：痰浊壅盛，胸阳痹阻。

治法：通阳散结，化痰降逆。

方药：本方在栝蒌薤白白酒汤中加入燥湿化痰之半夏，以加强豁痰散结之力。

临床运用：用于治疗心、肺疾病，并可治疗胸胁、乳腺等疾病。

【原文】

［5］妇人咽中如有炙脔，半夏厚朴汤主之。(《金匮要略·妇人杂病脉证并治》)

【释义】

半夏厚朴汤：主治梅核气。症见咽中如有物阻，咯吐不出，吞咽不下，胸膈满闷，或咳或呕，舌苔白润或白滑，脉弦缓或弦滑。

病机：痰凝气滞，上阻咽喉。

治法：解郁化痰，顺气降逆。

方药：方中半夏辛温，降逆化痰开结；厚朴苦温，降逆理气，散结化饮；生姜辛散化饮；苏叶辛质轻芳香，宣肺解郁；茯苓利饮化痰。诸药合用，使痰化气降结开。

临床运用：常用于慢性咽炎、咽异感症、咽神经官能症、上气道咳嗽综合征、气管炎、抑郁症等。

《金匮要略》中治疗肺系病证的方剂，还有厚朴麻黄汤、泽漆汤、皂荚丸、桔梗汤、木防己汤类方、麻黄加术汤、麻黄杏仁薏苡甘草汤、枳实薤白桂枝汤、茯苓杏仁甘草汤、橘枳姜汤、百合地黄汤、百合知母汤等。

第十六章 《金匮要略》血痹虚劳病证治 ▷▷▷▷

《金匮要略·血痹虚劳病脉证并治》篇论述了血痹、虚劳病的病因、病机、脉证治疗。由于两者皆因虚致病，故合为一篇论述，但重点论述虚劳。

一、主要病证名及概念

1. 血痹 血痹指由于气血不足、感受外邪所导致的血行涩滞，以肢体局部麻木为主症的一种病证。其病名始见于《黄帝内经》，指出血为阴，邪入于血而痹，故为血痹。《素问·五脏生成》曰："卧出而风吹之，血凝于肌肤者为痹。"

2. 虚劳 虚劳指由劳伤所致的慢性衰弱性疾病的统称。所谓"积虚成损，积损成劳"。本篇虚劳的论述是以五脏气血阴阳虚损为发病的病理机制，提出治疗大法：重视脾肾，甘温扶阳。

二、证治规律解析

血痹病在治疗上，较轻的可用针刺疗法，稍重的可用黄芪桂枝五物汤治疗，目的在于通阳行痹。

虚劳病在治疗上的特点，从篇中整个内容来看，对五脏虚劳重视脾肾，治法上重视甘温扶阳。这是因为肾为先天之本，是真阳真阴所寄之处，脾胃为后天之本，是气血营卫生化之源，故补益脾肾，是虚劳的治本之法。事实证明，当虚劳病发展到某一阶段时，往往以脾肾证候表现较为明显，所以本篇作为重点论述。

三、方药运用

【原文】

［1］问曰：血痹病从何得之？师曰：夫尊荣人骨弱肌肤盛，重因疲劳汗出，卧不时动摇，加被微风，遂得之。但以脉自微涩，在寸口、关上小紧，宜针引阳气，令脉和、紧去则愈。（《金匮要略·血痹虚劳病脉证并治》）

【释义】

血痹病的成因多为正气亏损，卫阳不足，血行不畅，风邪诱发。在治法上以针刺法导引阳气，使气行则血行。

【原文】

［2］血痹，阴阳俱微，寸口关上微，尺中小紧，外证身体不仁，如风痹状，黄芪桂枝五物汤主之。(《血痹虚劳病脉证并治》)

【释义】

黄芪桂枝五物汤：血痹重证的证治。阴阳俱微是素体营卫气血不足；寸口关上微，尺中小紧是阳气不足、阴血涩滞之象，此为阳不足而阴为痹。血痹病以局部肌肤麻木不仁为特征，如受邪较重，可伴有酸痛感，因此如"风痹状"，但血痹以麻木为主，风痹以疼痛为主。

病机：血痹阴阳俱微，寸口关上微——素体不足，以阳气不足为主；尺中小紧——阴血涩滞。

治法：益气以通阳，和营以行痹。

方药：黄芪桂枝五物汤，方中黄芪补气，桂枝、芍药通阳除痹，生姜、大枣调和营卫，共奏温阳行痹之效。

临床运用：血痹轻症，仅用针刺；血痹重症，用汤药治疗，两者常结合运用治疗末梢神经炎、面神经麻痹、肢端麻木、中风后遗症、类风湿关节炎等。

【原文】

［8］夫失精家，少腹弦急，阴头寒，目眩。发落，脉极虚芤迟，为清谷、亡血、失精。脉得诸芤动微紧，男子失精，女子梦交，桂枝加龙骨牡蛎汤主之。(《血痹虚劳病脉证并治》)

【释义】

桂枝加龙骨牡蛎汤：本条论述虚劳失精梦交的证治。虚劳致阴精损耗，精血不能上荣头目，故目眩发落。遗精日久阴损及阳，故少腹弦急，阴部寒冷。

病机：阴阳两虚，阴阳不和。

治法：调和阴阳，潜镇摄纳。

方药：桂枝加龙骨牡蛎汤。方中用桂枝汤调和阴阳，加龙骨牡蛎潜镇摄纳，使阳固阴守，精不外泄。

临床运用：常用于治疗遗精、神经衰弱、小儿夜惊盗汗等。

【原文】

［13］虚劳里急，悸，衄，腹中痛，梦失精，四肢酸疼，手足烦热，咽干口燥，小建中汤主之。(《血痹虚劳病脉证并治》)

【释义】

小建中汤：本条论述虚劳里急的证治。症见腹中拘急疼痛，喜温喜按，神疲乏力，虚怯少气，或心中悸动，虚烦不宁，面色无华，或伴四肢酸楚，手足烦热，咽干口燥。舌淡苔白，脉细弦。

病机：阴阳两虚，寒热错杂。

治法：建立中气，调补阴阳。

方药：小建中汤乃酸甘与甘温合用之剂，酸甘可以化阴，甘温可以化阳，亦可使阴阳得以补充。方中饴糖、甘草、大枣甘以建中缓急；桂枝、生姜辛以通阳调卫；芍药酸以和营止痛。

临床运用：现代用于治疗失眠、遗精或滑精、不孕症、先兆流产、久泻、更年期综合征、盗汗、小儿支气管炎、慢性荨麻疹、颈椎病等。小建中汤虽然可以治疗阴阳两虚证，但证情应该是偏于阳虚者，若是阴虚有热明显的，则不合用。

【原文】

［14］虚劳里急，诸不足，黄芪建中汤主之。(《血痹虚劳病脉证并治》)

【释义】

黄芪建中汤：治疗虚寒性胃痛。症见胃脘痞硬，干噫食臭，腹中雷鸣下利，舌苔黄白相兼，脉弦数。

病机：阴阳两虚，气虚尤甚。

治法：温中补虚。

方药：黄芪建中汤（即小建中汤加黄芪），方后加减：①气短胸满，加生姜。生姜散饮降逆，饮阻胸中阳气宣达，致气短、胸满者加生姜。②腹满者，去枣加茯苓一两半。大枣能令人中满，茯苓能利水化湿，故腹满者去大枣加茯苓。③"及疗肺虚损不足，补气加半夏三两"十四字，为后人将《外台秘要》卷十六引《删繁方》建中汤的文字误录在此。其主治云："补气，及疗肺虚损不足。"药物与黄芪建中汤相比，多出半夏一味，为"半夏五两"。

临床运用：脾胃虚寒证胃痛、消化性溃疡。

【原文】

［15］虚劳腰痛，少腹拘急，小便不利者，八味肾气丸主之。(《血痹虚劳病脉证并治》)

【释义】

八味肾气丸：论述虚劳腰痛证治。症见腰痛膝软，消渴水肿，肾虚咳喘，小便频数，大便溏泻。

病机：肾气不足。

治法：温补肾气。

方药：方义在于善补阳者，必欲阴中求阳，则阳得阴助而生化无穷；善补阴者，必欲阳中求阴，则阴得阳生而泉源不竭。阴阳的互根学说，在此有很好地体现。方中干地黄为主药，滋阴补肾，益髓填精；山茱萸补肝，敛精气；山药健脾益肾精；泽泻利湿泄浊，与茯苓相伍，渗湿利尿；牡丹皮降相火；炮附子、桂枝温补肾阳，鼓舞肾气，意不在补火，而在"微微生火，以生肾气"。

临床运用：主要用于治疗肾之阳气不足、水液代谢失常所致的病证，如脚气、虚劳腰痛、消渴、痰饮及转胞等。

【原文】

[16]虚劳诸不足，风气百疾，薯蓣丸主之。（《金匮要略·血痹虚劳病脉证并治》）

【释义】

薯蓣丸：虚劳诸不足，即气血阴阳亏虚、脏腑虚损；"风气百疾"说明邪气致病的多样性，既有外来的风邪及风邪夹杂的寒、暑、湿、燥、火等邪气致病，又有阴血亏虚所生之内生风邪扰动而致病。薯蓣丸具有调补脏腑、补益气血阴阳、疏散外邪等功效。

病机："诸不足"——气血阴阳俱不足；"风气"——易感外邪。

治法：扶正（健脾）为主，祛邪为辅。

方药：薯蓣即山药，味甘性平，善补虚损，治虚劳不足；山药益肾固摄肾气，可治遗精、漏下、带下，方中以人参、茯苓、白术、干姜、豆黄卷、大枣、甘草益气调中，当归、川芎、芍药、地黄、麦冬、阿胶养血滋阴，并配伍柴胡、桂枝、防风以祛风散邪，杏仁、桔梗、白蔹理气开郁，共奏扶正祛邪之功。

临床运用：用于治疗气血阴阳俱虚及在此基础上与"风"相关的多种慢性虚损性疾病，如痴呆、疲劳、Ⅰ型变态反应、内分泌系统疾病、骨关节病等。

【原文】

[17]虚劳虚烦，不得眠，酸枣仁汤主之。（《金匮要略·血痹虚劳病脉证并治》）

【释义】

酸枣仁汤：治疗肝血不足、虚热内扰证。症见虚烦失眠，心悸不安，头目眩晕，咽干口燥，舌红，脉弦细。

病机：阴虚热扰，心神不宁。

治法：养阴清热，宁心安神。

方药：方中用酸枣仁以养阴为主，辅以知母清虚热；川芎理血疏肝；茯苓宁心安神；甘草缓急和中，调和诸药。

临床应用：常用于治疗神经衰弱、心脏神经官能症、更年期综合征等属于心肝血虚、虚热内扰者。

【原文】

[18]五劳虚极，羸瘦，腹满，不能饮食，食伤、忧伤、饮伤、房室伤、饥伤、劳

伤、经络营卫气伤，内有干血，肌肤甲错，两目黯黑。缓中补虚，大黄䗪虫丸主之。（《金匮要略·血痹虚劳病脉证并治》）

【释义】

大黄䗪虫丸：水饮积聚脘腹，肠间有声，腹满便秘，小便不利，口干舌燥，脉沉弦。

病机：虚劳夹瘀。

治法：补虚化瘀。

方药：方中大黄、䗪虫、桃仁、虻虫、水蛭、蛴螬、干漆活血化瘀；芍药、干地黄养血润燥；杏仁理气；黄芩清郁热；甘草、白蜜益气和中。全方攻补兼施，祛瘀药多而药量轻，扶正药少而量独重，且峻剂丸服，服药量小，意在缓消瘀血，使达到扶正不留瘀、祛瘀不伤正之目的。此即"缓中补虚"之意，是张仲景治虚劳重病的心法。

临床运用：本证可因虚致瘀，更多见于因瘀致虚，如各种癌症晚期等。

第十七章 《金匮要略》痰饮水气病证治 ▷▷▷▷

　　《金匮要略》中关于痰饮水气病的论述包括《金匮要略·痰饮咳嗽病脉证并治》（原文41条，载方20首）及《金匮要略·水气病脉证并治》（原文32条，载方12首）。《金匮要略·痰饮咳嗽病脉证并治》篇专论痰饮病及痰饮所致咳嗽，提出"温药和之"的痰饮病治疗原则，全篇理法方药丰富，为后世痰饮学说的形成奠定了坚实基础；《金匮要略·水气病脉证并治》篇专论水气病的分类、主症、病因、病机、辨证及具体治疗原则、方药。痰饮病与水气病都是津液代谢障碍，水液潴留体内的一类疾病，病机部分相似，因此一些方药可以互用，但两者各有所异，明确痰饮病与水气病的基本治疗原则及诊治思路，对临床实践具有指导意义。

一、主要病证名及概念

　　1. 痰饮病　张仲景将痰饮病分为痰饮、悬饮、溢饮、支饮四类。《金匮要略·痰饮咳嗽病脉证并治》篇"痰饮"二字有广义与狭义之别，广义"痰饮"为病名，指水饮停积为患的一种杂病；狭义"痰饮"系四饮之一，指饮在肠胃的病变。汉晋唐时期，"痰"通"淡""澹"，指水液清稀动荡状态。《说文解字》曰："澹，水动貌。"痰饮病名为张仲景首创，在《金匮要略》之前《黄帝内经》中，无"痰"字，多论述"饮"病，因此《金匮要略》这里的痰饮，实质上是重在论饮。四饮鉴别（表5-1）。

表5-1　四饮鉴别

病名	主证	病因病机	脏腑
痰饮（狭义）	其人素盛今瘦，水走肠间，沥沥有声（胃肠）	脾虚失运，水谷不化，饮停肠间，形体失养	脾胃
悬饮	胸胁胀满，咳唾引痛（胁下）	水停胁下，肺失宣发，气机不利，气饮相搏	肝肺
溢饮	当汗出而不汗出，身体疼重（四肢肌肤）	水饮泛溢四肢肌表，肌腠闭塞	脾肺
支饮	咳逆倚息，短气不得卧，其形如肿（胸膈）	饮停胸膈，饮邪凌心犯肺，气机阻滞	心肺

　　2. 水气病　水气病，即水肿病，是因肺脾肾三脏功能失调、水液内停、泛滥肌肤所致，该病与三焦膀胱的功能失调及血行不利也有密切关系。分类上，张仲景将水气病主要分为风水、正水、皮水、石水四水，以及黄汗。《金匮要略·水气病脉证并治》篇中关于水气病分类有三个层次：一从表里深浅划分，可分为风水、皮水、石水、正水，黄汗；二从脏腑根源分有心水、肺水、脾水、肝水、肾水；三从气血水的关系划分，可

分为气分、水分、血分。治疗上张仲景以病的表、里、虚、实，以肿势的在上、在下为纲，"腰以下肿，当利小便，腰以上肿，当发汗乃愈"。《金匮要略·水气病脉证并治》明确提出了发汗、利小便和攻逐水邪三法。

二、证治规律解析

1. 温药和之治则　痰饮是脏腑功能失调所产生的内生之邪。《金匮要略》所言之痰饮主要以饮为主。因古无"痰"字，这里应是指淡饮，形容饮邪在人体内的动摇之态。《金匮要略》对饮病的辨证，主要是辨别饮停的部位。由于饮邪停积的部位不同，影响人体的功能不一，则症状表现亦呈现出相当大的差异。根据饮停的部位，主要分为四类，即分为痰饮（狭义）、悬饮、溢饮、支饮。《金匮要略》为饮病设立的治疗大法是"当以温药和之"，即指能振奋人体脏腑功能阳气，使新饮不再产生，又能开发腠理（即汗法）、通行水道（即通利小便），祛除既停饮邪的温性药物组方。从标本的角度来说，"温药和之"是一种标本兼治的方法。

2. 发汗、利小便、攻下逐水治则　水气病主要是在津液代谢的排泄环节上出现了障碍，故水气病多见小便不利。因其大部分的水液储留在体内，不能排出体外（与饮病相对而言），这时从汗、小便、大便各途径祛除水邪为当务之急。根据因势利导的原则，《金匮要略·水气病脉证并治》提出水气病患者若腰部以下肿，提示水湿之邪在下在里，以利小便之法，使水湿从尿液而出；若腰部以上肿，则提示水湿之邪在上在表，用发汗之法，使水湿随汗液而走；若水气病患者，水气盛阻遏脉道较重，水势甚重者，可用攻下逐水之法。

三、方药运用

【原文】

［16］心下有痰饮，胸胁支满，目眩，苓桂术甘汤主之。（《金匮要略·痰饮咳嗽病脉证并治》）

【释义】

苓桂术甘汤：本条所论指饮停心下，相当于胃脘部位。饮停胃脘，累及胸胁，阻滞气机，故胸胁支满；饮阻中焦，导致清阳不升，浊阴不降，出现头晕目眩。

病机：脾胃阳虚，痰饮中阻。

治法：温阳化气，健脾利水。

方药：方中茯苓淡渗利水，温阳化水；桂枝辛温通阳；白术健脾燥湿，补土制水；甘草和中益气。

临床运用："天下化饮第一方，苓桂术甘汤也"。此谓治疗一切痰饮的基础方，常用于高血压引起的眩晕、冠心病、心肌炎、急慢性支气管炎、支气管哮喘等病而有上述证机者。

【原文】

[31] 假令瘦人，脐下有悸，吐涎沫而癫眩，此水也，五苓散主之。(《金匮要略·痰饮咳嗽病脉证并治》)

【释义】

五苓散:《金匮要略》所论不仅虚劳、历节可致身体羸瘦，痰饮病因水谷不能化生精微滋养形体肌肉，亦可见形瘦。饮停下焦，气化不利，水饮逆动，故脐下有悸；水饮逆泛中焦，吐涎沫；饮阻清阳不升，则癫眩；上、中、下之证候，皆由水饮作祟，故用五苓散化气行水。

病机：饮停下焦，气化不利，水饮逆动。

治法：温化下焦，通利水道。

方药：方中茯苓、泽泻、猪苓淡渗利水，使水饮从小便而去；桂枝解肌发汗以散饮，化膀胱之气以利水，且具平冲降逆之功而使水饮表里分消；白术健脾利水，诸药合用，共奏温阳化气利水之功。

临床运用：常用于水湿蓄积、小便不利的水肿、癃闭；水饮上冲的眩晕、晕厥、脑积水、过敏性鼻炎、急性吐泻；水湿外淫、郁于肌肤的湿痹、湿疹等，见舌苔白滑或腻、脉弦紧者。

【原文】

[18] 病者脉伏，其人欲自利，利反快，虽利，心下续坚满，此为留饮欲去故也。甘遂半夏汤主之。(《金匮要略·痰饮咳嗽病脉证并治》)

【释义】

甘遂半夏汤：因势利导是张仲景治病特点之一。本条留饮欲去，采用甘遂半夏汤攻逐水饮为因势利导法的具体应用。本方峻逐饮邪，非平常之剂，"顿服"之，寓中病即止。

病机：留饮邪实，欲去未尽。

治法：因势利导，逐饮散结。

方药：方中甘遂攻逐水饮，半夏散结化饮，芍药顾脾阴，甘草与甘遂相反相成，可激荡留饮以尽除之。加蜜同煎，能缓急解毒。

临床运用：常用于结核性胸膜炎、湿性肋膜炎、胸腔积液、心包积液，见痰饮咳喘、呼吸困难、胸部痞满等；对留饮胃痛、腹壁脂肪增多症亦有效。

【原文】

[21] 脉沉而弦者，悬饮内痛。(《金匮要略·痰饮咳嗽病脉证并治》)

[22] 病悬饮者，十枣汤主之。(《金匮要略·痰饮咳嗽病脉证并治》)

【释义】

十枣汤：攻逐水饮的名方，脉沉为病在里，弦脉主饮癖积聚，主痛。悬饮为饮邪积聚在内，阻碍气机升降，故胸胁牵引作痛。悬饮为"饮癖结积在内"，非猛力"蠲饮破癖"之剂不能获救，方中大戟、甘遂、芫花三药等量为末，以大枣十枚煎汤送服，峻泻攻逐，可使水液迅速排出体外，用以治疗悬饮及水肿腹胀等胸腹水饮内停证。

病机：水饮积结胸胁。

治法：破积逐水。

方药：方中甘遂善行经隧之水，大戟善泄脏腑水湿，芫花善攻胸胁癖饮，大枣调和安中，三药等分，峻逐水饮，大枣煎汤送服，取其益脾缓中，防止逐水伤及脾胃，并缓和诸药毒性，使邪去而不伤正。

临床运用：常用于治疗渗出性胸膜炎、肝硬化、急慢性肾炎、腹水或全身水肿，体质尚实者；还可用于小儿肺炎、胃酸过多。

【原文】

［22］风水，脉浮身重，汗出恶风者，防己黄芪汤主之。腹痛加芍药。(《金匮要略·水气病脉证并治》)

【释义】

防己黄芪汤：本方适用于卫表气虚不固、风水相搏引起的水气病，其主症有头面、四肢浮肿、身重、汗出恶风、脉浮等。

病机：卫表不固，风水相搏。

治法：益气固表，利水除湿。

方药：方中防己利水除湿；黄芪益气固表；生姜、大枣、甘草补中，调和营卫；方后注提出加减：腹痛者加芍药缓急止痛。

临床运用：常用于急慢性肾炎，也可用于其他原因引起的水肿，以及用于原因不明的头面四肢虚浮。

【原文】

［23］风水，恶风，一身悉肿，脉浮，不渴，续自汗出，无大热，越婢汤主之。(《金匮要略·水气病脉证并治》)

【释义】

越婢汤：主治风水证，症见发热，恶风寒，一身悉肿，骨节疼痛；或身体反重而酸，汗自出；或眼睑水肿，如蚕新卧起伏，其颈脉动，按手足肿上陷而不起，脉浮或寸口脉沉滑。

病机：风水相搏，郁而化热。

治法：发越阳气，散水清热。

方药：方中麻黄、石膏发越水气，清郁热；麻黄、生姜宣散水湿；大枣、甘草补益中气。

临床运用：常用于急性肾炎引起的水肿，以及肾病综合征等符合上述证机者。防己黄芪汤证与越婢汤证鉴别表（表 5-2）。

表 5-2　防己黄芪汤证与越婢汤证鉴别表

鉴别点	防己黄芪汤证	越婢汤证
主症	脉浮身重、汗出恶风	一身悉肿、汗出、口渴
机理	表虚腠理不固	热逼汗液外泄
病机	风水兼表虚	风水夹郁热
治法	益气固表，利水祛湿	发汗利水，兼清郁热
药物	防己、黄芪、白术、姜、枣、草	麻黄、石膏、姜、枣、草

《金匮要略》中治疗水液代谢障碍一类疾病的方剂还有己椒苈黄丸、小半夏加茯苓汤、泽泻汤、木防己汤、木防己去石膏加茯苓芒硝汤、大小青龙汤、桂苓五味甘草汤、蒲灰散、芪芍桂酒汤、防己茯苓汤、麻黄附子汤等。

第十八章 《金匮要略》脾胃病证治 ▷▷▷▷

　　《金匮要略》中关于脾胃病的论述包括《金匮要略·腹满寒疝宿食病脉证治》《金匮要略·五脏风寒积聚病脉证并治》《黄疸病脉证并治》《惊悸吐衄下血胸满瘀血病脉证治》《呕吐哕下利病脉证治》《疮痈肠痈浸淫病脉证并治》，涉及腹满、寒疝、宿食、呕吐、胃反、哕（呃逆）、下利、吐血、下血、痰饮、脾约、皮水、黄疸、肠痈等多种疾病。其病名由主症设立，病的特异性不显，脾胃系统的病证论治多以辨证为重点，并在辨治时按照"阳道实，阴道虚"的理论规律，即"阳道实"。实证时，病性多为热证，病位多责之于胃肠，或涉及于表，治法多从和胃降逆、通腑祛邪；"阴道虚"，虚证时，病性多属寒证，病位多责之于脾肾，且多责之于脾之阳气、运化功能，治法多宗温中祛寒、补虚健脾，亦或涉及于肝。

一、主要病证名及概念

　　1. 腹满　腹满是以腹部胀满为突出表现的一种证候，常兼腹痛。其病机包括虚寒、实热两方面。

　　2. 寒疝　寒疝是因寒气攻冲而引起的以腹中拘急疼痛为特征的一种疾病，与后世所述疝气病不同。

　　3. 宿食病　宿食病即伤食，又称食积，指因脾胃功能失常或暴饮暴食致使食物滞留于胃肠，经宿不化而引起的一种疾病。

　　4. 呕吐　呕吐是饮食、痰涎等物自胃中上涌而出的病证。一般来说，呕为有声有物，吐为有物无声。

　　5. 哕　哕即呃逆，为胃膈气逆之证。

　　6. 下利　下利包括泄泻和痢疾。泄，即大便溏泻时作时止；泻，即水样便。痢疾，指下利赤白脓血，腹痛，里急后重。

　　7. 脾约　脾约是指胃强脾弱，脾被胃所约束。

　　8. 下血　下血是指大便出血。

　　9. 黄疸病　黄疸病是以目黄、身黄、小便黄为其特征。对黄疸分类始于《金匮要略》，按病因分为三类为谷疸、酒疸和女劳疸。

　　10. 肠痈　痈分内外，有内痈和外痈之分。发自体表肌肤者为外痈，如疮痈，生自体内脏腑者为内痈，比如肠痈。

二、证治规律解析

《金匮要略》脾胃病以寒热虚实辨证为重点，将望、问、切合参，尤其重视病位的形征、症状及病者的反映。脾胃（肠）病变运用脏腑辨证确定寒热虚实，突出地表现为热证以实证为多，虚证多属于寒证。实热证多责之于肠腑，虚寒证多责之于脾胃。虚寒证多用温补，寒实证则用温下。邪实之证的治疗多从通腑祛邪着手，可根据病邪所停部位而因势利导，如自上而出的涌吐法、经谷道而泄的攻下法，以及从水道而行的利小便法。

三、方药运用

【原文】

［11］痛而闭者，厚朴三物汤主之。（《金匮要略·腹满寒疝宿食病脉证治》）

【释义】

厚朴三物汤：腹满胀重于积的证治。"痛而闭"，乃因实热内结，气滞不行而致，腹满胀痛而大便秘结，且气滞重于实积。此外，本方与小承气汤为相同的三味药组成完全相同，只因药物用量不同，故方名各异，功效有别，说明方剂不可忽视药量比例。

病机：阳明热结气滞（气滞重于积滞）；实热内结，气滞不行。

治法：行气除满，通便泄热。

方药：方中厚朴、枳实行气止痛消胀，大黄泄热除滞。

临床运用：常用于治疗急性肠炎、痢疾、肠功能紊乱、不完全性肠梗阻等，以脐腹痞满胀痛、便秘为主要表现的病证。

【原文】

［9］病腹满，发热十日，脉浮而数，饮食如故，厚朴七物汤主之。（《金匮要略·腹满寒疝宿食病脉证治》）

【释义】

厚朴七物汤：为表里双解剂，腹满里实兼表证。腹满，发热十日，说明腹满出现在发热之后。病久但脉不浮紧而浮数，腹部又见胀满，说明病情已取向于里，且里证重于表证。饮食如故可见病变重点在肠，不在胃。证系太阳表证未解兼见阳明腑实。

病机：太阳表邪未解，阳明热结气滞（腑实）。

治法：行气除满，疏表散寒。

方药：方中药物为桂枝汤去芍药加厚朴三物汤组成，其中厚朴三物汤行气除满，泄里实热；桂枝汤解表和营卫；去芍药酸敛之性。

临床运用：可治疗习惯性便秘、慢性结肠炎、慢性胃肠炎、胃及十二指肠溃疡、肠胃痉挛、幽门水肿及肠胃型感冒等，其病机特征是阳明腑实或胃肠道气滞痰阻食积。

【原文】

［12］按之心下满痛者，此为实也，当下之，宜大柴胡汤。（《金匮要略·腹满寒疝宿食病脉证治》）

【释义】

大柴胡汤：为表里双解剂，里实兼少阳证的心下满痛证治。本方辨证要点为"按之心下满痛"，心下包括胃脘及两肋。

病机：阳明热结，少阳不和。

治法：和解少阳，攻逐阳明，双解表里。

方药：方中柴胡、芍药、半夏、生姜和解少阳；大黄、枳实泄下阳明热结；大枣安中。本方为小柴胡汤去人参、甘草（去参草壅滞之性），增生姜之量加芍药、大黄、枳实而成。

临床运用：广泛应用于以急性胆囊炎、急性胰腺炎等急腹症为代表的内外妇儿诸病。

【原文】

［13］腹满不减，减不足言，当须下之，宜大承气汤。（《金匮要略·腹满寒疝宿食病脉证治》）

【释义】

大承气汤：寒下峻剂，用于治疗热实于里、大便硬、胃中有燥结的阳明腑实证，症见大便不通，频转矢气，脘腹痞满，腹痛拒按，按之则硬，甚或潮热谵语，手足濈然汗出，舌苔黄燥起刺，或焦黑燥裂，脉沉实。

病机：里实热结，积胀俱重。

治法：当须下之（寒下法）。

方药：方中大黄泄热通便，芒硝助大黄泄热通便，并能软坚润燥，二药相须为用，峻下热结之力甚强；积滞内阻，则腑气不通，故以厚朴、枳实行气散结，消痞除满，并助芒硝、大黄推荡积滞以加速热结之排泄。

临床运用：常用于治疗符合上述证候的急性单纯性肠梗阻、急性胰腺炎、急性胆囊炎、呼吸窘迫综合征等。

【原文】

［18］寒疝，腹中痛，及胁痛里急者，当归生姜羊肉汤主之。（《金匮要略·腹满寒疝宿食病脉证治》）

【释义】

当归生姜羊肉汤：本条论述血虚内寒的寒疝证治。症见腹中绵绵作痛，喜温喜按，或有胁痛里急，面白无华，唇舌淡白，脉虚缓或沉细。

病机：肝血不足，虚寒内生。

治法：养血散寒止痛。

方药：方中羊肉味甘，性温，大补气血，为血肉有情之品；当归温润养血，活血止痛；生姜健脾暖胃散寒。

临床运用：可用作食疗强身，尤其是产后及失血后的调养；酌情加味亦可用于血虚内寒性产褥热、产后恶露不尽、久泻、低血压性眩晕、十二指肠球部溃疡等。

【原文】

[15] 趺阳脉浮而涩，浮则胃气强，涩则小便数，浮涩相搏，大便则坚，其脾为约，麻子仁丸主之。（《金匮要略·五脏风寒积聚病脉证并治》）

【释义】

麻子仁丸：主治肠胃燥热，脾约便秘证。症见大便干结，小便频数，苔微黄少津。

病机：胃热津伤，肠腑燥结。

治法：泄热润燥，缓通大便（缓下）。

方药：方中芍药、麻子仁滋阴润燥，治脾阴之弱；大黄泄热通便，治胃气之强；枳实、厚朴理脾肺之气，以行津液；杏仁润燥而利肺气，以通幽导便；以蜜为丸甘缓润下。

临床运用：常用于习惯性便秘、老年性便秘、腹部及肛门手术后便秘、糖尿病伴有排便困难、尿频等。

【原文】

[15] 酒黄疸，心中懊侬，或热痛，栀子大黄汤主之。（《金匮要略·黄疸病脉证并治》）

【释义】

栀子大黄汤：治疗酒疸的主方。症见心中懊恼或热痛，胸腹痞满或便秘，苔黄或兼腻，脉数。

病机：湿热蕴于中焦，上蒸于心。

治法：清心除烦。

方药：方中栀子、淡豆豉清热利湿除烦；大黄泄热逐瘀；大黄、枳实除积泄热。

临床运用：主要用于治疗热重湿轻之肝胆疾患或心经郁热者，如急性黄疸型肝炎、急性胆囊炎、胆道感染等疾病。

【原文】

[18] 胃反，吐而渴，欲饮水者，茯苓泽泻汤主之。（《金匮要略·呕吐哕下利病脉证治》）

【释义】

茯苓泽泻汤：本条文所述"吐而渴欲饮水"与五苓散"渴欲饮水，水入即吐"之症相似，但病机各异。前者为脾虚不运，胃有停饮，故呕渴并见，治以通阳化饮止呕为法；后者为膀胱气化失司，以小便不利为主症，治以化气利水。

病机：胃有停饮，脾失健运。

治法：健脾利水化饮。

方药：方中茯苓、泽泻淡渗利水；桂枝通阳；生姜和胃降逆；白术、甘草健脾补中。

临床运用：用于急性胃炎、胃肠炎、胃窦炎、幽门水肿、胃肠神经官能症和其他消化道疾病等。

第十九章 《金匮要略》情志病证治 ▷▷▷▷

　　《金匮要略》所涉及的与精神情志密切相关的一系列病证，主要有《百合狐惑阴阳毒病证治》的百合病、《奔豚气病脉证治》的奔豚气病、《妇人杂病脉证并治》的梅核气病等。这些病证除了具有精神情志异常的共同表现外，其病因病机、脉证特点、方药组成上都存在高度的异质性，但是其治则治法却是具有相当的特点和内在的规律。

一、主要病证名及概念

　　情志病，病名首见于明代张介宾《类经》，系指发病与情志刺激有关，具有情志异常表现的病证。

　　精神情感障碍可能是伴随人类思维生活发展而来的最古老疾病之一，对相关疾病的文字描述在我国甚至可以追溯到公元前 11 世纪的殷商末期。传统的中医学将人的精神心理活动归属于"神"的功能，如《素问·八正神明论》曰："神谓神智通悟。""情"，《说文解字》曰："人之阴气有欲者。"《荀子·儒效》曰："情为外物所感者也。"《二程集·河南程氏遗书》曰："凡动者谓之情。"《康熙字典》曰："情，心之动也。"综上而得，情在传统文献中相当于现代所说的"情感"。"志"，《说文解字》曰："意也。"意者，心所识也。"神""情""志"包含了人的精神、情感、思维等诸多活动。神是人的形体上表现出来的生命活动形式的集中体现，而情是外在因素影响下人体情感、思维、意识、精神等活动的生理或病理表现。所以传统中医学中神（情）志疾病往往区分并不明显。

　　所以，现代提到精神病，首先想到的是以思维障碍和感/知觉障碍为主的或者阳性症状为主的重性精神病，如精神分裂症、偏执型精神障碍、双相情感障碍等。但实际上在美国精神障碍诊断与统计手册（DSM-5）统计的 157 精神障碍中，这类有严重精神病性症状的患者在所有患者中只占有很小的比例，也是我们所说的神志疾病患者。日常生活中更常见的是外表正常或者接近正常而内心痛苦的精神障碍患者，即情志疾病患者。

二、证治规律解析

（一）《金匮要略》所涉情志疾病

　　《金匮要略》中情志相关病证散在于全书各篇章中，包括以下内容。

1. 因情志刺激而发的病证　奔豚气、肝着、惊悸、哕（呃逆）、梅核气。

2. 因情志刺激而诱发的病证 中风、虚劳（失精、梦交、不寐）、胸痹心痛、宿食、谷疸。

3. 其他原因所致但具有情志异常表现的病证 百合病、癫狂和邪哭、酒疸、产后郁冒、热入血室、脏躁病。

除此以外，金匮中还有部分疾病虽然张仲景没有观察纪录到精神情志异常的临床表现，但现代临床上已经被证实有可能会出现情志异常或者因为情志异常而导致的一些疾病，出于"治未病"的考量，也需要纳入其中，如肺痿、咳嗽上气、瘀血内停、历节久痛、下利、月经不调等。

《金匮要略》中所涉情志相关病证多种，临床表现各异，不论病因病机为脏腑气血阴阳哪一方面，其主症均有可观察到的情志方面的症状表现，但是在《金匮要略》中情志刺激只是情志疾病发病的充分条件，而非必要条件。

（二）病因学特点

在病因方面，《金匮要略》强调："若五脏元真通畅，人即安和。""安和"指的是"阴平阳秘，精神乃治""阴阳之气和，血脉调，居处安静""阴阳平匀，以充其形，九候若一，命曰平人"。一旦有气、血、痰、火、湿、食、瘀诸乱，而致气血失调，脏腑失养都达不到"安和"的结果。

中医学从整体观念出发，认为人体的一切意识、思维和情志等精神活动，都是脏腑生理功能的反映，所以在《素问·宣明五气》中记载的"心藏神，肺藏魄，肝藏魂，脾藏意，肾藏志"五神脏之说。《类经·疾病类》曰："心为五脏六腑之大主，而总统魂魄，并该意志，故扰动于心则肺应，思动于心则脾应，怒动于心则肝应，恐动于心则肾应。"心主血脉，《灵枢·营卫生会》曰："血者，神气也。"血液为包括精神情志在内的生命活动提供必要的物质支持，即心血以养心神。《素问·举痛论》曰："余知百病生于气也，怒则气上，喜则气缓，悲则气消，恐则气下，惊则气乱，劳则气耗，思则气结。"《难经·二十难》曰："重阳者狂，重阴者癫。脱阳者见鬼，脱阴者目盲。"《金匮要略·五脏风寒积聚病脉证并治》曰："阴气衰者为癫，阳气衰者为狂。"

总而言之，情志疾病的病机离不开脏腑气血阴阳的失调。可见，调气血以令阴阳匀平，脏腑得以充养而不生郁滞，是治疗情志疾病的根本大法。

（三）临床证候特点

精神病学是一门伴随人类社会文化发展终始的古老学科，而中医学同样如此。《尚书·微子》中就有"我其发出狂"的记载，而《灵枢·癫狂病》更是有直接关于病证名称及其症状的描述："狂始生，先自悲也，喜忘、苦怒、善恐者得之忧饥。狂始发，少卧不饥，自高贤也，自辩智也，自尊贵也，善骂詈，日夜不休。狂言，惊，善笑，好歌乐，妄行不休者。目妄见，耳妄闻，善呼。多食，善见鬼神，善笑而不发于外者。""癫疾始生，先不乐，头重痛，视举目赤，甚作极，已而烦心。治癫疾者，常与之居，察其所当取之处。"癫狂可能是古人观察到的最直观的精神情感障碍症状群，如狂证的思维奔逸、思维内容障碍、动作与行为障碍都是可以直接观察到的。癫证的意志障碍则要隐晦得多，需要亲近之人细心观察才能发现。这与现代临床精神障碍的阴性症状和阳性症状高度一致，可以代表患者体内阴阳盛衰的变化。

但是纵观《金匮要略》各篇，如百合病"意欲食，复不能食，常默默，欲卧不能卧，欲行不能行；饮食或有美时，或有不用闻食臭时；如寒无寒，如热无热；口苦，小便赤；诸药不能治，得药则剧吐利。如有神灵者，而身形如和，其脉微数"；脏躁"妇人脏躁，喜悲伤欲哭，象如神灵所作，数欠伸"；虚劳不寐"虚劳，虚烦不得眠"；热入血室"妇人伤寒发热，经水适来，昼日明了，暮则谵语，如见鬼状者"；中风"病如狂状，妄行，独语不休，无寒热，脉浮"；梅核气"妇人咽中如有炙脔，咯之不出，咽之不下，不碍饮食"；奔豚气"奔豚病，从少腹起，上冲咽喉，发作欲死，复还止，皆从惊恐得之"；邪哭"邪哭，使魂魄不安者，血气少也。血气少者属于心，心气虚者，其人则畏，合目欲眠，梦远行而精神离散，魂魄妄行。阴气衰者为癫，阳气衰者为狂"。绝大部分直接表现为情志异常的病证，都属于虚损不足之证，这也符合金匮内伤杂病的特性。病证表现虽然有阴阳的差异，究其根底仍然以虚衰为主，自然治疗上当以补益为基础。

（四）辨证要点及治则治法

情志疾病除了有相应的躯体化症状外，如失眠、疼痛、躯体异常感觉，更多的是患者内心的痛苦，如情感障碍类的情绪高涨、情绪低落、焦虑、恐惧等。《金匮要略》在对这类疾病进行辨证论治，除了遵循经络脏腑理论及八纲理论进行辨证外，更多的是依据症状学及病机判断，根据"气血阴阳，寒热虚实"结合脏腑经络进行辨证分析。在气者以分气滞、气逆、气虚；在血者以分血虚、血瘀；在寒者以分经络脏腑之表里；在热者以分卫气营血之变；在阴阳者以分虚实；在虚实者以定补泻之别。

辨证要点既定，法则自明。有养阴泄热之法于百合病；重镇安固之法于虚劳失精；养心肝以安神之法于虚劳不寐；清肝降逆之法于奔豚气；清泄郁火之法于酒黄疸；疏肝解郁之法于产后郁冒；理气化痰之法于梅核气；养阴助运之法于脏躁。治法虽多，总不离"损有余，补不足"，令元真充盈畅和。

三、方药运用

《金匮要略》以内伤杂病为重点，选方力达治病求本：总以培补脏腑，协调阴阳为基础，调畅气血为治疗之先。

【原文】

［5］百合病，不经吐、下、发汗，病形如初者，百合地黄汤主之。（《金匮要略·百合狐惑阴阳毒病脉证治》）

【释义】

百合地黄汤：辨别百合病的依据是心肺阴虚内热引起的心神不安及饮食行为失调等症状，其次是阴虚内热所致的口苦、小便赤、脉微数，治宜润养心肺、宁心除烦。

病机：心肺阴虚内热。

治法：养阴清热，补益心肺。

方药：方中重用生地黄汁，以滋阴凉血为主，辅以百合润肺宁心，配合泉水清热利尿，培不足，制虚热。

临床运用：常用于治疗各种神经官能症及外感疾病后期发热、抑郁症等疾病。

【原文】

防己地黄汤：治病如狂状，妄行，独语不休，无寒热，其脉浮。(《中风历节病脉证并治》)

【释义】

防己地黄汤：针对阴虚不足患者受风扰而出现的各种"如狂"症状。

病机：阴血不足，外风交扰，上扰神明。

治法：养血祛风，清心凉血。

方药：方中重用地黄为君，辅以桂枝，防风祛风，防己祛风利湿，甘草和中泄热。

临床运用：现多用于反应性精神障碍，癔症发作性精神障碍，慢性精神分裂症等。

酸枣仁汤（见本书《金匮要略》血痹虚劳病证治）。

【原文】

[2] 奔豚，气上冲胸，腹痛，往来寒热，奔豚汤主之。(《金匮要略·奔豚气病脉证治》)

【释义】

奔豚汤：论述血虚肝郁、郁火冲扰之奔豚气的证治。

病机：肝郁化热，冲气上逆。

治法：下气降逆，清热调肝。

方药：方中重用甘李根白皮，取其性寒而制热，专工于下热逆之气。辅以生葛养阴泄热，川芎、当归、芍药养血平肝，黄芩、甘草清热，生姜、半夏降逆。

临床运用：现今多用于癫痫，更年期综合征，气功偏差而有奔豚冲逆证候的情况，但多为个案报道，集中研究不多。

【原文】

[12] 火邪者，桂枝去芍药加蜀漆龙骨牡蛎救逆汤主之。(《金匮要略·惊悸吐衄下血胸满瘀血病脉证治》)

【释义】

桂枝去芍药加蜀漆龙骨牡蛎救逆汤：针对心阴阳失衡，水饮痰邪上扰的病机，以调平阴阳，重镇安神涤痰为治法。

病机：汗伤心阳，心神浮越。

治法：温通心阳，镇惊安神。

方药：方中以桂枝汤去芍药调平阴阳，意重温固心阳，辅以龙骨牡蛎重镇安神兼以固涩，配伍蜀漆涤痰定惊。

临床运用：现多用于惊恐大发作、小儿多动症及抽动秽语综合征、强迫症及精神分裂症等疾病。

半夏厚朴汤（见本书《金匮要略》肺系病证治）。

【原文】

[6] 夫人脏躁，喜悲伤欲哭，象如神灵所作，数欠伸，甘麦大枣汤主之。(《金匮要略·妇人杂病脉证并治》)

【释义】

甘麦大枣汤：脏躁乃脏阴不足，虚热躁扰，起因多由情志不舒或思虑过度、肝郁化火、伤津耗液、心脾两虚所致。

病机：脏阴不足，躁扰心神。

治法：补益心脾，缓急安神。

方药：重用甘味药物以缓急，诸药甘而入脾，大枣色红以养心。

临床运用：现今临床常用以治疗癔症、神经衰弱、神经官能症或精神分裂症。

针对妇人产后血虚卫表不固，易中风寒而出现枢机不利、情绪波动的情况。小柴胡汤、大柴胡汤及柴胡加龙骨牡蛎汤等柴胡类方的临床研究非常多，在情志病领域则集中在抑郁症研究上。符合柴胡类方少阳枢机不利，升降出入失常病机的情志病，都可以参照使用。

用药加减则以审因论证为基础：审因论治，调畅情志，结合临床表现及病理产物，辅以疏肝、养心、化湿、涤痰，化瘀、攻积诸法。用药则总以补养为要，醇和平淡见长，生地黄常重用，甘味药使用多，重视单味药如百合对于百合病，桂枝、甘李根白皮对于奔豚气的特异性治疗作用。扶脏腑在先，调畅情志多从通达气机着手，理气舒达之药常常配伍在方剂之中，如旋覆花汤治疗肝着选用葱茎，产后郁冒多用柴胡。

第二十章　《金匮要略》妇人病证治

　　《金匮要略》列妇人"妊娠病""产后病""杂病"脉证治三篇，所论病证，包括经、带、胎、产等方面，开专论妇科病分类辨治的先河。妇人妊娠病脉证并治主要论述了癥病漏下、妊娠腹痛、下血等病证；妇人产后病脉证治主要论述了产后三病、产后腹痛、产后中风等病证；妇人杂病脉证并治主要论述了月经病、梅核气、脏躁、转胞等病证。在病因学方面，《金匮要略》提出"虚、冷、结气"为妇科疾病的主要病因，影响深远；篇中所列方剂，恰切病机，用药精当，沿用迄今。

一、主要病证名及概念

　　1. 癥病漏下　癥病漏下是指素有癥积或者癥胎互见者并见漏下不止。对本条各家看法不一：一是认为重在辨癥与胎，二是认为素有癥病者怀孕后的证治。

　　2. 妊娠下血　妊娠下血，又"胎漏"，是指妊娠下血伴腹痛的病证，其与妇人经水淋漓及半产后续下血不绝等均属于冲任虚寒、阴血不能内守所致；前文所提癥胎互见者并见漏下不止亦属妊娠下血。

　　3. 妊娠腹痛　本章节除所论除胞阻腹痛以外，原文主要论述由于阳虚寒盛，或者肝脾失调所导致的妊娠期腹痛，前者以胎胀、腹痛恶寒、少腹如扇为主症，后者以腹部拘急、绵绵而痛为主症。

　　4. 产后"三病"　产后"三病"包括产后痉病、郁冒、大便难，皆由亡血伤津所致。产后痉病与第二篇中的痉病，虽然症状表现相同，但病因、治法不同。后者由外邪引起，有刚痉、柔痉之分，治以解肌清热为主，前者则因血虚津伤所致，治以养阴镇痉为主；产后郁冒症见头晕目眩，但头汗出，治宜和利枢机、扶正达邪，与产后血晕不同，产后郁冒为血虚外感风寒之邪，更因阴虚阳盛而上厥所致；产后血晕并无外感，而是失血过多，或恶露不行而上冲所致；产后便难因产后津伤血燥，大肠液枯，导致便难，宜以滋阴养血，润燥通便为主。

　　5. 产后腹痛　产后腹痛：①血虚内寒，腹中拘急疼痛，绵绵不休；②血虚气滞，腹满而痛，烦躁不得卧；③瘀血内结，少腹疼痛拒按；④瘀血与实热兼夹，少腹坚痛，便秘发热，烦躁谵语。

　　6. 产后中风　产后中风是指产后感受风邪的病证，与前文所述中风不同。

　　7. 月经病　月经病包括闭经、痛经、崩漏。闭经辨证分为瘀血内结和水血俱结于血室；痛经辨证分为瘀血停滞、寒凝血瘀、肝脾不和和里虚寒盛证；崩漏为妇人非时下血之证，量多如涌者为崩、淋漓不断者为漏。

8.情志病 情志病包括梅核气、脏躁。梅核气之名首见于《赤水玄珠》，如原文"咽中如有炙脔"所述，形容咽部有异物感；脏躁表现为"喜悲伤欲哭，数欠伸"与癔症相似。两者均与情志不遂有关。

9.前阴病 前阴病包括阴中生疮、阴吹、转胞。

二、证治规律解析

女子以血为本，其经、孕、产、乳都与血有关，若病则易虚易瘀。

1.妊娠病 张仲景重视调理肝脾二脏。妊娠后肝血聚胞宫以养胎，肝血亏耗则肝体阴虚，疏泄失职；且妊娠后胎儿需要大量营养物质且依赖脾的运化功能，日久导致脾失健运，痰湿内蕴。因此养血疏肝、健脾利湿是治法关键。

2.产后病 妇人产后多虚、多瘀，易于外感是产后病的基本病理特征，因此治疗就必须重视扶正祛邪逐瘀。对产后患者，既要照顾产后，又要不拘泥于产后，更要善于谨守病机。

3.杂病 "因虚、积冷、结气"。虚就是气血不足；积冷也就是受寒；结气就是气滞，并且会导致血瘀。因此治疗以补虚、温阳、消瘀、行气为主。

三、方药运用

【原文】

［2］妇人宿有癥病，经断未及三月，而得漏下不止，胎动在脐上者，为癥痼害。妊娠六月动者，前三月经水利时，胎也。下血者，后断三月衃也。所以血不止者，其癥不去故也。当下其癥，桂枝茯苓丸主之。（《金匮要略·妇人妊娠病脉证并治》）

【释义】

桂枝茯苓丸：原文从三个方面论述：一是宿有癥病，瘀血内结而致下血，故曰"为癥痼害"；二是癥病与妊娠的鉴别；三是癥病下血不止的治法。

病机：瘀血内阻，血不归经。

治法：消癥化瘀。

方药：方中桂枝温通血脉；茯苓补中和正；芍药和营；桃仁、牡丹皮活血化瘀。蜜调和诸药，本方以丸缓图之，其用量小，故可达到祛瘀化癥、邪去不伤正的目的。

临床应用：凡属瘀阻兼湿滞或痰瘀互结的病证，都可用之。临床常用于子宫肌瘤、卵巢囊肿、子宫内膜异位症、乳腺增生、附件炎性包块等符合上述病机者。

【原文】

［4］师曰：妇人有漏下者，有半产后因续下血都不绝者，有妊娠下血者，假令妊娠腹中痛，为胞阻，胶艾汤主之。（《金匮要略·妇人妊娠病脉证并治》）

【释义】

胶艾汤：女子以肝为先天，以血为用，除经水以外，其余下血均为异常。冲为血海，任主胞胎，冲任虚损，不能约束经血，因此淋漓漏下或半产后下血不止；冲任虚而不固，胎失所养，则妊娠下血，腹中疼痛。

病机：冲任亏损，阴血失守，寒气凝滞。

治法：调补冲任，养血温宫，祛寒止血。

方药：方中阿胶养血止血，艾叶温经暖宫，四物汤养血和血，甘草调和诸药，清酒温经和血。

临床运用：本方常用于多种妇科出血证，包括崩漏、产后恶露不绝、胎漏、胎动不安、滑胎等，涉及功能性子宫出血、宫外孕、先兆流产、习惯性流产等。

【原文】

［5］妇人怀娠，腹中疞痛，当归芍药散主之。（《金匮要略·妇人妊娠病脉证并治》）

【释义】

当归芍药散：胎为母体气血所养，若气血素体不足，血养胎而不藏于肝则肝气不舒，气养胎而使脾运不健则湿浊内生，肝脾不和，气血运行不畅，胎失所养，因此腹中疞痛，并伴有头晕、小便不利等。

病机：肝血不足，脾虚湿盛。

治法：养血舒肝，健脾利湿。

方药：方中当归、川芎补血柔肝；芍药养血舒肝止痛；白术健脾燥湿；茯苓、泽泻渗湿泄浊。

临床运用：本方广泛用于妇科、内科、五官科、外科等病证。

《金匮要略》中治疗妇人妊娠病的方剂还有桂枝汤、干姜人参半夏丸、附子汤、当归贝母苦参丸、葵子茯苓散、当归散、白术散等。

【原文】

［4］产后腹中疞痛，当归生姜羊肉汤主之；并治腹中寒疝，虚劳不足。（《金匮要略·妇人产后病脉证治》）

【释义】

当归生姜羊肉汤：后气血有亏，冲任空虚，外寒乘虚入里，寒动于中，血运迟滞，导致腹中绵绵作痛。因证属虚寒，应该伴有喜温喜按的特点。

病机：血虚内寒，血运迟滞。

治法：补虚养血，散寒止痛。

方药：方中羊肉，血肉有情之品，功效在于大补气血，温中止痛，是《黄帝内经》中"形不足者温治以气，精不足者补之以味"的具体体现；当归养血补虚，通经止痛；

生姜温中散寒。凡属于血虚兼寒者，无论是产后腹痛、寒疝腹痛或者是虚劳腹痛，均可用本方治疗。

临床运用：治疗疝气、闭经、产后腹痛、崩漏等。

【原文】

[5] 产后腹痛，烦满不得卧，枳实芍药散主之。(《金匮要略·妇人产后病脉证治》)

【释义】

枳实芍药散：本条腹痛与烦满不得卧并见，属于里实夹瘀。产后恶露未尽，瘀阻产道，气机痹阻不通，因此以腹部满痛、坚硬拒按、不得安卧为主症。

病机：气血郁滞。

治法：行气散结，和血止痛。

方药：方中枳实破气散结，烧黑入血分，行郁滞；芍药和血行血，缓急止痛；本方治疗气结血郁、腹满挛痛、烦满而有热候者。服以麦粥寓补养之意，亦主痈脓，以其有行气和血之效也。

临床运用：本方主治气血瘀滞的产后腹痛，症见腹痛拒按，恶露色暗不畅，心烦腹满不得安卧，或见胁肋胀痛、烦躁易怒等。现代可用治产后腹痛、失眠、肠易激综合征、带状疱疹等，证属气滞血瘀者均可应用。

【原文】

[6] 师曰：产妇腹痛，法当以枳实芍药散，假令不愈者，此为腹中有干血着脐下，宜下瘀血汤主之。亦主经水不利。(《金匮要略·妇人产后病脉证治》)

【释义】

下瘀血汤：产后腹痛属于气血郁滞者，若服用枳实芍药散后仍未愈，缘由干血凝结于脐下，病重药轻。需注意的是，除了主症腹痛外，还伴随少腹部刺痛不移、拒按、舌紫暗或瘀斑瘀点等兼夹症状，方可辨证用药。

病机：瘀血内结。

治法：破血逐瘀。

方药：方中大黄荡逐瘀血，桃仁化瘀润燥，䗪虫逐瘀通络。为防伤正，以蜜为丸，缓发其效。酒煎引药入血分，速达病所。

临床运用：用于产后恶露不下、闭经、盆腔炎、宫外孕等，作为活血化瘀的基础方。

【原文】

[9] 产后中风，发热，面正赤，喘而头痛，竹叶汤主之。(《金匮要略·妇人产后病脉证治》)

【释义】

竹叶汤：产后气血亏虚，卫外失固，感受风邪则发热头痛；阳气亏虚，虚阳上浮则面红气喘。因产后正虚邪中，导致产后中风兼阳虚的虚实夹杂证，此证若单解表祛邪，则虚阳易脱；若因正虚而补正，则表邪不解，故邪正兼顾，为后世扶正祛邪之先河。

病机：气血不足，卫外不固。

治法：扶正祛邪，解表温里。

方药：方中竹叶清热以折阳浮之势；葛根外解散风邪，内清热生津，舒缓筋脉挛急；桂枝、防风祛风解表；桔梗开利肺气以平喘；人参、附子、生姜、大枣、甘草益气扶阳，调和营卫，共奏疏风清热，益气扶阳之功。

临床运用：产后正虚、复感外邪所致发热等证。

【原文】

［9］问曰：妇人年五十所，病下利数十日不止，暮即发热，少腹里急，腹满，手掌烦热，唇口干燥，何也？师曰：此病属带下。何以故？曾经半产，瘀血在少腹不去，何以知之？其证唇口干燥，故知之。当以温经汤主之。（《金匮要略·妇人杂病脉证并治》）

【释义】

温经汤：妇人年届五十，精气衰少，冲任脉虚，天癸已竭，反出现下血不止，乃由冲任虚寒夹瘀，血不归经所致。阴血亏耗则生内热，故暮即发热，手掌烦热；冲任虚寒，少腹失于温养，则少腹里急、腹满；瘀停下焦，津不上承，故唇口干燥。

病机：冲任虚寒夹瘀。

治法：温经散寒，养血行瘀，调补冲任。

方药：方中吴茱萸、桂枝、生姜温经散寒，以暖胞宫；当归、川芎、芍药、阿胶、麦冬、牡丹皮滋阴养血、行血祛瘀；人参、甘草益气健脾；半夏温燥除湿，总体来说治本为主，兼顾其标。亦可治疗由于冲任虚寒夹瘀导致的少腹寒冷，久不受孕者或者月经后期者。本方与胶艾汤均治崩漏下血伴腹痛，病机均有冲任虚寒；但胶艾汤未兼夹瘀血，温经汤兼夹瘀血，并有唇口干燥、手掌烦热、暮即发热之虚热症。

临床运用：常用于治疗功能性子宫出血、慢性盆腔炎、痛经、不孕症等属冲任虚寒、瘀血阻滞者。

【附】《金匮要略》中治疗妇人产后病的方剂还有大承气汤、阳旦汤、竹皮大丸、白头翁加甘草阿胶汤等。

半夏厚朴汤（见正文《金匮要略》肺系病证治）。

甘麦大枣汤（见正文《金匮要略》情志病证治）。

《金匮要略》中治疗妇人杂病的方剂还有土瓜根散、抵当汤、大黄甘遂汤、当归芍药散、小柴胡汤、矾石丸、红蓝花酒、小建中汤、肾气丸、狼牙汤、猪膏发煎、小青龙汤等。

第四部分　《温病学》理论与临床应用篇

第二十一章　温热大师叶天士学术思想研究 ▷▷▷▷

　　温病学是中医学体系重要组成部分，为中医学经典学科之一。温病学的形成经历了漫长的过程，自《黄帝内经》提出"温病"的概念起，经历代医家的发展完善，终至明清时期形成完整的理论体系。在此过程中，涌现出了大量医家，撰写了大量著作，从不同层次、不同侧面完善了温病学的理论体系。如刘完素、吴又可，温病学四大家叶天士、薛生白、吴鞠通、王孟英等古代医家，南京中医药大学已故温病学大家孟澍江教授等。这些医家在古代及现代温病学学科体系的形成及发展过程中，都做出了不可磨灭的贡献，对其学说应该加以继承和发展。限于篇幅，本讲义选取其中四位医家，简要介绍其学术经验，本章介绍叶天士生平及学术思想。

一、叶天士生平简介

　　叶天士是清代名医，名桂，字天士，号香岩，晚年又号上津老人。叶氏祖籍安徽歙县，先世迁吴，居于苏州西阊门外下塘上津桥畔。

　　由其弟子门人整理而成的《温热论》《临证指南医案》《幼科要略》《叶氏医案存真》《眉寿堂方案选存》《叶天士晚年方案真本》《叶氏医案未刻本》等，比较真实地反映了叶氏的学术思想和诊疗经验。他对于温病学的贡献，则主要集中在《温热论》及《临证指南医案》等书中。

二、叶天士主要学术思想

（一）创立温病卫气营血辨证体系

1. 首先阐明了温病的发生发展规律　"温邪上受，首先犯肺，逆传心包"。其提出温病的病因是温邪，修正所谓"伏寒化温"是温病病因的说法，从而为新感温病的概念奠定了基础。其次，对温病的感邪途径提出了"上受"之说。最后，他认为温病传变特点是主要病变部位是首先犯肺，然后可以顺传气分或逆传心包。

2. 着重辨析了温病与伤寒之异

（1）病因有寒温之别。

（2）传变特点不同。叶天士提出温邪热变最速，并始终以温热为主要标志，在病变过程中又以伤阴之病理较为突出；寒邪所引起的伤寒，初表现为寒象，然后才化热传里，在病之后期较易伤阳而转化为虚寒之证。

（3）寒温之治法迥异。初起之时，伤寒因寒邪在表，当用辛温发汗以解表寒；温病若邪在肺卫，当用辛凉解表以疏解肺卫之温邪。

邪在少阳时，温病多见痰湿与温邪互结，致"邪留三焦，亦如伤寒中少阳病。彼则和解表里之半，此则分消上下之势"。里结阳明时，虽然均可用下法，但亦有所区别。

伤寒后期多用温补阳气之剂，温病后期多用养阴清热之法。

叶天士认为，温病的发生发展具有一定的规律性，其病理变化主要表现为人体"卫气营血"的功能失调及有关脏腑的实质损害，在证候表现和病理传变上亦有明显的"卫气营血"特征。因而，将《黄帝内经》中的生理概念引申到病理方面，创立了温病以卫气营血来区分病变浅深层次的辨证纲领，并以此来概括温病发病后各阶段的病理变化。

使温病学说形成了完整的体系，奠定了温病学辨证论治的理论基础，对后世温病学说的发展产生了巨大的影响。

（二）阐明温湿两类温病的病机特点

叶天士认为，根据温邪"夹风"还是"夹湿"，可以将温病分为温热和湿热两大类。这两类温病由于性质不同，在病机变化方面存在各自的特点。从《温热论》的内容来看，叶天士叶氏是以卫气营血为纲，温热、湿热为目对温病进行了详细的论述。

1. 初起病位　温热之邪由口鼻侵入人体，首先伤于肺，即所谓初病在肺；湿热病邪由口鼻而入可直接侵犯于脾胃，也就是说初起病位在脾胃。

2. 传变方式　在传变方式上，温热之邪既可顺传阳明，亦可发生逆传而出现心包见症；湿热类温病邪在脾胃，可因其素体体质的不同特点，发生不同的传变。若素体阳气偏旺，则湿邪易从热化，病位大多以阳明胃为主；若素体阴盛，则湿邪化热较慢，甚至会转化为寒湿，大多病位以脾为主。

3. 病理变化　在病理变化上，一般温热类温病易伤阴液，其中又以胃津耗伤和肾阴耗损最为重要；对于湿热性温病来说，既能伤阴，又能伤阳，即当湿热化燥化火时，则伤及阴液，当湿热从寒而化时，亦会导致湿盛阳微的病理变化。

（三）丰富了温病的诊断方法

《温热论》是叶天士最具代表性的著作，在这本书中有关温病诊法的内容相当丰富。仅从其所占的篇幅来看，在全部 37 条原文中，有 24 条是讨论诊法的，也就是说全书 2/3 的内容与此相关。

从具体内容来看，叶天士综合了前人和自己诊断温病的丰富经验，提出了辨舌、验齿、辨斑疹、白㾦在温病诊断中的重要意义和具体方法，其中许多内容是前人所未有论及的，对于后世诊治温病有极为重要的指导意义。

（四）确立了温病的治疗大法

叶天士不仅提出了卫气营血的治疗原则："在卫汗之可也，到气才可清气，入营犹可透热转气，入血就恐耗血动血，直须凉血散血。"而且全面确立了治疗温病的基本思路和许多大法。

1. 祛邪主在透泄　所谓"透"，是指使病邪由里达于外表而解。

叶天士在《温热论》中就有"透风于热外""急急透斑""战汗透邪""透热转气""清热透表""泄卫透营""泄湿透热""养正透邪""急急透解""清凉透发""辛凉泄卫，透汗为要"等多处论及透法，可见透法几乎贯穿了温病治疗的全过程。

"透"法主要是用轻清宣透之品，但对不同病证或在病程的不同阶段，所用的透邪外出的方法并不完全相同，也就是说透法并不是只能用轻清宣透之品。如当病邪始终在气分留连者，叶天士强调"冀其战汗透邪，法宜益胃"，就是指灌溉汤水、滋养胃液以驱邪外出。另如，泄湿透热，主要用化湿清热之品使湿去而气机通畅，从而达到湿热外解的目的。所以，透法并不是一种固定的方法，而是一种治疗思想。

至于泄法，也是为了开辟病邪外出之途，除了有时具有透的意义之外，主要是指以清热、攻下、化湿、利尿等方法，使病邪由里外达或从二便而出。

在具体运用时，叶天士主张：①清热注意达热外泄，不贸然径投苦寒之剂。②治湿热善用分消走泄、开泄、苦泄之法。③运用下法少用峻下之剂，逐邪而不伤正。

2. 治温当重顾阴　叶天士养阴注重益胃津及滋肾液。

（1）益胃津主要用甘寒之法。在温病初、中期肺胃之阴不足者，应予甘寒濡润之剂。温病后期因胃阴耗伤而余热不清者，亦应以甘寒之品以清之。

叶天士擅用甘寒之法，而吴鞠通在《温病条辨》中创立的益胃汤、沙参麦冬汤等甘寒养阴的名方，均来源于叶氏的病案。

（2）滋肾液主要在甘寒中加入咸寒、酸寒之品，取其咸能入肾，酸甘化阴、收敛津气之意，常用炙甘草汤化裁治疗。若阴伤而热不去者，又常常佐以辛苦之品，以清解邪热。

3. 论治须究三焦　叶天士曾说："仲景伤寒先分六经，河间温热须究三焦。"因刘河间论以寒凉治温热，力陈以辛温治温之弊，开温病治疗学之先河，深受叶氏推崇，故叶天士把河间作为温病治法之创导人。至于热病分三焦施治早在《金匮要略》中就已有论及。至叶天士则更强调治温须究三焦。

温邪首犯上焦，其治当主轻清；温热传入中焦，则主以清、下，湿热蕴于中焦则主清、化；若邪入下焦，当注重"培植"之法，即滋养肝肾之真阴。

上焦药用辛凉，中焦药用苦辛寒，下焦药用咸寒。

4. 论湿热首重祛湿　叶天士的观点是湿热相夹，当主祛湿，使湿不与热相搏，则其热易除。他在《温热论》中说："渗湿于热下，不与热相搏，势必孤矣。"在《叶氏医案存真》中说："热自湿中而出，当以湿为本治。"他强调"湿不去则热不除"。

对于如何祛湿，叶天士认为：①治湿首当注重理气。因为气机舒畅水湿不易聚而为患，已有之湿亦易祛除，而疏理气机又以理肺气为主，常用药物包括杏仁、瓜蒌皮、白豆蔻、川厚朴、陈皮等。对于湿热秽浊为患者，更主用芳香理气化湿之品，药如藿香、白豆蔻、郁金等。②治湿应按湿邪所在部位上中下的不同分别立法。

湿邪在中焦，主以宣中，以恢复脾胃之升降，即以辛开苦降之法清热化湿，用厚朴、黄芩、黄连、枳实、陈皮、半夏之类，辅以淡渗及理气化湿之品。

湿邪在下焦，主以渗下，其中湿热阻于膀胱者则主以渗湿，如薏苡仁、茯苓皮、泽泻、猪苓、通草、大腹皮和竹叶等，以清热渗湿理气，《温病条辨》中茯苓皮汤即来源于此；湿热阻于肠道者主以清化，多用黄芩、黄连、枳实配合木香汁、厚朴等品；湿热积滞结于肠道者主以导滞通下。

叶天士对湿邪在表、在经络、在清窍、化燥传入营血等提出了相应的治法，湿邪在表主以宣表化湿，每在宣散外邪的淡豆豉、杏仁、桔梗、苏梗等药中加入藿香、白豆蔻、通草、滑石等祛湿之品。湿热阻于经络者主以祛风除湿通络，常用药如防己、杏仁、滑石、薏苡仁、桑枝、蚕沙等，《温病条辨》中焦篇的宣痹汤由此而来。湿阻清窍者主以宣窍化湿，常用石菖蒲、远志、郁金、降香等芳香轻透之品。湿热化燥深入营血者主以清营凉血，并酌情伍以祛湿之品，如犀角、连翘、金银花等配伍赤小豆皮、花露等。

此外，叶天士还强调须顾护阳气，尤其是素体阳气不足者，治疗中不可滥施寒凉以戕伤阳气。

如其在《温热论》中说："如面色白者，须要顾其阳气，湿胜则阳微也。法应清凉，然到十分之六七，即不可过于寒凉，恐成功反弃。何以故耶？湿热一去，阳亦衰微也。"

5. 先安未受邪之地　叶天士在《温热论》中提出："务在先安未受邪之地。"此为"治未病"思想在温病治疗中的具体体现。

叶天士原意是对斑出热不解属胃津亏耗者，主以甘寒之剂，但若素体肾阴不足，病邪有传入下焦之可能时，则在甘寒剂中应加入咸寒，以安未受邪之下焦，防其发生传变。

叶天士这一思想具有极为广泛的指导意义，主要是预防其虚。如病在上中，倘肾水素亏，则益其肾水而防止传入下焦。

反之，若未受邪之地不虚，则不可滥施滋补或预为克伐，如病在上则治不犯中下，病在上中则治不犯下，否则有引邪入里，开门揖盗之弊。

对于如何才能做到"先安未受邪之地"，叶天士提出"必验之于舌"，要把握疾病的病机实质及其发展趋势，这样，先安未受邪之地才能有依据、有目的地进行。

（五）论述妇幼病温的证治特点

1. 妇人病温当重经产 叶天士首次对妇人温病的诊治特点做了系统的论述。

（1）提出了妊娠妇人患温病不可一味以血腻之药护胎，强调"要看其邪之可解处"，祛除病邪以达到护胎的目的。但怀孕妇女毕竟不同于一般人，因此祛邪时必须"步步保护胎元，巩正损邪陷也"。

（2）对于产后妇人患温病，叶天士认为既要慎用苦寒，又要根据临床实际情况，根据患者的病情，必要时亦可短暂给予苦寒清热之品。

但总的治疗原则是"治疗中应处处顾及其正气虚，注意勿伤及肝肾之真阴"。

（3）妇人病温如适逢经行，邪热每可陷入血室，叶天士提出除了按《伤寒论》中从少阳病而治外，尚须配合活血散结之品，同时要视其夹寒、兼气滞等不同情况而灵活用药。较之《伤寒论》中对热入血室的治法大大前进了一步。

2. 小儿病温应重脾胃 对小儿患者，应以顾护其微机为第一要义，以避其虚之戒。

小儿的体质特点是"生阳充沛"，易从火化；生理特点是阴津薄弱，精血不充，肾水封藏甚少。故更应护正。

叶天士强调幼科用药所以能胜邪者，全赖脾胃施布，而小儿体禀"脾常不足"，故投药稍过，纵为神丹，中气亦难支持。因而治疗小儿温病须刻刻不忘"扶胃气""勿伤小儿胃汁"。

叶天士认为，幼科论治，其大法当于平稳中求索，因"其体质最薄，慎勿过剂"，宜因势利导，以疏通气机为贵，实非妄攻滞补所能建功。

在用药方面，叶天士主张用药清灵、简练平稳。他认为治热当令热去而不冷，治冷当令冷去而不热，并指出平淡无奇，断不败事，欲速则不达也。

总之，叶天士在温病学说方面的贡献很大，除了上面所述还有许多内容，如在其"四大医案"中为后世诊治温病留下了大量的临证处方用药的范例，其中有许多被后人作为成方而流传至今。此外，他在按患者的体质用药方面也颇有心得。限于篇幅，我们仅概括介绍了叶天士对温病学说的主要贡献，对叶天士在温病理论、证治经验方面留下来的丰富内容，大家可以进一步深入学习。

第二十二章　温病学家薛雪学术思想研究 ▷▷▷

　　作为温病学四大家之一，薛雪在温病学理论体系的形成和发展中也作出了重要贡献，主要体现在其对湿热性温病的辨治方面，撰写了现存最早的湿热病专著——《湿热病》，对湿热性疾病的辨治进行了阐述，本章简要介绍薛雪的生平及学术思想。

一、薛雪生平简介

　　薛雪，字生白，号一瓢，又号扫叶山人，生于康熙二十年（公元 1681 年），殁于乾隆三十五年（公元 1770 年），享年 90 岁。薛雪曾祖父薛虞卿是明代江南四大才子文征明外孙，为著名的诗人和书画家。薛生白生长在书香门第，自幼耳濡目染，早年从师习文，博览群书，年长即博学多才，擅长诗文，并以画墨兰而名著于世。薛雪还善拳勇，正是文武兼备。但薛雪性格孤傲，淡于名利，清朝廷曾两次召举博学鸿儒，皆未应召。

　　薛雪的医学著作主要有《日讲杂记》《医经原旨》《薛生白医案》《扫叶庄医案》《湿热病》。其中尤其以《湿热病》对温病学的发展贡献颇大，也可以说是薛雪的代表作。该篇对湿热病的病因、发病、证治进行了系统而详尽的论述，同时还附有暑病、寒湿、下痢等病证的证治内容，以与湿热病做鉴别对比，是中医学中全面、系统论述湿热病的最早文献。对临床诊治湿热病有重要的指导意义，尤其是薛生白提出的对湿热进行三焦辨治的方法，具有很高的价值。

二、薛雪主要学术思想

（一）湿热病的病因发病

　　湿热病的病因为湿热病邪。内外合邪，即外感湿热病邪，复加脾的运化功能受伤、内有湿邪为合。湿热病从口鼻而入，首犯部位为膜原、脾胃。以脾胃为病变中心。

【原文】

　　[1] 湿热证，始恶寒，后但热不寒，汗出胸痞，舌白，口渴不引饮。（《温热经纬·薛生白湿热病》）

【释义】

　　薛生白注：此条乃湿热证之提纲也。湿热病属阳明太阴者居多……中气实则病在阳明，中气虚则病在太阴。病在二经之表者，多兼少阳三焦，病在二经之里者，每兼厥阴风木。以少阳厥阴同司相火，阳明太阴湿热内郁，郁其则少火皆成壮火，而表里上下充斥肆逆，故是证最易耳聋、干呕、发痉、发厥。而提纲中不言及者，因以上诸证，皆湿热证兼见之变局，而非湿热病必见之正局也。始恶寒者，阳为湿遏而恶寒，终非若寒伤于表之恶寒，后但热不寒，则郁而成热，反恶热矣。热盛阳明则汗出，湿蔽清阳则胸痞，湿邪内盛则舌白，湿热交蒸则舌黄，热则液不升而口渴，湿则饮内留而不引饮。然所云表者，乃太阴阳明之表，而非太阳之表。太阴之表四肢也，阳明之表肌肉也，胸中也。故胸痞为湿热必有之证，四肢倦怠，肌肉烦疼，亦必并见。其所以不干太阳者，以太阳为寒水之腑，主一身之表，风寒必自表入，故属太阳。湿热之邪从表伤者，十之一二，由口鼻入者，十之八九。阳明为水谷之海，太阴为湿土之脏，故多阳明太阴受病。膜原者，外通肌肉，内近胃腑，即三焦之门户，实一身之半表半里也。邪由上受，直趋中道，故病多归膜原。要之湿热之病，不独与伤寒不同，且与温病大异。温病乃少阴太阳同病，湿热乃阳明太阴同病也。而提纲中不言及脉者，以湿热之证，脉无定体，或洪或缓，或伏或细，各随症见，不拘一格，故难以一定之脉，拘定后人眼目也。

湿热之证，阳明必兼太阴者，徒知脏腑相连，湿土同气，而不知当与温病之必兼少阴比例。少阴不藏，木火内燔，风邪外袭，表里相应，故为温病。太阴内伤，湿饮停聚，客邪再至，内外相引，故病湿热。此皆先有内伤，再感客邪，非由腑及脏之谓。若湿热之证，不挟内伤，中气实者，其病必微，或有先因于湿，再因饥劳而病者，亦属内伤夹湿，标本同病。然劳倦伤脾为不足，湿饮停聚为有余，所以内伤外感孰多孰少，孰实孰虚，又在临证时权衡矣。

（二）辨析湿热病的病理演变

湿热之邪侵犯人体后的演变有其一定的规律，薛生白对此进行了深入的分析。

湿温初起，湿热阻遏卫分而见表证。但这种表证"乃太阴阳明之表，而非太阳之表。太阴之表，四肢也，阳明也；阳明之表，肌肉也，胸中也。"其中又有阴湿、阳湿之别。

湿热病邪的进一步演变与体质有关，"中气实则病在阳明，中气虚则病在太阴""中气实则病在阳明，中气虚则病在太阴"指素体中阳比较旺盛的人，邪入中焦易从热化而病变偏于阳明胃，发为热重湿轻；素体中焦阳气较为虚弱的人，则侵入的病邪易从湿化而病变偏于太阴脾，发为湿重热轻。若中阳之盛衰无明显偏颇，则大多发为湿热并重之证。

湿温病以病在中焦气分为主者称为"正局"，如湿热之邪化燥化火而深入营血，犯及心、肝、肾等脏腑所致的各种变证，则称为"变局"。

（三）临证细察详辨灵活施治

1. 按病变部位施治 薛雪对湿热证的辨治，重视分别其所在的部位而施治，特别是邪在气分时，主要分三焦而论治，所以被后世称为湿热病三焦辨证体系的创始者。

湿热之邪在上焦者，会影响水湿的宣化功能，所以出现身热、胸痞等见证，治疗主以轻清透邪、宣透气机，主要用枳壳、桔梗、淡豆豉、栀子等。

邪在中焦，可影响脾胃的运化功能，所以可见脘痞、呕恶等症。具体又可表现为湿伏中焦、湿热闭阻上中二焦、湿滞阳明、湿热闭结肠胃等多种病证。

对湿热在中焦的辨证，应辨其湿与热之偏重，在治疗上或以清热为主，或以化湿为主。

如湿浊偏盛而未化热者，应主以辛开，用厚朴、草果、半夏、干菖蒲等；如有湿热交蒸而湿重热轻者，主以芳化轻宣，用藿梗、白豆蔻、杏仁、枳壳、桔梗、郁金、苍术、厚朴、草果、干菖蒲、佩兰、六一散等；如湿渐化热而仍有余湿未净者，主以辛泄之中佐以清热，用白豆蔻、半夏、干菖蒲、大豆黄卷、连翘、绿豆衣、六一散等；如见阳明热盛兼太阴之湿者，属热多湿少之证，主以清热中佐化湿，可用白虎汤加苍术等。

湿热在下焦，势必影响大肠和膀胱的功能，所以可见自利、溺赤等症状。在治疗时，主以渗下分利之法，多用滑石、猪苓、茯苓、泽泻、萆薢、通草等。

【原文】

［10］湿热证，初起发热，汗出，胸痞，口渴，舌白，湿伏中焦。宜藿梗、白豆蔻、杏仁、枳壳、桔梗、郁金、苍术、厚朴、草果、半夏、干菖蒲、佩兰叶、六一散等味。(《温热经纬·薛生白湿热病》)

【释义】

薛生白注：浊邪上干则胸闷，胃液不升则口渴。病在中焦气分，故多开中焦气分之药。此条多有夹食者，其舌根见黄色，宜加瓜蒌、山楂肉、莱菔子。

【原文】

［11］湿热证，数日后，自利，溺赤，口渴，湿流下焦，宜滑石、猪苓、茯苓、泽泻、萆薢、通草等味。(《温热经纬·薛生白湿热病》)

【释义】

薛生白注：下焦属阴，太阴所司。阴道虚故自利，化源滞则溺赤，脾不转津则口渴。总由太阴湿胜故也。湿滞下焦，故独以分利为治，然兼证口渴胸痞，须佐入桔梗、杏仁、大豆黄卷开泄中上，源清则流自洁，不可不知。

湿热之邪，不自表而入，故无表里可分，而未尝无三焦可辨，犹之河间治消渴亦分三焦者是也。夫热为天之气，湿为地之气，热得湿而愈炽，湿得热而愈横。湿热两分，其病轻而缓，湿热两合，其病重而速。湿多热少则蒙上流下，当三焦分治，湿热俱多则下闭上壅而三焦俱困矣。犹之伤寒门二阳合病、三阳合病也。盖太阴湿化、三焦火化，有湿无热只能蒙蔽清阳，或阻于上，或阻于中，或阻于下，若湿热一合则身中少火悉化为壮火，而三焦相火有不起而为虐者哉？所以上下充斥，内外煎熬，最为酷烈。兼之木火同气，表里分司，再引肝风，痉厥立至。胃中津液几何，其能供此交征乎？至其所以必属阳明者，以阳明为水谷之海，鼻食气，口食味，悉归阳明。邪从口鼻而入，则阳明为必由之路。其始也，邪入阳明，早已先伤其胃液，其继邪盛三焦，更欲资取于胃液，司命者可不为阳明顾虑哉？

【原文】

［12］湿热证，舌遍体白，口渴，湿滞阳明，宜用辛开，如厚朴、草果、半夏、干菖蒲等味。（《温热经纬·薛生白湿热病》）

【释义】

薛生白注：此湿邪极盛之候。口渴乃液不上升，非有热也。辛泄太过即可变而为热，而此时湿邪尚未蕴热，故重用辛开，使上焦得通津液得下也。

2. 区分症状病机施治　在湿热病过程中，同一症状的发生原因可以不同，其治法也必然各异。

湿热夹风而犯于经络者，治疗主以祛风清热胜湿，药用鲜地龙、秦艽、威灵仙、滑石、苍耳子、丝瓜藤、海风藤、酒炒黄连等。

如因湿热化燥化火充斥表里三焦而气血两燔者，治以清气凉血、救阴泄邪，用犀角地黄汤加银花、连翘、玄参、金汁、石菖蒲等，神昏甚者可加入至宝丹。

如因湿热化火，热结胸膈肠胃，邪热熏灼筋脉而致者，治以清泄阳明热结之法，仿凉膈散，或仿承气汤攻下，即薛雪所说："阳明之邪仍假阳明为出路。"

【原文】

［6］湿热证，发痉，神昏笑妄，脉洪数有力，开泄不效者，湿热蕴结胸膈，宜仿凉膈散；若大便数日不通者，热邪闭结肠胃，宜仿承气微下之例。（《温热经纬·薛生白湿热病》）

【释义】

薛生白注：此条乃阳明实热，或上结或下结。清热泄邪，止能散络中流走之热，而不能除肠中蕴结之邪，故阳明之邪，仍假阳明为出路也。

有因湿热伤阴，引动肝风上升而发痉者，治疗主以息风养阴，药用羚羊角、蔓荆子、钩藤、玄参、生地黄、女贞子等。

有因阳明腑实而伴阴伤而发痉者，应按其偏于腑实或偏于阴伤分别治之：如偏于腑实者，主以攻下，用承气汤；如偏于阴伤者，主以润肠通便，以"增水行舟"，药用鲜生地黄、芦根、生首乌、鲜稻根等。

【原文】

［35］湿热证，口渴，苔黄起刺，脉弦缓，囊缩舌硬，谵语，昏不知人，两手搐搦，津枯邪滞。宜鲜生地、芦根、生首乌、鲜稻根等味。若脉有力，大便不通，大黄亦可加入。（《温热经纬·薛生白湿热病》）

【释义】

薛生白注：胃津劫夺，热邪内据，非润下以泄邪，则不能达，故仿承气之例，以甘凉易苦寒，正恐胃气受伤，胃津不复也。

【原文】

［23］湿热证，十余日后左关弦数，腹时痛，时圊血，肛门热痛，血液内燥，热邪传入厥阴之证，宜仿白头翁法。(《温热经纬·薛生白湿热病》)

【释义】

薛生白注：热入厥阴而下利，即不圊血，亦当宗张仲景治热利法。若竟逼入营阴，安得不用白头翁汤凉血而散邪乎？设热入阳明而下利，即不圊血，又宜师张仲景治下利谵语用小承气汤之法矣。

有热在阳明，燥屎内结而下利者，可用承气法。

对湿热蕴于肠道而引起的痢下脓血，里急后重则用木香、槟榔、厚朴、黄芩、陈皮、神曲、柴胡、葛根、银花炭、荆芥等。

【原文】

［24］湿热证，十余日后，尺脉数，下利，或咽痛，口渴心烦，下泉不足，热邪直犯少阴之证，宜仿猪肤汤凉润法。(《温热经纬·薛生白湿热病》)

【释义】

薛生白注：同一下利，有厥少之分，则药有寒凉之异。然少阴有便脓之候，不可不细审也。

【原文】

［42］痢久伤阳，脉虚滑脱者，真人养脏汤加甘草、当归、白芍。(《温热经纬·薛生白湿热病》)

【释义】

薛生白注：脾阳虚者，当补而兼温。然方中用木香，必其腹痛未止，故兼疏滞气。用当归、芍药，必其阴分亏残，故兼和营阴。但痢虽脾疾，久必传肾，以肾为胃关。司下焦而开窍于二阴也。况火为土母，欲温土中之阳，必补命门之火，若虚寒甚而滑脱者，当加附子以补阳，不得杂入阴药矣。

对久利伤阴者，主以熟地黄、当归、白芍、甘草、陈皮之类。

有因湿热中阻、肝胆气逆夹痰而吐者，主以清化湿热、涤饮降逆法，药用温胆汤、瓜蒌、碧玉散。

有因湿热中阻、胃气上逆而吐者，主以清化湿热、和胃降逆法，药用小剂苏叶、黄连。

有因胃液受劫而肝胆火逆者，主以清养胃阴、清胆降逆法，药用西瓜汁、金汁、鲜生地黄汁、甘蔗汁，磨服郁金、木香、香附和乌药等。

有因中虚而升降失常者，主以和中降逆法，药用生谷芽、莲心、扁豆、薏苡仁、半夏、甘草和茯苓等，甚则可用理中法。

有因湿浊内阻太阴而吐者，主以芳香逐秽、辛燥化湿法，方用缩脾饮（砂仁、草果、甘草、扁豆、葛根、乌梅）。

【原文】

［26］暑月病初起，但恶寒，面黄，口不渴，神倦，四肢懒，脉沉弱，腹痛下利，湿因太阴之阳，宜仿缩脾饮，甚则大顺散、来复丹等法。（《温热经纬·薛生白湿热病》）

【释义】

薛生白注：暑月为阳气外泄，阴气内耗之时，故热邪伤阴，阳明消烁，宜清宜凉。太阴告困，湿浊弥漫，宜温宜散。古法最详，医者鉴诸。

有因寒湿内留、清浊相干而致者，主以温化法，方用大顺散（干姜、肉桂、杏仁、甘草）。

【原文】

［45］暑月饮冷过多，寒湿内留，水谷不分，上吐下泻，肢冷脉伏者，宜大顺散。（《温热经纬·薛生白湿热病》）

【释义】

薛生白注：暑月过于贪凉，寒湿外袭者，有香薷饮；寒湿内侵者，有大顺散。夫吐泻肢冷脉伏，是脾胃之阳为寒湿所蒙，不得升越，故宜温热之剂调脾胃，利气散寒。然陈皮、茯苓似不可少，此即张仲景治阴邪内侵之霍乱，而用理中汤之旨乎。

缩脾饮适用于湿重寒而脾气虚者，大顺散寒重于湿而阳气虚者。

（四）立法用药独具匠心

1.师古而不泥古　薛雪十分重视古人治疗湿热性疾病的经验，认为古代文献中有不少关于湿热病治疗的方药，所以在《湿热病》中也继承了许多古方，同时在使用古方时，能结合自己的经验，或原方使用，或对古方进行灵活的加减。具体方法是：①使用原方；②采用其法而变通其方；③在古方中参入己见。

2.量病之轻重缓急组方　薛雪在处方用药时，对于药物的味数、药性、用量等，具有很大的灵活性。如在药、味数上，有独取一味者，有多至十余味者。体现了其按病证的轻重缓急而分别施治的学术思想。

重证则投以重剂，如湿热化燥化火而内迫营血引起动风者，选用犀角、羚羊角、大黄、金汁等清热解毒重品；

轻证则药缓量轻。轻证应宗"轻可去实"之意，选用药性缓和之品，且药味较少而用量亦轻。

在《湿热病》中，对某些病证的用药用量特别轻，如治疗肺胃不和，胃热移肺而致呕恶不止，昼夜不差者，用川连三四分、苏叶二三分煎汤；治疗暑湿郁闭肌表而致胸痞发热，肌肉微疼，无汗者，用六一散一两、薄荷三四分泡汤调下等。

3. 充分发挥药性的长处　薛雪对湿热引起的各种病证，在治疗上具有独到的用药经验。其中一个突出的特点就是能充分发挥药性的长处。

（1）以药物之皮治疗在表之邪。当湿邪在表时，多用苍术皮、茯苓皮；表虚自汗者，用生芪皮等。

（2）善用药物之叶以起到轻清宣化作用。如当湿热余邪未清，胃气未醒，表现为湿邪蒙绕三焦而致中脘微闷，知饥不食时，用五叶芦根汤，方中所用的藿香、薄荷、荷叶、枇杷叶和佩兰等都属于叶类。

（3）用藤类药物宣通络脉。常用丝瓜络、海风藤等治疗湿邪夹风犯于络脉者。

善用药汁滋养阴液。对胃液受劫而见舌光如镜者，每用西瓜汁、生地黄汁、甘蔗汁以补益胃阴。即使有时不用汁，也每用药之鲜者，因其多汁而善于养阴。如以鲜生地黄、鲜稻根、芦根和生首乌配合大黄以滋阴润下，治疗热结阴伤动风者。

第二十三章　温病学家吴鞠通学术思想研究 ▷▷▷▷

吴鞠通是继叶天士之后又一重要的温病学家，吴鞠通在《黄帝内经》《伤寒论》的基础上，结合对叶天士著作的总结阐发，建立了温病学三焦辨证论治体系，与叶天士卫气营血辨证论治体系相辅相成，共同用于温病学的辨治。本章即简要介绍吴鞠通的生平及学术思想。

一、吴鞠通生平简介

吴鞠通，名瑭，字佩珩，号鞠通。其生卒年代在文献中记载不一，但一般认为其生于乾隆二十三年（1758 年），殁于道光十六年（1836 年），也有人认为其生于 1752 年，或认为其殁于 1820 年等。其著作有《温病条辨》《医医病书》《吴鞠通医案》等。

二、吴鞠通主要学术思想

吴鞠通的学术思想与叶天士一脉相承，但又有许多创新和发展。

有人总结出四句话：近师叶氏，远宗张仲景，贯通于刘河间、吴又可诸家，再加上自己的实践经验。其主要的学术成就体现在以下几个方面。

（一）创立三焦辨治纲领

吴鞠通创立三焦辨治纲领，用三焦来归纳温病错综复杂的病证表现，指出凡心肺之病属上焦，脾胃之病属中焦，肝肾之病属下焦。因而，从人体上、中、下三焦的不同部位，阐述了温病发病后的具体病变脏腑，不仅从另一角度补充了卫气营血辨证的不足，而且有定位性强的特点，因而完善了温病理论体系。

三焦辨证的内容主要包括以下两方面。

1. 发病和传变规律　吴鞠通认为，温病从口鼻而入，由上焦传至中焦，再由中焦传至下焦，这一观点实质上是对叶天士《温热论》中有关温邪发病、传变规律的阐发和补充。

2. 治疗原则　吴鞠通提出："治上焦如羽，非轻不举；治中焦如衡，非平不安；治下焦如权，非重不沉"的治疗原则。

"治上焦如羽，非轻不举"中的"轻"，包括三层含义。

（1）因上焦肺位于人身之高位，故治疗用药应选清轻上浮之品，多为花、叶、壳之类。如菊花、金银花、竹叶、蝉蜕等。

（2）用药剂量要轻，不宜过重。

（3）煎药时间较短。如银翘散就强调煎至香气大出即可取出，不可久煎。

治外感如将（兵贵神速，机圆法活，去邪务尽，善后务细，盖早平一日，则人少受一日之害）；治内伤如相（坐镇从容，神机默运，无功可言，无德可见，而人登寿域）。治疗外感病犹如将军领军作战一样，用兵贵在神速，用药贵在及时，作战要机动灵活，治病要随证变法，主动彻底地祛除一切外来病邪，善后治疗也务必细致周到，因为疾病早一日治愈，患者便可少受一日疾病的困扰。而治疗内伤杂病就如同宰相治理国家一样，要从容镇定，善于运筹帷幄，不可急于求成，虽然短期内看不到明显的功德，但能使患者得以长寿。

"治中焦如衡，非平不安"中的"衡"，也包括了三方面的含义：①是指热邪亢炽于中焦，人体的阴阳平衡被打破，此时要想恢复阴阳平衡的状态，必须以祛邪为主，因为中焦病证虽然热势亢盛，但正气尚未受到严重损伤，故治疗重在祛邪，邪去则正安，平衡可复（以归于平），且选方用药既不宜味薄质轻，也不宜味厚质重。②中焦病证常见热盛阴伤之证，用药时要不偏不倚、中正平和如衡器之平。③中焦病变常因湿热侵袭致病，因其病邪涉及湿与热两方面，故治疗用药时应权衡湿热之偏重全盘考虑。

"治下焦如权，非重不沉"中的"重"，亦有如下含义：①下焦病证为肝肾阴虚之证，所用药物多为重浊滋腻之品。②肝肾阴虚常可因水不涵木而引动肝风，故须用介石类药物重镇息风，如三甲复脉汤中的牡蛎、龟甲、鳖甲等。③药物剂量应较邪在上中二焦为重，且煎药时间宜长。

（二）祛邪扶正依法而行

治疗温病不仅要重视祛邪，也要重视扶正。

在强调祛邪是温病治疗的主要内容的同时，吴鞠通十分推崇"就近逐邪"，即祛除病邪非常讲究技巧这是吴鞠通祛邪的基本观点。他认为，攻逐病邪必须根据邪气羁留的部位和病邪的特性及病理演变趋势，选择一种最有利于祛除病邪的途径和方法以逐邪外出。

1. 吴鞠通认为，凡逐邪者，随其所在，就近而逐之。温邪为病，或为新感，或为伏邪，其中于人，必然侵犯人体的一定部位，产生相应的症状，并有一定的传变规律。因此，根据疾病的证候表现，判断病邪的所在部位，从而决定恰当的治法，并通过最简捷的途径、最有效的方法以逐邪外出。

邪在肺卫宜透散。即病邪初犯人体，病位尚浅，以辛凉透散之剂治疗可因势利导，使在表之邪透散而愈。

邪在上焦膈中宜涌吐。由于在表者透散最捷，在下者攻下最速，在上焦膈中非汗下所宜，故取涌吐一法，快涌膈中之热。

症同而邪处部位不同宜分治之。在温病传变过程中，温邪处于不同部位常可引起一些共同的症状，此时吴鞠通十分重视辨别邪处的部位，以采用不同的治法。

2. 吴鞠通认为，逐邪者，随其性而宣泄之，就其近而引导之，即攻逐病邪宜根据病邪的性质和病变的发展趋势因势利导。

如在中焦篇阳明病中，他就详细地讨论了使用下法后患者可能出现的几种邪气还表的情况，并制定了相应的引导措施。对下后邪气还表而无汗脉浮者，以银翘汤轻宣透表；下后邪气还表而脉浮洪者，以白虎汤达热出表，清泄阳明气分邪热蒸腾之症；下后若邪虽还表但元气不支、脉洪而芤者，则宜于透热之剂中加入人参以大补元气。

3. 吴鞠通认为，治上不犯中，治中不犯下。温病传变具有由上而下的基本规律，因此吴鞠通在创立三焦辨证的同时还强调了三焦的基本治则，这实际上是"就近逐邪"在遣方用药中的具体体现。

他十分强调上、中、下三焦分证各自的治疗特点，认为邪在上焦，宜轻清宣透，使外邪从肌表而透散；若用苦寒之品，易引邪入里；若用滋腻重镇之品，则易留邪为患。邪在中焦若用上焦轻清之剂，则病重药轻，无济于事；若用下焦滋腻重镇则邪留滞，病深不解。

（三）精心辨治手段丰富

1. 对神昏谵语的治疗　手太阴肺经之邪逆传心包者，治以芳香开窍，用安宫牛黄丸、紫雪丹、至宝丹之类（芳香通灵以开窍闭）。

邪热内闭心包者，治以清泄心包邪热，用清宫汤，若昏谵较重者也可配合"三宝"。

因邪入营分而扰乱心神者，其昏谵程度较轻，故用清营汤清泄营分邪热。

有阳明腑实、邪热上扰心神者，主以小承气汤；有阳明腑实又兼热闭心包者，主以牛黄承气汤。

湿热之邪上蒙心包而神识昏蒙者，又主以人参泻心汤、泻心汤（干姜、黄芩、黄连等）之类。

因湿热弥漫三焦而窍阻神昏者，主以宣清导浊汤（猪苓、茯苓、寒水石、晚蚕沙、皂荚子）。

瘀热在里而神志忽清忽乱者，用桃仁承气汤。

因阴液元气亏虚而心神失养、神识失常者，属真阴欲竭者主以加减复脉汤合牛黄丸、紫雪丹；属阴液元气两伤者，则主以三才汤（人参、天冬、干地黄）。

2. 对痉厥的治疗　吴鞠通不仅正确区分了痉厥的虚实性质，指出热盛动风若因营分邪热亢盛所致者，可用清宫汤加钩藤、牡丹皮、羚羊角为主法；下焦肝肾阴竭而动风者，治疗可以三甲复脉汤、大定风珠为主。而且，他还对痉厥的机理及小儿痉病等内容做了较为详细系统的论述，补充了前人的不足。

3. 对温病发哕的治疗　发哕也是温病临床上易于见到的症状，吴鞠通认为症状虽同，但病机重点却有异，因而主张应按病邪在上、中、下三焦的不同分而治之。

病在上焦属肺气郁闭者，以宣痹汤轻宣肺气，以开郁闭（枇杷叶、郁金、射干、白通草、香豆豉）。

病在中焦因湿热阻遏胃气者，可用新制橘皮竹茹汤清降胃气；属实热壅阳明者，则应通下肠腑，用攻下之剂；属脾土衰败而气逆于上者，应急以附子粳米汤救之。

病在下焦多因肝肾阴竭而致，可用小定风珠滋补肝肾之阴。

4. 对汗出异常的治疗

（1）无汗　无汗有虚实之分，既可因温邪袭表、肺气郁闭而致，也可因兼有寒邪束表而引起，更有可能是因营阴耗损太过而无源作汗，分别治以辛凉宣散之剂、外散表寒之剂（主要指新加香薷饮），以及滋养阴血之剂。

（2）多汗　其病因亦有虚实之分；或可因阳明热盛蒸腾津液或腑实热炽迫津外泄，在短时间内出汗过多，也可因湿热交蒸而引起，出汗的时间较长导致出汗量过多。分别用白虎汤、承气汤及黄芩滑石汤等治疗。

（3）战汗和冷汗　因邪正抗争日久，正气来复后奋起抗邪而战汗，因卫表不固而冷汗，前者治以养阴益气之生脉散，后者治以桂枝汤调和营卫。

（四）阐述温病治疗禁忌

1. 白虎四禁　"若其人脉浮弦而细者不可与也，脉沉者不可与也，不渴者不可与也，汗不出者不可与也"。

脉浮弦而细，多见于病邪在表或半表半里，或阴血亏虚；脉沉者，多为热结里实证；口不渴多因邪热不盛；汗不出则常因表气郁闭或邪遏于里，皆非浮盛之热，故均不可投用白虎汤治疗。

2. 发汗之禁　温病忌汗，实指辛温发汗而言，用之则助热亢炽、耗伤津液，可引发多种危重证候。因此，温病忌汗并不禁用透散之剂，毕竟温邪在表，必须疏散以治之，吴鞠通所创制的银翘散、桑菊饮等方均为辛凉宣散之剂，在概念上亦汗法的范围，即叶天士所谓："在卫汗之可也。"

另外，禁用辛温发汗，主要指禁用麻黄、桂枝等品大量发汗，并不是说辛温之品一概不能用。

3. 湿温三禁　湿温病"禁汗""禁下""禁润"。吴鞠通说："汗之则神昏耳聋，甚则目瞑不欲言，下之则洞泄，润之则病深不解。"

湿温初起，湿重热轻故常易被误诊。如见头痛恶寒、身重疼痛等症，与伤寒相似，若误作伤寒治，妄用辛温发汗之剂，则湿浊蒸腾上蒙诸窍，导致神昏耳聋，或则目瞑不欲言等危证；若患者因湿热困遏中焦脾胃而胸闷不饥，甚则见有腹胀时，因其与食滞内结相似，若误用攻下之剂，则湿邪易于内溃，导致脾阳受损而洞泄不止；如见身热不扬、午后热盛等症，虽状若阴虚，但并不是阴虚所致，若此时将其误作阴虚，妄投滋润之剂以柔济柔，则必致湿邪胶滞而病深不解。

但应注意：湿温三禁主要是指湿温初起阶段的治疗禁忌，必须辨证理解，掌握运用时不可过于绝对。

湿温初起邪在肺卫时，辛温发汗固然不宜，但同属汗法的芳透之法却不可少（芳香化湿宣表）。湿温发展到一定阶段，湿邪化燥而导致阳明里实，或属湿热积滞胶结于胃肠者，通下法亦可使用。若湿热之邪化燥后损伤阴液，滋润养阴之法则显然不在禁忌之例。

4. 斑疹治禁　"斑宜清化，勿宜提透""疹宜透泄，勿宜补气"。

吴鞠通认为，温病斑疹在治疗时应禁用升提、壅补之品。斑疹皆因热邪郁闭于里无以外透，侵入营血而出。因此，斑者治以清热解毒、凉血化斑，疹则治以宣肺泄热，凉营透疹。两者均不宜使用升麻、柴胡、葛根、三春柳等辛温升提之品，否则因助长火势、邪热升腾而致吐衄、厥逆或呛咳之症，甚至邪扰心神、引动肝风而出现昏痉之变。并且，壅补之品一般也当禁用，因其邪热亢盛，用之有助邪之弊。

5. 淡渗之禁　吴鞠通说："温病小便不利者，淡渗不可与也，忌五苓、八正辈。"其指温病小便不利者，不可用淡渗分利之剂进行治疗。原因是温病小便不利多因津液损伤所致，故不可再用分利之剂加重阴液的耗伤。

6. 苦寒之禁　吴鞠通说："温病燥热，欲解燥者，先滋其干，不可纯用苦寒也，服之反燥甚。"温病为邪热亢盛之证，苦寒本为常用之法，本条原文是从保存津液的角度，提出苦寒之品不可滥用、纯用，因苦寒虽能清热，亦有耗津、遏邪之虞。因此，所谓苦寒之禁，并不是指温病苦寒不可用，而是指使用苦寒之剂时应当严格掌握尺度，必要时尚须有目的的进行配伍。

在温病早期苦寒之品应少用；邪热亢盛、阴液已伤时，苦寒清热应与苦寒生津之品合用，即甘苦合化之法。

7. 数下之禁　温病因热结肠腑而使用攻下法治疗，下之后若腑实已去，但十数日不大便，且身热未尽者，不可再予攻下。

温病本易伤阴液，数下之后，势必更伤其阴，此时多日不大便，往往因肠胃津液受伤之故，必须详审脉证，酌用生津养液之药，而断不可再用攻下剂强责其便。

8. 少阴耳聋之禁　耳聋之症既可因邪郁少阳、胆热上犯而致，亦可因少阴肾精不足失于荣养引起，此禁即指因肾精不能上荣而致聋者。临床应详加辨别，不可用柴胡汤之类的方剂治疗，应选用复脉汤之类的滋补肾阴之剂。

9. 下焦病治禁　温病邪在下焦，病变性质仍有偏虚偏实的不同，故吴鞠通提出下焦病亦应分类施治。

（1）病位虽在下焦，但热邪仍较盛者，不可投用滋腻厚味的血肉有情之品，应清滋并用。

（2）肝肾真阴欲竭，邪少虚多者，不可再妄用苦寒泻火之品，应滋填真阴为主。

（3）水不涵木、阴虚动风者，不可使用搜剔祛邪之剂，应潜镇虚风。

10. 下后食禁　温病攻下后患者不可立即暴饮暴食。因为，此时患者大多胃肠功能尚未恢复，不遵循饮食禁忌，常可导致疾病的复发，前人亦早已阐述过"食复"这种情况，不可忽视，最好酌情稍进稀粥以养胃气。

第二十四章　温病学家孟澍江教授治疗疑难杂病经验 ▷▷▷▷

孟澍江教授为南京中医药大学温病学科创始人，自20世纪50年代起开展高等中医教育，以孟澍江教授为首的老一批温病学家们在浩如烟海的中医古籍中，总结凝练了温病学理论体系，编写了最早一批温病学教材，为中医教育事业作出了不可磨灭的贡献，孟澍江教授也被称为现代温病学奠基人。本章介绍孟澍江教授生平及运用温病学理论治疗杂病经验。

一、孟澍江生平简介

孟澍江（1921—2004年），曾用名孟长泰，男，江苏高邮市人，著名中医学家、中医温病学专家、中医教育家。从事中医工作60年，具有丰富的教学和临床经验，是现代温病学的学科创始人。对热性病、脾胃病、肝胆病、男子不育、妇女不孕、月经病等的诊治尤为擅长，对各种疑难病证的处治有独到之处。

二、孟澍江主要学术思想

（一）滋养肺胃法治疗萎缩性胃炎

《温病条辨》中立沙参麦冬汤作为治疗肺胃阴伤，或热或咳之代表方。而孟澍江教授用本方广泛治疗内科杂病中见有肺胃阴液不足的各种病证。特别是对萎缩性胃炎见胃阴虚者，每投用本方而取得满意的效果。

病案24-1：周某，女，43岁。1985年4月18日初诊。胃脘疼痛隐隐，时作胀满，嘈杂不适，已历五年。

诊查：胃脘隐痛于劳累时尤甚，口干唇燥，大便干结，倦怠无力，形体消瘦，脉弦细，苔薄舌红。

辨证：胃阴匮乏，气机失畅。

治法：滋养胃阴，疏通气机。

处方：北沙参10g，大麦冬9g，玉竹9g，白芍9g，炒川楝子9g，天花粉10g，炒延胡索8g，川厚朴花4g，生麦芽15g，生甘草3g，姜汁少许。

本例经胃镜检查确诊为萎缩性胃炎，曾治以补中益气、疏肝理气等法，服药后口干益甚，胃痛不减。服孟澍江教授方 5 剂后，胃痛即解，大便畅快，口干亦减，后继以此法调理 3 个月，自觉症状均已消失，五月后作胃镜检查无异常发现。

对本例患者的辨证，因其有胃脘胀满、倦怠乏力等表现，故易误诊为气滞、气虚之证。但在按气滞、气虚用药后，病情不见好转，且用药多属温燥、香窜之品，更易耗伤其阴。孟澍江教授辨证认为本例属胃阴不足，但亦有气机失畅之象，所以主以沙参麦冬汤，取其清养不滞之特长，但因伴有气机不畅，一味投用阴柔之品亦非所宜，故佐以通利气机药物，全方有养阴而不滞气、理气而不伤阴之妙。

（二）宣肺郁治疗剧烈咳逆

《温病条辨》上焦篇宣痹汤是治疗"太阴湿温，气分痹郁而哕者"的方剂。孟澍江教授常把该方用于上焦气机郁阻而引起的咳嗽、胸闷、呕吐呃逆等病证，每能取得良好的效果，较之习常所用的理气、止咳、降逆之法更觉稳妥可靠，特别是用于急性支气管炎而肺气郁闭较甚者，尤为贴切病情。现举例于下。

病案 24-2：韩某，男，32 岁。1984 年 2 月 13 日初诊。感冒 3 天，见头痛、咳嗽等症，随即即到医务室就医，诊为上呼吸道感染，给予感冒冲剂及咳嗽糖浆等药。药后症状未见减轻，又听信别人介绍，用冰糖炖梨，服后咳嗽反见加重，乃来门诊。

一诊：咳嗽频作，咳势甚剧。甚有微喘，咳势如顿咳状，咳作则面色涨红，稍咳出一些黏痰后始能稍安，不久又复咳。查血常规不高，身微热而不恶寒，胸部痞满不舒，舌苔白无腻，脉浮弦。

辨证：证本属风邪袭表，理应辛散疏解，但在开始的治疗中，反用寒凉之品，致风邪郁闭，越发不能宣透。

治法：因邪在肺经，肺气痹郁，宜宣通肺气。

处方：淡豆豉 9g，射干 6g，黄郁金 6g，通草 4g，川贝母 6g，枇杷叶（包）15g。3 剂。

二诊：咳逆之势明显减轻，已无以前气胀面红之症，但咳犹未止，痰液不多，再以前方加杏仁 9g。上方继用 5 剂，咳逆平定而愈。

该方的组成，宣散而不耗气，化痰而不温燥，止咳而不收敛，合淡豆豉、枇杷叶之升和通草之降，善调肺经出入之气。在具体运用时，还可根据病情进行灵活加减。如上焦湿阻气痹较盛，可加入白豆蔻、瓜蒌皮等；如咳势较甚，可加入杏仁、川贝等；如上焦郁热较甚，可加入栀子、黄芩等；如小便不利可加入滑石、芦根、车前子等。

（三）增肠液治便秘

便秘也是内科杂病中较常见者，孟澍江教授认为《温病条辨》中增液汤是治疗阴虚便秘的主方。该方在《温病条辨》中虽为温热病后期阴液耗伤而肠液不足所致的便秘而设，但对一般杂病中的便秘，凡属阴液不足者均可应用。

病案 24-3：戚某，女，36 岁。1982 年 9 月 13 日初诊。主诉：长期便秘，数日一行。粪燥如栗，经常服用通便药物，如麻仁丸、上清丸、果导、番泻叶等，结甚之时必用开塞露方能解，但用药则便，停药又复秘，如此而至今未愈。

一诊：面色欠华，有时潮红，五心烦热，大便秘结，数日在药物作用之下方能解一次，解时艰难，但腹部无胀满感，舌红口干，但不欲饮，脉细微数。

辨证：患者见一派阴虚之象，系肠液不足、肠中失于濡润所致。

治法：肠中津枯而致便秘，只宜濡养，切忌攻伐，用增液汤加味。

处方：生地黄25g，玄参15g，麦冬10g，柴胡5g，炒枳壳12g，杏仁9g，桃仁10g。7剂。

二诊：服前方后，大便已能自解，但感不畅，解后有未尽之意。再从前方加味。前方加火麻仁15g　生首乌20g。按上方连服30剂后，大便自调，每日得解。后停药观察年余，大便一直正常，病已得愈。

本例治法看似平淡，但用药中有几点值得注意：一是对阴虚便秘者，所用养阴药之剂量应较大，如用临床一般剂量则难以有明显效果；二是在投用养阴药之同时，应注意配合疏理气机之品，孟澍江教授称之为"增水行舟再加上鼓风扬帆"，较之单纯养阴效果要好得多。三是对此类便秘如病程较长者，用药时间也应较长，不能便通即停药。

（四）宣膜原以退低热

病案24-4：施某，女，43岁。1981年9月10日初诊。主诉：低热三月余，每至下午辄作，至后半夜渐退。晨起稍安，基本上发作有时，形体消瘦，体力不足。曾就医于多处医院，做过多种检查，但均未得出明确诊断。也曾采用各种治法，低热仍依然故我。

一诊：日晡则发低热，测体温为38～38.5℃，或伴有微恶寒，有时泛恶欲吐。面容清癯，一似阴虚之象，但细察其舌苔色黄白厚腻，舌边色红，脉细濡而数。

辨证：微寒作热，其邪不在卫表。寒微而热著，发有定时，又非寒热往来，其邪不属少阳可知。从其寒热晡作，病程较久，舌红而苔腻，可推断其邪伏于膜原，泛恶亦为湿浊内阻、气机失畅之佐证。

治法：属湿浊在膜原，遏阻气机，但素体羸瘦，治疗不可偏凉、偏燥，当用疏理透达法，方取雷氏宣透膜原法。

处方：藿香6g，佩兰8g，川厚朴3g，槟榔6g，半夏6g，黄芩6g，甘草2g。3剂。处方时当考虑体质脆弱，不可过于克伐，故原方中的草果未加入，俟药后再议。

二诊：服药后，患者并无不适，自觉胸中宽松，热势虽每日仍发，但已有下降趋势，持续时间亦见缩短，舌苔较前有松化之象。经权衡后，决定方中加入草果4g，以增其透化湿浊之力。3剂。

三诊：服前后，寒热基本控制，精神亦转振，舌苔渐化。但胃纳尚不见旺，此因湿邪尚未尽化，且胃气未复，再投用和中健胃之品以善其后。

处方：藿香梗6g，佩兰8g，厚朴花4g，薏苡仁15g，谷芽15g，麦芽15g。前方连用7剂后，邪去正复，病乃得愈。

本例低热发于夏暑之时，曾多方诊治，包括曾服用清暑、清化湿热、养阴、滋阴降火、益气等多种中药方，也用过多种西药，竟毫无效果。孟澍江教授在分析其病情时从其舌苔表现而断然否定了阴虚的诊断。其病程虽较长，但他仍诊断为感受夏令湿浊之邪所致，故投用宣透膜原之法。开始用药时，尚因患者确属阴虚体质，故对过于温燥之品较为慎重。初试即见效果，温燥药并无不良反应，故再增强祛除湿浊之力，病情迅速好转。可见，在临床施治时，对患者体质固然不可忽视，但总以祛除病邪为先，古人说：有病则病当之，确非妄言。

（五）清肺胃治疗顽固性口疾

口腔咽喉疾病虽在当前医院列有专科，但在内科门诊上也甚为多见。孟澍江教授对这类疾病的治疗也颇能得心应手，尤其对肺胃有热，火热上蒸而引起的口腔急慢性溃疡、牙龈炎、牙周炎、急慢性扁桃体炎、急慢性咽炎、急慢性喉炎等病，每按温病之治法而获佳效。现举例于下：

病案24-5：苏某，女，39岁。1993年7月24日初诊。主诉：患口疮五年余，反复发作，发则在舌边或口腔内颊有黄白色的溃疡，少则两三个，多则五六个，疼痛非常，遇冷热或刺激性的饮食物时，更觉疼痛难忍。每次发作多在一周以上，稍缓解不久又重新发作。诊断为复发性口腔溃疡，经中西医多方治疗，有时虽能暂时见效，但总不能抑制发作。

一诊：形体不丰，面色较红，性情急躁易怒，病前喜食辛辣之品，口干多饮，平素大便较为干结，夜寐多梦，舌苔薄黄，舌红，左侧边缘有黄色溃疡二个，左右口颊部各有溃疡一个，脉滑略数。

辨证：证由肺胃原有郁热，其口干舌红、便干脉滑皆是明证。火热炎上，故发于口腔而生溃疡。病程虽长，与阴虚内热而生溃疡者有所不同，前医专事滋阴，郁火不去，恐难中的。

治法：清泄肺胃郁火，消肿止痛，用自拟"清咽解毒汤"。

处方：金银花10g，黄芩8g，硼砂（煅）6g，芒硝8g，熟大黄6g，薄荷6g，僵蚕8g，甘草4g，冰片2g。5剂。上方每日1剂，煎2次，两煎药液混合在一起，一日内分六七次含于口内，至少5分钟，然后再咽下。

二诊：药后口腔内溃疡明显好转，原有溃疡已基本愈合，大便较畅。上方继用20天，口腔溃疡未有再发。后断续使用本方，三个月后停止用药，多年之患已告痊愈。

孟澍江教授的"清咽解毒汤"是从温病常用方凉膈散结合冰硼散、玉钥匙等方化裁而来的。因口腔肿痛、溃疡每由肺胃热盛而致，故对此类病证之治当主以清泄肺胃之热。该方中用金银花、黄芩、甘草等以清解上焦之热毒，病在上位，故用薄荷轻清上扬，以清在上之邪热。硼砂和冰片能清肺、化痰、止痛；僵蚕则擅长解毒散结，与前药合用尤能增其清热解毒之力。本方之特点在于病在上而取之于下，故用芒硝、大黄以清泄之，其用芒硝、大黄之意不在于攻下或通便，而是在于导热下行，邪热能趋于下，则在上诸证可解。当然，如原来胸膈间有郁热或大便秘结者，用芒硝、大黄轻泻之后，邪热更能得以外泄。该方的使用也有其特点：除了内服以清泄肺胃之热外，还要强调用药汁含于口内，以加强药物对病变局部的作用。总之，本方配伍注重"清上与泻下并施"，用法则"内服与外治并重"，用于临床，疗效卓然。

（六）补脾肾治精少

男子精少是不育症的常见原因，其治疗多从补益先天肾入手。在温病的后期，每有肝肾阴虚、脾肾阳伤之病证，故在温病书中调治脾肾之方甚多，可用来治疗杂病中的有关病证。脾肾两伤为临床常见的虚证，可见于多种病证。孟澍江教授认为《温病条辨》中的双补汤为治脾肾两伤最为稳当之方。该方原为治脾肾阳虚之久痢便溏而用，用药看似平淡无奇，其实配伍得宜，药性温和，很少偏颇之弊，其健脾而性不燥，温阳而不伤阴，临床上可广泛用于脾肾两伤之胃痛、腹痛、反胃、呕吐、久痢、久泻、遗泄、阳痿、腰痛、眩晕、水肿、二便失禁、妇人白带、不孕、不育等许多病证。现举病例于下。

病案 24-6：陈某，男，31 岁。于 1985 年 7 月 28 日初诊。结婚 4 年未育，爱人身体健康，检查无异常发现。本人作精液常规检查，精液量少而清稀，活动力差。

诊查：四肢欠温，入冬下肢彻夜不暖，头晕，腰膝酸软，食后腹胀，便溏，舌质淡，脉沉细。

辨证：证属脾肾阳衰，脾虚则不运，肾虚则不能生精。

治法：温补脾肾，先后天得充则无精少之虞。

处方：潞党参 10g，怀山药 10g，茯苓 10g，补骨脂 8g，山萸肉 8g，巴戟天 8g，菟丝子 10g，肉苁蓉 10g，五味子（杵）5g。

本例服上方 10 剂后，四肢不再清冷，便溏、腹胀亦除。以后每月服 20 剂，继用 5个月后，爱人已怀孕。遂嘱停药。复查精液，精子活动良好。

本例曾长期多方治疗，究其用药多属滋填之品。孟澍江教授则从其肢冷、便溏、舌淡、脉沉细等见证出发，诊为脾肾阳衰，转以温补为大法，但用药温而不燥，且又佐以益阴之品，故有较好的疗效。

孟澍江教授在用该方时，随病情而每对药味进行加减。如用于治痛证时，常加木香、延胡索；治胃气上逆时，每加金樱子、肉豆蔻、煅龙牡等；在治腰痛时，每加杜仲、桑寄生、怀牛膝等；治眩晕时则加入潼白蒺藜、菊花、枸杞子等；治水肿时加猪苓、泽泻、车前子等。

（七）疏理肝气以解高热

孟澍江教授对温热病之治疗具有丰富经验自不待言，但对于临床所见的高热病例也并非都用治温病之法，他认为，在内科杂病中常有一些发热病例，看似外感温热病，实由内伤引起，其立法用药自与治温病不同。病例如下。

病案 24-7：袁某，女，16 岁。1990 年 5 月初诊。主诉：一年前曾有几次不定期发热。每次发作，体温达 40℃左右。血查未见疟原虫，血百分无异常，或一月一发，或数月一发，这次发热已 3 日。

一诊：面色无华，精神萎靡，每至下午辄发热，发热前先微恶寒，体温 40.2℃。伴有口干且渴，心中烦闷，月经先期，性格内向，多愁善感。热势虽高，仍能自持行动。舌苔微黄腻，脉弦数。

辨证：证属营卫欠和，邪在少阳而波及阳明。

治法：调和营卫，疏理少阳兼以清泄阳明，方用柴桂各半汤合白虎汤加减。

处方：柴胡 6g，川桂枝 5g，法半夏 9g，黄芩 6g，赤芍 10g，甘草 4g，生石膏 24g，知母 10g。3 剂。

二诊：药后未见效验，身热依然。表虚发作虽无定时，但仍有一定规律，时发时止，故疑为久病入络，邪留阴分，乃仿吴又可三甲散以图之（处方略），二剂。

三诊：身热仍持续不退，精神较差，进食甚少，月经提前而至，色泽不鲜。患者祖父谓：该女平素寡言，思维待人一如成人。孟澍江教授反复考虑后认为本病表现与温病虽类似，但与其性格有关，因肝失条达而邪热内郁，故以逍遥散加减治之。

处方：柴胡 8g，法半夏 9g，黄芩 8g，甘草 4g，当归 12g，赤芍 10g，白芍 10g，薄荷 6g。3 剂。

四诊：服药后，身热明显减退，现已正常，精神亦见振作，饮食恢复如常。又按上方调理 5 剂。观察多年未有复发。

从本例症状诊断为温病似亦未尝不可，其病变似在卫气之间，少阳与阳明同调，用和营卫、清阳明之法本在规矩之内，且热势之盛不用白虎似不足挫其势。但用药之后未见有效，后又用三甲散入阴搜邪，似也在情理之中，可是药后不应。最后，孟澍江教授根据患者祖父所提供的线索，诊其为肝失疏泄、营卫不和而致寒热数作，主以调达肝木后，其效如桴鼓。逍遥散虽非清法之方，但对此高热之证却能取效，主要在于辨证正确，用药切合病机。

（八）肺肾同调以治咳喘

慢性支气管炎、肺气肿属中医咳喘病范围。本病多为肺肾不足又兼有痰湿壅阻气道，而其发作又每与感受新邪有关。故书云："形寒饮冷则伤肺。"其发则多呈表里兼病、虚实夹杂。古人对本病的治疗有"平时治肾，发时治肺"之说。但孟澍江教授认为本病在发作之时及平时所治均须肺、肾并调，只是侧重点有所不同而已。他自拟肺肾咳喘方对这类病证的治疗有很显著的效果。现介绍如下。

病案 24-8：陈某，男，62 岁。南京某单位退休职工。1985 年 12 月 12 日初诊。自诉：咳逆气喘，入冬尤甚，常为感寒或饮冷而诱发。经多次透视及摄片，诊断为慢性支气管炎伴有肺气肿。病已十余年，近 1 个月来，由于天气骤冷，咳喘又发，咳出白色黏痰，中夹泡沫，或带有咸味，动则喘甚，夜间不能平卧。形寒，精神欠振，食纳减少，咽部不利，胸脘痞闷，苔薄白而腻，舌质淡红，边有齿痕，脉弦而滑。以往历用止咳平喘化痰之剂，如小青龙汤、定喘汤、三子养亲汤等，有时亦能取一时之效，但不久则又发。

辨证：证系肺肾两虚而痰湿内盛，前受外感之邪尚未尽去。

治法：宣肺止咳、补肾纳气、燥湿化痰，以标本兼治。

处方：麻黄 4g，杏仁 9g，甘草 3g，法半夏 9g，陈皮 6g，茯苓 10g，当归 9g，熟地黄 12g。每日 1 剂，分早晚煎服。

一周后，咳喘之势大减，痰量明显减少。继用药两个月，咳喘一直未有大作，较以前历年的咳喘之势大为减弱。以后每入冬令，则取此方服二三十剂，咳喘虽间时仍有，但病情极为轻微，持续时间亦短，至今已近十年，疗效较稳定。

评析：本方为孟澍江教授据张景岳金水六君煎合三拗汤化裁而来。方中半夏、陈皮理气化痰，使气顺则痰降；痰由湿生，湿去则痰自消，故用茯苓健脾利湿。益以甘草和中补土，使脾健而湿化痰消；用麻黄、杏仁以宣肺止咳，且麻黄又有开肺疏表定喘之功。方中配用当归以和血，熟地黄以补肾纳气而解喘。在临床上本类病例舌苔多腻或水滑，显系痰湿内盛，一般医者据此而每认为不能投用当归、熟地黄之类滋腻补益之品。其实，当归、地黄与陈皮配合后，并无滋腻阻滞气机之弊，陈皮得当归、地黄，则无过燥劫津之虞。本方在临床上治疗肺肾两虚的慢性咳喘患者甚多，效果甚佳，而未有留邪助痰或温燥伤正之副作用。

在具体使用时，一般可按原方，也可根据病情适当进行加减。如咳喘喉中有痰鸣如水鸡声者，可加射干 6g。如痰稀而黏，可加干姜、五味子（同杵）各 2g。如新感之邪渐从热化，咽部干痒不利者，加鱼腥草 15g，甚者可加生石膏 15～20g。

第二十五章　温病治法研究 ▷▷▷▷

温病治法的内容极其丰富。以祛邪而言，有解表、清热、攻下、和解、祛湿、化瘀等法，以扶正而言，有滋阴、温阳、益气等法。以下就近年来研究较为集中、成果较多的清热、攻下、化瘀、益气养阴等治法研究状况做介绍。

一、解表法

解表法是温病初期主要治法。目前对解表法的现代研究并不太多，因而对解表的作用及其有进一步深入探讨的必要。

（一）解表法的发展概况

《素问·阴阳应象大论》曰："其在表者，汗而发之。"因而直到如今，解表法还称为"汗法"。

（二）解表法的现代临床应用

1. 桂枝汤不仅为《伤寒论》之第一方，在《温病条辨》中也列为首方，所治之证为风寒性质者，对风寒偏重者，还可加荆芥、防风等，如兼夹湿邪，可加入苍术、白术、泽泻、茯苓等。对一些过敏性疾病，如顽固性哮喘、过敏性鼻炎等，也有用本方取效者。

银翘散广泛用于治疗上呼吸道感染、流行性感冒、急性扁桃体炎、流行性脑脊髓膜炎、流行性乙型脑炎、钩端螺旋体病、流行性出血热等疾病的初起阶段，取得了较好的效果。

2. 桑菊饮有用治疗麻疹在疹前或透疹时喘急之危候。如属表实怫郁，身热无汗，点出不快者，宜用桑菊饮去菊花，加麻黄、生石膏、前胡。有报道用本方治疗流行性乙型脑炎邪在卫分、有汗不解者，可先用辛凉透邪、后用解毒之法。

（三）解表法的作用机理

1. 发汗作用　在解表法中有许多方药具有发汗作用，而一般来说，辛温解表方药的发汗作用较强。

2. 解热作用　解表方药绝大多数具有不同程度的解热作用，一般表现在能使发热动物的体温下降，有的药物，如大剂量的柴胡皂苷、麻黄挥发油及其主要成分松油醇、兴安升麻、荆芥油、桂枝及桂皮油、葛根、藁本等，还能使动物的正常体温下降。

3. 镇静作用 据文献报道，解表药中有近半数具有镇静作用，如桂枝中含的桂皮醛、生姜油、生姜酚及姜烯酮等，都能显著抑制小鼠的自主活动，对抗甲基苯丙氨所引起的运动亢进，延长环己巴比妥钠的催眠作用时间等，表现了镇静的药理作用。而柴胡、荆芥、防风、藁本、紫苏、木贼等，与巴比妥类药物有协同作用。

4. 镇痛作用 药理实验结果表明，大多数解表药有镇痛作用。如柴胡皂苷、白芷煎剂和醚提取物及水提取物、细辛挥发油、荆芥、羌活、蔓荆子、生姜、防风、藁本、辛夷、苍耳子等都具有一定的镇痛作用。其机理有些可能是中枢性的，如防风的镇痛部位与吗啡相似；有的可能是外周的，如生姜能抑制 PG 生物合成。

5. 抗炎、调节免疫作用 解表药多数具有一定的抗炎作用。如柴胡对多种炎症模型具有抑制作用，它如麻黄、防风、升麻、荆芥、生姜、羌活、辛夷、苍耳子、蔓荆子等也有抗炎的作用。其机理可能与增强肾上腺皮质功能、抑制组织胺等过敏介质释放、抑制 PG 的生物合成等多方面。

6. 抗病原微生物作用 许多解表药兼具抗菌和抗病毒作用，如麻黄、桂枝、紫苏、柴胡、防风、薄荷、藁本、香薷、辛夷、蔓荆子等。另外，荆芥、生姜、羌活、葱白、苍耳子、升麻、桑叶、木贼等具有不同程度的抗菌作用。

7. 其他作用 解表药另外还有一些药理作用，如桂枝具有抗凝和抑制血小板聚集的作用。荆芥具有平喘、祛痰和止血等作用。

二、清热法

清热法是以寒凉性质的药物清除邪热的一种治法，又称"清法"。此处所介绍的清热法是指以寒凉药物直接祛除邪热的方法，其中包括了传统所说的清热解毒、清热泻火、辛寒清热、轻清宣气、清热凉血等法。

（一）清热法的发展概况

《素问·至真要大论》中提出了"热者寒之，温者清之"的治疗原则；对于因阴虚而导致发热的治疗，又提出了"诸寒之而热者取之阴"的治疗原则，即对阴虚发热者如投用寒凉清热药不效，就应通过滋养阴液来解除内热。

（二）清热法的现代临床应用

清热法在现代临床上，广泛运用于流行性乙型脑炎、流行性出血热、流感、病毒性心肌炎、急性或暴发型肝炎、病毒性肺炎、大叶性肺炎、流行性脑脊髓膜炎、肺脓疡、急性菌痢、肠伤寒、急性阑尾炎、急性胆道感染、急性泌尿系感染等。

（三）清热法的作用机理

1. 对病原微生物的作用 病原微生物是引起人体感染性疾病的主要外在因素，也是发热的主要原因之一，清热方药往往对病原微生物有一定的作用。现代大量的实验证实，许多清热方药具有广谱的抗病原体活性。

清热法的抗生作用可能是通过多种环节或渠道而实现的。因为病原体导致的感染必须要经过入侵、附着、繁殖、释放毒素等多个环节，如果能对上述的任何一个环节发生影响，就有可能影响到感染的发生、发展和结局。

2. 抗病毒作用　微生物毒素包括外毒素、内毒素和其他的一些毒性产物，是温邪的组成部分，也是温邪致病力的主要表现。

毒素对人体的影响主要表现在两个方面：一是可造成人体功能紊乱和组织损害，甚则可因感染中毒症而导致人体死亡；二是毒素可以损害人体的抗感染防御机制，从而使人体的抵抗力明显下降，又进一步加重了感染的严重程度。

现代许多实验证实，一些清热方药对病原体产生的毒素有一定的对抗或中和作用。

3. 对免疫功能的作用　免疫系统功能是人体抗感染最重要的防御机制，直接影响到疾病的发生、发展和预后转归。

现代实验表明，清热方药对人体免疫系统有较为广泛的影响，从而在对提高人体抗感染免疫能力及减轻变态反应等方面发挥重要作用。

（1）清热方药能明显提高人体的非特异性免疫功能。

（2）清热方药对人体的特异性免疫功能也有一定的调整作用。

（3）清热方药又表现出免疫抑制作用。

4. 对发热的影响　清热法的直接效果主要是表现在退热、解热作用方面。清热方药的运用十分广泛，几乎对感染全过程的发热都要选择相应的解热方药。

5. 对炎症过程的影响　炎症过程是感染性疾病的主要病理表现之一。炎症反应是人体的重要防御反应之一。清热方药对炎症的各个阶段均有一定的影响，表现出良好的抗炎作用。

6. 对垂体 - 肾上腺皮质功能的影响　肾上腺皮质功能是人体非特异性抵抗力的重要生理基础之一，在人体的抗感染能力方面有着至关重要的作用，对于感染的发生、发展、预后转归也有重要的意义。

清热方药对肾上腺皮质功能的影响主要有两种途径：一是通过兴奋垂体前叶或其以上部位而引起肾上腺皮质活跃；二是影响肾上腺皮质激素的代谢灭活。

7. 对微循环及血凝的影响　在感染过程中，多伴有局部血液循环及血凝状态的改变，特别在急性炎症反应中，由于病变的刺激，必然引起微循环异常反应，同时造成血凝增高，又进一步影响微循环，这样势必妨碍人体发挥正常的抗感染作用。现代实验证实，野菊花、金荞麦及其存放成分与黄烷醇及抑制血小板聚集，黄芩有抑制血小板聚集及稳定细胞膜等作用，所以可防治内毒素所引起的大鼠实验性弥散性血管内凝血（DIC）。

8. 抗休克的作用　感染性休克是感染病证导致死亡的重要原因。现代研究发现，一些清热方药有一定的抗休克作用。如清胆注射液对猫的内毒素休克有升压稳压作用，这一作用与其改善心功能、增加冠脉流量、改善微循环、对抗去甲肾上腺素所致的血管痉挛等作用亦有密切关系。金银花及其复方制剂对绿脓杆菌内毒素休克也有明显的保护作用。六神丸、消炎解毒丸、清热解毒注射液、黄连解毒汤等均可降低内毒素所致的小鼠休克死亡率。当然，清热方药的抗休克作用是其多种作用的综合，而不仅是对血压的影响。

9.其他 清热方药在治疗人体感染中的作用还有其他一些方面。如连翘、黄芩、栀子、蒲公英、黄连解毒汤等具有保肝作用；茵陈、大黄、栀子、黄连、清热注射液（柴胡、黄芩、大黄、茵陈、龙胆草、金银花）等有利胆作用；八正散、龙胆泻肝汤、清热注射液等有利尿作用；犀角、牛黄、生地黄、肺炎合剂等有强心作用；牛黄、羚羊角、栀子、芍药、牡丹皮、紫雪丹有镇静抗惊厥作用等。还有一些清热方药兼有镇咳、化痰、平喘、扩张冠脉、提高心肌抗缺氧性损伤等作用。

三、攻下法

攻下法也是祛除邪热的主要手段之一，如果说清热法是祛除无形邪热的方法，攻下法就是祛除有形邪热的主要方法。

（一）发展概况

《素问·热论》说热病"已满三日者，可泄而已"。在《伤寒论》中，攻下法的运用已达到了很高的水平，该书不仅较为深刻地论述了攻下法的使用宜忌，还制定了许多攻下方剂，如大承气汤、小承气汤、调胃三承气汤、大陷胸汤、三物白散、十枣汤、桃核承气汤等，为后世运用攻下法治疗外感热性病奠定了基础。

（二）现代临床应用

攻下法在现代临床上的适应病证很多，许多疾病运用攻下法取得了较好的疗效，如急性胰腺炎、急性胆道感染、暴发型肝炎、急性细菌性痢疾，以及暴发型菌痢、流行性乙型脑炎、流行性出血热、肺炎、感染中毒性休克等病证运用攻下法都取得了较好的疗效。

（三）作用机理研究

攻下法与单纯的泻法并不相同，其作用机理比较复杂，大致有以下几个方面。

1.泻下通便作用 攻下方药多能增强胃肠蠕动推进功能，可通导大便，而能否泻下往往与疗效有直接的关系，一般在通下后，全身症状多可随之好转。但不同的攻下方药，其作用为机制有所区别。

2.利胆保肝作用 攻下方药对于胆汁泌泄有重要的作用，而胆道炎症、胰腺炎的发生与管腔内固形异物、胆汁的质地和流量、Oddi 括约肌状态等因素有密切关系，因而通过促进胆汁泌泄，疏通肠道，每可增加胆汁流量，降低固形物含量，松弛 Oddi 括约肌。一方面是由于泻下时消化道蠕动亢进的同时可反射性地促进胆汁分泌和胆囊收缩，另一方面是由于一些攻下方药有直接利胆作用。

3.改善肠道缺血 肠道缺血往往是急性感染性疾病发展到较为严重阶段所出现的病

理变化，而肠道缺血后又可对病情发展起到重要的作用。实验证明，大承气汤能明显增加肠血流量、改善肠管血运状态、增强肠蠕动，而肠道血液运行的改善也有助于全身血循环的恢复。

4. 抗病原体作用　攻下药中的大黄有显著的抗病原体作用，其主要有效成分为大黄酸、大黄素、芦荟大黄素等游离蒽醌类物质，对多种致病菌，如白色葡萄球菌、链球菌、枯草杆菌、白喉杆菌、志贺氏痢疾杆菌、钩端螺旋体等都有较强的抑杀作用。

5. 抗炎作用　对于感染中的炎症过程，下法方药具有广泛的作用。如能对抗多种致炎物及炎症介质所引起的炎症早期的毛细血管通透性增高、渗出和水肿，大黄、芒硝、大黄牡丹皮汤、桃仁承气汤等即具此作用。有报道，对于小鼠金葡菌性腹膜炎，大承气汤能抑制渗出过程，增强吸收过程。

6. 解热作用　在临床有高热不解者，往往可以通过泻下而很快地解热。现代研究证实，泻下方药中的大黄确具有良好的退热效果。

7. 对免疫功能的影响　攻下方药的免疫药理活性在其临床疗效上有重要的意义。如生大黄能增加中性白细胞比例，提高外周血白细胞对金葡菌的吞噬能力；可提高小鼠腹腔炎性细胞的吞噬活性，提高血中溶菌酶含量及血清总补体水平，促进人体干扰素的产生。

8. 对肾功能衰竭的影响　许多感染性疾病危重状态下可出现急性肾功能衰竭，是造成死亡的重要原因。研究报告的多是流行性出血热发生的急性肾衰竭多采用通腑泻下法奏效。

9. 止血作用　大黄等攻下方药的止血作用已得到临床与实验的证实。对大黄的研究表明，其可使血液黏度升高，红细胞聚集性增加，微血管血流减速；尚能缩短出血时间、血凝时间和血浆复钙时间，增加纤维蛋白原，缩短血小板及纤维蛋白的血栓形成时间，并可提高血管紧张性与收缩性力，增加其自发节律等。以上结果显示了大黄的止血效果有着较为复杂的药理基础。

四、活血化瘀法

活血化瘀法是针对温病中瘀血倾向或瘀血形成所采用的重要治法。在温病过程中，由于患者原有瘀血存在（或瘀血体质）；或由于邪热煎熬阴血，血滞成瘀；或因邪热迫血妄行，离经之血停积脉外而成瘀；或因脏腑受邪，血行迟缓而成瘀，都可能有瘀血存在。

（一）发展概况

我国现存最早的医学方书《五十二病方》已有活血化瘀方药的记载。《黄帝内经》提出了对血行不畅者应予活血通络的治疗原则，如《素问·阴阳应象大论》中说："血实者宜决之。"《伤寒论》又进一步论述了下焦蓄血的证治，制定了桃核承气汤、抵当汤、抵当丸等活血化瘀方。至叶天士更明确地指出了温病中有"瘀血与热为伍"的病证，强调其治疗"当加入散血之品"，并提出血分证的治疗原则是"凉血散血"，可见其对"散血"之法的重视。

清代王清任在《医林改错》中对血瘀证的证治做了深入的论述,其中所创制的解毒活血汤、急救回阳汤、可保立苏汤、通经逐瘀汤等方即用于外感温热病者。

(二)现代临床应用

流行性出血热中存在微循环障碍,而投用活血化瘀药后可有效地改善微循环。如在西药治疗的同时,静滴复方丹参注射液,并口服犀角地黄汤加味,其病死率大大低于未用活血化瘀方的对照组。

在治疗急性感染发生 DIC 时,活血化瘀方药也是常用的方法。如有治疗 DIC 伴有休克者,在固脱的基础上,加用血府逐瘀汤,取得了较高的治愈率;有报道治疗暴发型流脑出现 DIC 者,以丹参静滴或静脉注射,病情恢复较快而且无副作用。在对小儿肺炎的治疗中,有报道其中有"血瘀证"者,当用活血化瘀法为主治疗,认为可以大大减低病死率,提高疗效。

(三)作用机理研究

1. 对血液系统的作用 瘀血的实质与血液的生理、生化、形态的改变有密切关系,一般多表现为"高浓、高黏、高凝、高聚"的状态,每有血栓形成倾向,具体表现在血小板数量与质量、血凝系统、纤溶系统、血栓形成、血液溶变性质等方面。而活血化瘀药物对上述状态都有一定的改善作用。

(1)抑制血小板功能的作用。

(2)对血凝系统的作用。

(3)对于纤溶系统也有一定的影响。

(4)活血化瘀方药大多还可降低血液黏度,改善"高黏"状态。

2. 对心血管系统的作用

(1)增强心肌收缩力 如川芎、红花、三七、牛膝、紫草、虎杖等。但红花、蒲黄等药在低浓度时呈兴奋心肌作用,而高浓度时则抑制之。当归则表现为抑制心脏收缩力。

(2)对人体耐缺氧能力及心肌氧代谢的影响 研究显示,丹参、三七、延胡索、红花、川芎、赤芍等可显著提高小鼠常压和减压缺氧存活率,延长其存活时间。

(3)对冠状动脉、脑动脉、外周动脉有一定扩张作用 当归、赤芍、丹参、鸡血藤、红花、牡丹皮、川芎、益母草、五灵脂等可增加冠脉的血流量。

3. 对炎症过程的作用 活血化瘀药物对炎症早期毛细血管通透性亢进的影响,发现当归、红花可明显地抑制,而乳香、五灵脂、血竭却能明显地增强,提示不同活血化瘀药物对炎症过程有不同的影响。

4. 抗生作用 有一些活血化瘀药物,特别是属于凉血化瘀、通下化瘀的药物具有明显的抗生作用。其中如大黄、牡丹皮、赤芍、紫草等对多种病毒有一定的抑制作用。大黄、虎杖所含的大黄酸和大黄粉,牡丹皮酚、丹参酮、地锦草素等,均对多种细菌有抑制作用。

5. 对神经系统的作用　某些活血化瘀药物具有镇痛作用。如乳香、没药等镇痛作用最强。其他如延胡、三七、莪术挥发油等有明显的镇痛作用。

6. 对免疫功能的影响　活血化瘀药物对人体免疫功能的影响各有不同。如由益母草、当归、川芎、白芍、广木香等组成的方剂对体液免疫有明显的抑制作用；当归、桃仁等可抑制抗体的形成。

五、益气养阴法

（一）发展概况

温病学派在重视养阴生津的同时，也仍然重视顾护阳气。如叶天士对素体阳气不足者感受温热病邪，强调"须要顾其阳气"。而吴鞠通在《温病条辨》中指出："间有阳气素虚之体，热病一退，即露旧亏，又不可固执养阴之说而灭其阳火。"对温热病过程中气衰阳微者，常用参附汤，四逆汤之类以益气温阳。

（二）现代临床应用

在现代临床应用中，益气养阴法是治疗温病的重要方法，其中尤其是对危重病证的救治应用更多。

（三）作用机理研究

1. 适应原样作用　所谓"适应原样作用"，是指某些药物所具有的提高人体对物理的、化学的或生物学的多种有害刺激的非特异的抵抗力，以及具有调整至"正常"的作用。益气养阴药中有许多即具有这样作用。

2. 对神经体液调节的影响　研究显示，人参、生脉散、黄芪、白术、茯苓等益气养阴方药都有兴奋肾上腺皮质功能的作用。而生脉液在兴奋垂体－肾上腺皮质功能的同时，不引起动物胸腺的萎缩，从而提示其属于一种特殊的神经体液调节剂。

3. 对免疫系统功能的影响　益气养阴方药的扶正作用也表现在对免疫功能的影响方面。如对于人体非特异性免疫功能，益气养阴方药有明显的增强作用。

4. 对血液、造血系统及心血管系统的影响　许多益气养阴方药具有补血作用。如人参可使实验动物的红细胞、血红蛋白量、白细胞明显增加；党参也可增加红细胞及血红蛋白量。

5. 抗休克、抗弥散性血管内凝血的作用　回阳救逆药如参附液、复脉汤、四逆汤等均有明显的抗休克作用，并均可改善微循环，四逆汤能使内毒素休克鼠的四肢厥冷得到缓解。益气养阴方药在治疗各种休克中的作用已为大量临床证实。

6. 抗感染的作用　益气养阴属补法范畴，一般来说没有直接的祛邪作用。体外抑菌试验表明，除少数药物如黄精、麦冬、玄参等药外，一般无明显的抗生作用。然而在实验中发现，有一些益气、养阴药对实验性感染有明显的保护作用。

7. 解毒、中和内毒素的作用　许多益气养阴方药具有解毒及中和内毒素作用。其中有的是通过保肝作用而实现的，如人参、黄芪、白术、茯苓、甘草、灵芝等均为良好的保肝作用。

8. 抗炎的作用　炎症是温病过程中的重要病理变化，它既是对各种损伤性刺激的保护性反应，又可导致进一步的功能障碍和组织损伤。人参、党参、甘草等药对多种实验性炎症有一定抑制作用。

9. 其他　益气养阴药物的药理作用较为复杂，在温病的治疗中发挥出重要作用。除了以上所述外，还有其他一些作用，如生脉散可增强人体的耐氧能力，参附液可对抗中枢抑制药的中枢抑制作用等。

第二十六章　　温病方证体系 ▷▷▷▷

温病学说源于《黄帝内经》《伤寒杂病论》，是中医临床经典的重要组成部分。历代温病学家们撰写了大量温病专著，制定了大量温病方剂，现代仍行之有效地用于临床实践。其中，吴鞠通所著《温病条辨》，不仅创立了三焦辨证论治体系，同时也总结整理了大量有效方剂及临床适应证候，本章以《温病条辨》为重点，简要介绍温病方证的范畴及温病方证理论对中医临床、特别是在杂症治疗中的指导作用。

一、方证与方证对应

（一）概念

所谓方证，是中医用方的指征和证据。方证包括了中医所论的"证"，是症状、体征、体质等因素的综合概括。方证体系特征是病下系证，证下系方，方随证出，辨证论治，理法方药一体。

方证对应是辨证论治的重要环节。方剂应用是辨证论治、方证对应的产物。成方产生于辨证论治，有其适应证，当方与证固定后，辨证论治其实就是对证用方，方证对应实际上也是遵循了辨证论治的原则。

（二）源流

唐代孙思邈在《千金翼方》序文中说："伤寒热病，自古有之，名贤睿哲，多所防御，至于张仲景，特有神功……旧法方证，意义幽隐，乃令近智所迷，览之者造次难悟。今以方证同条，比类相附，需有检讨，仓卒易知。"所以，方证同条，比类相附，方证相对，成为千金方伤寒方证的一个特征。

清代以来，方证体系的倡导者首推柯琴及徐大椿。柯琴将汤证分隶于六经脉证之下，列桂枝、麻黄、柴胡、黄连等汤证 30 余种，使汤证之法确立于世。徐大椿经 30 年之探求，认为《伤寒论》不类经而类方，从流溯源，将张仲景 113 方进一步归类于桂枝汤、麻黄汤、葛根汤等 12 类，各类主证中，先出主方，随以论中用此方之证列于方后，成为以方类证，证从方治。故方证体系研究，虽然非《伤寒论》研究全貌，但已经取得一定成就。

二、温病方证论治体系的形成

（一）温病方证的来源

1. 来源于《温病条辨》 吴鞠通《温病条辨》共265条，制定温病辨治238法、208方，从而创立了温病的方证理论。书中方剂有两大来源：一是运用张仲景《伤寒论》原方加减而成；二是来源于叶天士《临证指南医案》。

其中取之于张仲景经方者约有44首，如白虎汤、白虎加人参汤、栀子豉汤等直接取材经方，也有化裁经方，如新加黄龙汤、苓姜术桂汤等；还有变制经方，如从炙甘草汤变制出加减复脉汤、三甲复脉汤等。《温病条辨》的方证是在《伤寒论》经方方证的基础上发展起来的，与经方方证同属于一个支脉，可谓一脉相承。《温病条辨》中还有许多方剂是来自《临证指南医案》，总计约有98首。如桑菊饮、银翘散等。

2. 来源于其他医家的经验方或自创方 如吴又可《温疫论》中的达原饮、三甲散；雷少逸《时病论》雷氏宣透膜原法等；余师愚《疫疹一得》的清瘟败毒饮等；杨栗山《伤寒瘟疫条辨》的升降散。这些方证与《温病条辨》的方证共同构成了温病的方证体系。

（二）温病方证体系的范畴

以《温病条辨》方为基础，采集《温疫论》《通俗伤寒论》及薛生白、雷少逸、何廉臣等医家的名方，初选若干首，初步构建了温病的方证体系。

三、温病方证举例

（一）银翘散方证

1. 方源 银翘散出自《温病条辨·上焦》风温第4条。另外，银翘散方证还见于上焦篇第5条："太阴温病，恶风寒，服桂枝汤已，恶寒解，余病不解者，银翘散主之；余证悉减者，减其制。"银翘散是吴鞠通根据叶天士"在表初用辛凉轻剂"的理论，仿照《伤寒论》麻黄汤、桂枝汤而制定的。

2. 临床应用要点

（1）在辛凉甘寒之中配伍少量辛温药，既有利于透邪，又不违辛凉之旨。

（2）疏散风邪与清热解毒相配，具有外散风热、内清热毒之功，构成疏清兼顾、以疏为主的方剂。

（3）本方在辛凉疏透宣散的同时，配用了渗湿导热的竹叶。

银翘散原治病证：风温，脉不缓不紧而动数，或两寸独大，尺肤热，头痛，微恶风寒，身热自汗，口渴，或不渴，而咳，午后热甚。

辨方证要点：发热恶风，咽痛，口渴，舌边尖红，脉浮数，苔薄白或薄黄。

现代临床上，本方广泛用于急性发热性疾病的初起时段，如感冒、流行性感冒、急性扁桃体炎、肺炎等，辨属银翘散证者。

（二）翘荷汤方证

1. 方源 翘荷汤是吴鞠通根据《临证指南医案》燥门某案整理而得，出自《温病条辨·上焦》秋燥第 57 条，原条文谓："燥气化火，清窍不利者，翘荷汤主之。"该方组成：薄荷、连翘、生甘草、黑栀皮、桔梗、绿豆皮。水两杯，煮取一杯，顿服之。日服 2 剂，甚者日服 3 剂。加减法：耳鸣者，加羚羊角、苦丁茶；目赤者，加鲜菊叶、苦丁茶、夏枯草；咽痛者，加牛蒡子、黄芩。

2. 临床应用要点

翘荷汤原治病证：清窍不利，耳鸣目赤，龈胀咽痛。另外，从叶天士"燥火上郁"及药用栀子配薄荷分析，本方证还应包括心烦、心中懊侬等栀子豉汤证。

辨方证要点：心烦、耳鸣目赤、龈胀咽痛等头面孔窍燥热证；还可以用于治疗杂病郁火怫郁于头面的多种病证。

临床上常用翘荷汤治疗燥火上郁所致的耳鸣、目赤、龈肿、咽痛、鼻塞、喷嚏、流涕、头痛等病证。

（三）升降散方证

1. 方源 升降散原名赔赈散，出自陈良佐《二分析义》。杨璿（杨栗山）将之更名为升降散，收载于《伤寒温疫条辨》，主治温疫发热、烦躁、大便燥结等。组成：白僵蚕（酒炒）二钱，全蝉蜕（取土）一钱，广姜黄（去皮）三分，川大黄（生）四钱。

2. 临床应用要点

升降散原治病证：外感病发热、烦躁、大便秘结等气分火热者，也可用于治疗杂病见心烦急躁、易怒、失眠、夜寐不安、口苦咽干、便干尿赤、舌红起刺，或舌红、苔黄、脉弦数等。

辨方证要点：心烦急躁，夜寐不安，心中愦愦然，舌红或起刺。

治疗多种外感热病，特别是风热外感诸证，如流行性感冒、流行性腮腺炎发热等。杂病方面用治于胆囊炎、带状疱疹、荨麻疹、风热型头痛、乳蛾诸证，以及更年期综合征、高血压等。

（四）增液承气汤方证

1. 方源 本方出自吴鞠通《温病条辨》风温湿热第 17 条曰："津液不足，无水舟停者，间服增液，再不下者，增液承气汤主之。"该方为于增液汤内，加大黄，芒硝。

2. 临床应用要点

增液承气汤原治病证：本方由滋阴生津的增液汤，加入大黄、芒硝组成，治疗温病津液不足，大便干结不通。本方运用证候：一是调胃承气汤证，如烦热、腹满、大便燥结等；二是增液汤证，如舌赤少苔而干、口鼻咽喉干燥等；三是生地黄、玄参配大黄对应的血分瘀热证，如颜面痤疮、衄血、疖疗等。

辨方证要点：内伤杂病阴亏便秘，或营热血燥；血分火毒郁结，见增液承气汤证者。大便燥结，口干唇燥，舌黄，舌赤而干，脉细数。

临床常用于急性热病高热便秘，津液耗伤较重者，还有用于肛裂、肾功能不全、寻常痤疮、产后尿闭、鼻衄、慢性支气管炎急性发作、口腔溃疡、痔疮日久、大便干燥、便血、中风等。

（五）清燥救肺汤方证

1. 方源　清燥救肺汤出自喻昌《医门法律·伤燥门》秋燥论，组成：桑叶、麦门冬、枇杷叶、杏仁、甘草、人参、石膏、胡麻仁（炒研）、真阿胶。咳多者，加贝母、瓜蒌；痰黏者，加生地黄。《温病条辨》将本方枇杷叶量改为六分，麦冬量改为二钱。以此方为"辛凉甘润法"，治燥气伤肺证。

2. 临床应用要点

清燥救肺汤原治病证：本方证主要有五个方面：一是肺经燥热证，如烦热，口干，汗出等；二是肺胃阴津耗损证，如咳嗽少痰、干渴、咯血、肌肤干燥等；三是肺胃燥热证，如呕吐、咳喘、痿证、肌肤枯燥等；四是肺气不宣证，如咳嗽、喘；五是胃气不足证，如少气、乏力、食少等。

辨方证要点：舌干红少苔，口舌干燥，肺胃气逆而咳、喘、哕、呕者。

临床常用于外感燥热咳嗽、喘，如肺炎等。临床报道用清燥救肺汤扩展运用验案有支气管哮喘、放射性肺炎、喉痛、失音、结核性胸膜炎、支气管扩张咯血、老年性皮肤瘙痒症、黑斑病等。

（六）沙参麦冬汤方证

1. 方源　沙参麦冬汤出自吴鞠通《温病条辨·上焦》秋燥第56条，原文谓："燥伤肺胃阴分，或热或咳者，沙参麦冬汤主之。"本方组成：沙参、麦冬、桑叶、玉竹、生扁豆、花粉、生甘草。

2. 临床应用要点

沙参麦冬汤原治病证：燥伤肺胃阴分，或热或咳者。叶天士医案主治证包括胃痛、呃逆、食欲减退、咽喉痒痛、孔窍干燥者。本方现广泛应用于温病乃至杂病肺胃阴伤的病证。

辨方证要点：舌红少苔或无苔，咳嗽，或者咽干口渴，脉细数。

临床用于燥咳、小儿迁延性肺炎、慢性萎缩性胃炎、慢性咽炎、小儿咳喘、腰腿痛、肺癌、肺结核、银屑病、小儿口疮、糖尿病之肺病肾阴虚证者等，亦用于治疗干燥综合征、呃逆等。

（七）分消走泄湿热法——三仁汤方证

1. 方源　三仁汤出自《温病条辨·上焦》湿温第43条，为吴鞠通根据《临证指南医案》湿门有关医案整理而成。本方组成：杏仁、白豆蔻、薏苡仁、飞滑石、白通草、半夏、竹叶、厚朴。原文谓："头痛恶寒，身重疼痛，舌白不渴，脉弦细而濡，面色淡黄，胸闷不饥，午后身热，状若阴虚，病难速已，名曰湿温，三仁汤主之。"

2. 临床应用要点

三仁汤原治病证：三仁汤以化湿为主，清热为辅，主要用于湿重热微之证。

辨方证要点：胸闷，体重肢倦脘痞，口淡不知味，舌质暗红，舌苔白腻。

临床应用于肠伤寒、布氏杆菌病。内伤杂病用于湿热类发热、浅表性胃炎、急慢性结肠炎、黄疸型肝炎、咳嗽、婴幼儿腹泻、痢疾、阳痿、盗汗等。

（八）和解湿热法——蒿芩清胆汤方证

1. 方源 蒿芩清胆汤出自俞根初《重订通俗伤寒论》，是在《备急千金要方》温胆汤基础上加减而成的。本方组成：青蒿、黄芩、枳壳、淡竹茹、陈皮、半夏、茯苓、碧玉散。

2. 临床应用要点

蒿芩清胆汤原治病证：蒿芩清胆汤原出处适应证为暑疟初起，寒轻热重，口渴引饮，心烦自汗，面垢齿燥，便闭尿热，或泻不爽；舌苔黄而燥涩，甚或淡黄而腻，或起芒刺，或起裂纹。功效为和解胆经，胸痞作呕，寒热如疟者均可投用。

辨方证要点：寒热似疟，胸胁胀满，舌红，舌苔黄腻。

杂病湿热稽留少阳，出现类似小柴胡汤证，而舌苔滑腻、胸腔痞满者，可用本方治疗。临床常用于治、急性胆囊炎、急性黄疸型肝炎、胆汁反流性胃炎、慢性胰腺炎、急性胃炎、盆腔炎、胆结石、慢性肾功能不全、盗汗等。

第二十七章 《温病条辨》五加减正气散辨析 ▷▷▷▷

　　藿香正气散方出《太平惠民和剂局方》卷二，由大腹皮、白芷、紫苏、茯苓、半夏曲、白术、陈皮、厚朴、生姜、大枣等组成，主治伤寒头疼，憎寒壮热，上喘咳嗽，五劳七伤，八般风痰，五般膈气，心腹冷痛，反胃呕恶，气泄霍乱，脏腑虚鸣，山岚瘴疟，遍身虚肿；妇人产前、产后，血气刺痛；小儿疳伤等。后世医家多有以该方通治四时感冒，吴鞠通在其所著《温病条辨》中将其化裁治疗湿温病，每方皆以藿香梗、厚朴、茯苓、陈皮为主药，辨证加减。

一、原文分析

（一）一加减正气散

【原文】

　　[58] 三焦湿郁，升降失司，脘连腹胀，大便不爽，一加减正气散主之。
　　再按：此条与上第五十六条同为三焦受邪，彼以分消开窍为急务，此以升降中焦为定法，各因见证之不同也。
　　一加减正气散方
　　藿香梗二钱　厚朴二钱　杏仁二钱　茯苓皮二钱　陈皮一钱　神曲一钱五分　麦芽一钱五分　绵茵陈二钱　大腹皮一钱
　　水五杯，煮二杯，再服。
　　方论：正气散本苦辛温兼甘法，今加减之，乃苦辛微寒法也。去原方之紫苏、白芷，无须发表也。去甘，桔，此证以中焦为扼要，不必提上焦也。只以藿香化浊，厚朴、陈皮、茯苓、大腹泻湿满。加杏仁利肺与大肠之气，神曲、麦芽升降脾胃之气，茵陈宣湿郁而动生发之气。藿香但用梗，取其走中不走外也。茯苓但用皮，以诸皮皆凉，泻湿热独胜也。（《温病条辨·中焦辨》）

【释义】

　　本条为湿热郁阻，证见脘腹痞胀，大便不爽，故以杏仁宣开上焦，兼利下焦；厚朴、陈皮、神曲、麦芽，燥运中焦；茯苓皮、大腹皮，燥渗下焦，茵陈利湿中之热，用于治疗湿热郁阻、湿中蕴热之候。
　　"三焦湿郁"，乃是指湿邪郁阻三焦气机而言，究其病机实以中焦为中心。由于湿阻中焦，脾胃升降失司，以致脘腹胀满，大便不爽。故治以一加减正气散疏化中焦湿浊，升降脾胃之气。

本条源于《临证指南医案》卷五湿门。从原案可见，吴鞠通的一加减正气散即此案方药所订。方从藿香正气散加减化裁而来。从用药的取舍看，其治疗重点在于疏化中焦湿浊。

（二）二加减正气散

【原文】

[59] 湿郁三焦，脘闷，便溏，身痛，舌白，脉象模糊，二加减正气散主之。

上条中焦病重，故以升降中焦为要。此条脘闷便溏，中焦证也，身痛舌白，脉象模糊，则经络证矣。故加防己急走经络中湿郁；以便溏不比大便不爽，故加通草、薏仁、利小便所以实大便也；大豆黄卷从湿热蒸变而成，能化湿热，而蒸变脾胃之气也。

二加减正气散苦辛淡法

藿香梗三钱　陈皮二钱　厚朴二钱　茯苓皮三钱　木防己三钱　大豆黄卷二钱　川通草一钱五分　薏苡仁三钱

水八杯，煮三杯，三次服。（《温病条辨·中焦辨》）

【释义】

本条为湿郁三焦，证见脘闷，便溏，身痛，舌白。其病机为湿阻中焦，湿中蕴热，兼湿郁络中，药用防己泄络中之湿，大豆卷清化湿热，通草、薏苡仁利湿。与上条相较，上条为湿滞中焦，湿中蕴热；本条兼湿阻中焦，湿滞络中。

本条病机特点是：湿邪内蕴脾胃而外着经络。症见脘闷便溏，为湿蕴中焦脾胃运化失职之象；身痛为湿邪停着经络的表现；苔白而脉象模糊，为湿阻气机之征。治以二加减正气散，作用在于宣气利湿，疏通经隧。

本证与上证虽均属湿郁三焦气分，但病机重点有所不同。上证病机重心在于中焦升降失司，临床以脘腹胀满、大便不爽为主要表现；本证虽亦有中焦见症，但病机偏于湿气机，肠腑泌别失职，且兼湿邪郁滞经络，故证见脘闷便溏，身痛脉糊。

（三）三加减正气散

【原文】

[60] 秽湿着里，舌黄脘闷，气机不宣，久则酿热，三加减正气散主之。

前两法，一以升降为主，一以急宣经隧为主；此则以舌黄之故，预知其内已伏热。久必化热，而身亦热矣，故加杏仁利肺气，气化则湿热俱化，滑石辛淡而凉，清湿中之热，合藿香所以宣气机之不宣也。

三加减正气散方苦辛寒法

藿香三钱，连梗叶　茯苓皮三钱　厚朴二钱　陈皮一钱五分　杏仁三钱　滑石五钱

水五杯，煮二杯，再服。(《温病条辨·中焦辨》)

【释义】

本条相较上两条，病机为湿邪化热，故证见舌苔黄腻，治疗以藿香、厚朴、茯苓皮、陈皮加杏仁宣开水之上源，滑石清利湿热。

舌见黄苔为湿邪化热之象，脘闷系湿阻气机的表现，所以治予三加减正气散宣气化湿，兼以泄热。本方在用药上，重视宣通肺气，其目的是为了通过利肺气而化湿。当然，本证的性质虽属湿热，但仍以湿重于热，所以用药侧重于祛湿，清热之力较轻。本条对症状的描述较为简单，除了苔黄外，还有胸闷，在临床上还可参考身热、小便短赤等症状。

前两条所述证候，均以湿邪郁阻为主，故舌苔必呈白色；本证则为湿邪已渐化热，故舌苔色黄，这是临床辨证的关键。

(四) 四加减正气散

【原文】

[61] 秽湿着里，邪阻气分，舌白滑，脉右缓，四加减正气散主之。

以右脉见缓之故，知气分之湿阻，故加草果、查肉、神曲，急运坤阳，使足太阴之地气不上蒸手太阴之天气也。

四加减正气散方苦辛温法

藿香梗三钱　厚朴二钱　茯苓三钱　陈皮一钱五分　草果一钱　楂肉炒，五钱　神曲二钱

水五杯，煮二杯，渣再煮一杯，三次服。(《温病条辨·中焦辨》)

【释义】

本中所述主要为伤及脾阳，形成湿盛脾阳受伤之证。湿邪在里，日久必然会损伤阳气，其临床表现除了条文所述者外，还有许多湿困损伤脾阳的表现。同时，从本证所用的四加减正气散药物来看，有山楂、神曲等消食导滞药物，因而本证性质是湿中夹食滞，非单纯的湿着阻气之证。

湿浊偏重阻于中焦气分之证，文中叙证从简，只言"舌白滑，脉右缓"，目的在于突出本证湿浊偏重的特点，以作为辨证的关键。此外当必有脘痞腹胀等湿阻气滞的见症。四加减正气散重在疏化中焦浊滞，乃是针对本证的病机特点而设。

条文取材于《临证指南医案》卷五湿门张姓治案而稍做变通。原案叶天士以脉右缓提示湿著气分的病机特点，可谓要言不烦。按湿证脉缓，乃临床常见之征象，在辨证上具有重要的实践意义。究其机理，乃因湿浊阻滞气机，气血运行失畅所致。吴鞠通撰述条文又增入舌白滑，则更能体现本证湿浊偏重的证候性质。在制方上增加茯苓一味，更

有助于调中利湿。

（五）五加减正气散

【原文】

［62］秽湿着里，脘闷便泄，五加减正气散主之。

秽湿而致脘闷，故用正气散之香开；便泄而知脾胃俱伤，故加大腹运脾气，谷芽升胃气也。以上两条，应入前寒湿类中，以同为加减正气散法，欲观者知化裁古方之妙，故列于此。

五加减正气散苦辛温法

藿香梗二钱　陈皮一钱五分　茯苓块三钱　厚朴二钱　大腹皮一钱五分　谷芽一钱　苍术二钱

水五杯，煮二杯，日再服。（《温病条辨·中焦辨》）

【释义】

本条证见脘腹胀闷，大便溏泄，证属寒湿困阻脾胃，损伤脾胃阳气，脾的运化功能失常而致泄泻。故治疗以藿香、厚朴、茯苓、陈皮、苍术行气燥湿运脾，加大腹皮燥湿运脾，谷芽升胃气。

湿浊偏重阻于中焦气分之候。湿着于里，胃气受困则脘痞，脾运失健则便溏。治以五加减正气散，重在化湿和中，健运脾胃。

湿为阴邪，凡秽湿着于里而不兼热邪之证，其性质与寒湿相近，所以吴鞠通在自注中指出"以上两条应入前寒湿类中"。一为寒湿困阻中焦，损伤脾阳；一为寒湿困阻中焦，脾胃损伤。治疗则以藿香、厚朴、茯苓、陈皮行气燥湿运脾，前者加草果、山楂、神曲，以温运脾阳；后者加苍术、大腹皮、谷芽，以燥运脾胃。藿香正气散功能芳化湿浊、疏散风寒，临床用于风寒时感兼夹湿滞之证每收良效，但如作为统治四时感冒之方，则并不确当。

二、讨论

以上五个加减正气散为吴鞠通治疗湿阻中焦化裁之法，五方皆以藿香、厚朴、茯苓（皮）、陈皮为主药。其中藿香可温中行气化湿，厚朴燥湿行气，茯苓健脾利湿，陈皮行气燥湿和中，四药作为主药，以行气燥湿运脾。一、二、三加减正气散为湿温证湿热郁阻，以中焦为主。一加减正气散证见大便不爽，主以宣、畅上、下，燥运中焦，用于湿蕴中焦，湿中蕴热证；二加减正气散证见身痛舌白，主以泄利小便及络中之湿，清化湿热；三加减正气散证见舌黄脘闷，主以清热利湿。四、五加减正气散证为寒湿困阻中焦，其中四加减正气散证见舌白脉缓，主以温运脾阳；五加减正气散证见脘闷便泄，主以燥运脾胃。

第二十八章　外感热病发热辨治 ▷▷▷

外感热病以发热为主症，在疾病的不同阶段会出现不同类型的发热。外感热病中，病邪侵袭人体，正气奋起抗邪，即可出现发热症状。随着病程的进展，又可表现为不同的热象，这些不同的热象，反映出了人体不同的邪正态势及病机变化，其治疗也随病机不同而选用不同的治法、方剂。本章简要介绍外感热病发病过程中常见的热型、辨证要点及治疗用方。

一、发热概述

发热是各种温病必具的主要症状。目前在临床上，把口腔温度超过 37.3℃，或腋下温度超过 37.0℃，或肛门温度超过 37.6℃者，视为发热。在温病过程中的发热是由于感受温邪后，人体对温邪的一种全身性的反应，为正气抗邪、邪正相争、阳热偏盛的表现。同时，发热后，对人体也会产生很大的影响，而人体的正气情况与发热状态又有密切的关系。在发热之后，如正能胜邪则热退而邪却；如正邪俱盛，则热势持续难退；如发热过甚，可耗气伤津，甚至导致阴竭阳脱而危及生命。

二、发热病机

温病发热的病机有虚实之分。一般而言，在温病初期，正气较盛，病变尚轻浅，多属实证发热，热势尚不甚。温病中期，正盛邪实，邪正剧争，热势多盛，证虽属实，但阴液已有耗伤，其阴伤较甚者，已属虚实相兼之证。温病后期，阴液大伤而余邪未尽，此时发热多属虚多邪少之证，或为虚热之证，热势较低。

现代有学者提出，温病的发热主要是邪毒引起的，即所谓"毒随邪入，热乃毒生"。在温病过程中出现发热，是邪毒内侵而产生的病理反应。

三、发热辨证要点

1. 辨外感内伤　温病的发热与内伤杂病的发热有所不同，某些内伤杂病也可出现发热，其原因多由脏腑功能紊乱，气血失和，阴阳失调，阳气偏盛而致，其临床表现多为起病较缓，病程较长，热势多不甚，或时断时续，并伴有脏腑、气血病变的相应症状。温病发热则起病急骤，初起多发热恶寒并见，或见寒战壮热，热势较盛，具有卫气营血各阶段的证候变化，病程相对较短。

2. 辨寒温　温病与伤寒都有发热，均为外感热病由外邪引起的发热。但伤寒发热系外感风寒之邪所致，初起属表寒证，发热较轻而恶寒较重，病变过程多按六经传变，故与温病发热也有所不同。

3. 辨虚实　在温病的早期和极期，一般都表现为实热，其变化较快，多伴洪数或滑数脉。而在温病的后期或恢复期，则可见虚热。

4. 辨真假　温病中的发热，绝大多数是真热，但偶然也有假热者，一般发生于病之危重阶段。如在阳气欲脱时，可出现虚阳上浮或戴阳等假热证。其辨别要点为面虽红而足却发冷，口虽渴而喜热饮，苔虽黑而润滑，脉虽数而按之无力，甚则微细欲绝。

四、卫气营血辨证

【原文】

大凡看法，卫之后方言气，营之后，方言血。在卫汗之可也，到气才可清气，入营犹可透热转气，如犀角、玄参、羚羊角等物。入血就恐耗血动血，直须凉血散血，如生地黄、牡丹皮、阿胶、赤芍等物。若不循缓急之法，虑其动手便错耳。（《温热论·卫、气、营、血看法》）

【释义】

卫气营血辨证如下（表 28-1）。

表 28-1　卫气营血辨证表

证型	病理	证候	辨证要点
卫	邪郁卫表 邪正相争	发热，微恶风寒，头痛，无汗或少汗，或咳嗽，口微渴，舌苔薄白，舌边尖红，脉浮数	发热，微恶寒，口微渴
气	邪正剧争 热炽津伤	壮热，不恶寒，反恶热，汗多，渴喜饮凉，尿赤，舌质红，苔黄，脉数有力	壮热，不恶寒，口渴，苔黄
营	热灼营阴 心神被扰	身热夜甚，口干，反不甚渴饮，心烦不寐，时有谵语，斑疹隐隐，舌质红绛，脉细数	身热夜甚，心烦谵语，舌红绛
血	热盛迫血 热瘀交结	身热，躁扰不安，神昏谵狂，吐血、衄血、便血、尿血，斑疹密布，舌质深绛	斑疹、出血见症，舌深绛

五、分类治疗

温病基本上自始至终都可见发热，但由于卫气营血各阶段及感受病邪性质不同，其发热发生的病机也各异，伴见的症状亦各有区别。因而对发热这一症状及相应临床表现的诊察，有助于判别病邪之浅深、病情之轻重及其病机之进退。温病的发热类型主要有以下几种。

（一）发热恶寒

发热恶寒指发热的同时伴有恶寒，多见于温病初起。但由于病邪性质不同，具体的症状表现也不同。发热恶寒证治表如下（表 28-2）。

表 28-2　发热恶寒证治表

病机	临床表现	用方
风热之邪在肺卫、卫气失和	温病初起，见发热重而恶寒轻，伴见口微渴，咳嗽，咽痛，苔薄白边尖红，脉细数	银翘散、桑菊饮
湿热之邪初犯卫气、湿遏卫阳	发热恶寒而少汗，头身沉重，肢倦胸闷，苔白腻，脉濡缓	藿朴夏苓汤
表寒	恶寒较重而发热轻，伴见口不渴，舌色正常，脉浮紧	荆防败毒散、葱豉汤
暑热炽盛于阳明	背微恶寒	白虎汤、白虎加人参汤

1. 银翘散

荆芥、豆豉、薄荷：解表。

金银花、连翘、竹叶：泄热。

桔梗、甘草、牛蒡子：宣肺止咳（不仅可止咳，而且通过疏泄肺气，疏通皮毛有利于解表）。

芦根：清热生津。

2. 桑菊饮

桑叶、菊花、连翘、薄荷：辛凉透热。

杏仁、桔梗、甘草：宣肺止咳。

芦根：清热生津。

3. 藿朴夏苓汤

杏仁：开上。

半夏、白豆蔻、厚朴：畅中。

薏苡仁：渗下。

豆豉、藿香：疏表透邪。

薏苡仁、猪苓、泽泻：淡渗利湿。

4. 荆防败毒散

荆芥、防风、羌活：辛温解表，发散风寒。

柴胡：加强解表。

独活：祛风除湿。

川芎：活血祛风止痛。

前胡、桔梗：宣畅肺气以祛痰。

枳壳：理气宽中。

茯苓：利湿。

甘草：调和主药，缓急止咳。

5. 葱豉汤

葱白：辛温通阳，疏达肌表以散风寒。

淡豆豉：辛甘以宣散解表。

6. 白虎汤、白虎加人参汤

石膏：辛甘大寒，清肺胃邪热，解肌透热，生津止渴。

知母：咸苦寒质润，既助石膏清气分实热，滋阴生津。

甘草、粳米：益胃护津，防止石膏大寒伤中。

人参：益气生津。

(二) 寒热往来

寒热往来指恶寒与发热交替出现，定时或不定时发作；热在半表半里，少阳枢机不利之征象。寒热往来证治表如下（表 28-3）。

表 28-3　寒热往来证治表

病机	临床表现	用方
痰热郁阻少阳	寒热往来，口苦，烦渴，溲赤，脘痞呕恶，苔黄腻	蒿芩清胆汤
湿热秽浊郁闭膜原	寒热起伏，即恶寒与发热此起彼伏，连绵不断	达原饮

1. 蒿芩清胆汤

青蒿：清透少阳邪热。

黄芩：胆热，燥湿。

竹茹：清胆胃之热，化痰止呕。

枳壳：下气宽中，除痰消痞。

半夏：燥湿化痰，和胃降逆。

陈皮：理气化痰。

赤茯苓、碧玉散：清热利湿，导邪从小便而出。

2. 达原饮

槟榔：辛散湿邪，化痰破结。

厚朴：芳香化浊，理气祛湿。

草果：辛香化浊，辟秽止呕，宣透伏邪。

白芍、知母：清热滋阴，防诸辛燥药之耗散阴津。

黄芩：苦寒清热燥湿。

甘草：清热解毒，调和诸药。

(三) 壮热

壮热指热势炽盛，通体皆热，不恶寒但恶热；为邪入气分，邪正剧争，里热蒸迫之征象。

里热炽盛，郁而化火，则见身体灼热，口渴心烦，尿黄赤，口苦，舌红苔黄，脉弦滑数，其疗以清热解毒为主，代表方如黄连解毒汤等。壮热证治表如下（表 28-4）。

表 28-4　壮热证治表

病机	临床表现	用方
邪热盛于阳明	壮热，同时有大汗、口渴和脉洪大	白虎汤
里热炽盛，郁而化火	身体灼热，口渴心烦，尿黄赤，口苦，舌红苔黄，脉弦滑数	黄连解毒汤

1. 白虎汤　内容见上。

2. 黄连解毒汤

黄连：清泻心火，兼泻中焦之火。

黄芩：泻上焦之火。

黄柏：泻下焦之火。

栀子：泻三焦之火，导热下行，引邪热从小便而出。

（四）日晡潮热

日晡相当于午后 3 ～ 5 时，日晡潮热指发热于下午 3 ～ 5 时为甚。日晡潮热证治表如下（表 28-5）。

表 28-5　日晡潮热证治表

病机	临床表现	用方
热结肠腑，阳明热结	日晡潮热，便秘、腹满痛、苔焦黄	调胃承气汤
瘀热蓄积于下焦	潮热伴见口干而嗽水不欲咽，下腹部硬痛，舌见瘀斑或青紫，脉细涩	桃仁承气汤
阴虚而虚热内生	午后低热，伴手足心热，心烦盗汗，舌红而光，脉细数	清骨散

1. 调胃承气汤

大黄：苦寒攻下，通腑泄热。

芒硝：咸寒软坚。

甘草：补中缓急。

2. 桃仁承气汤

桃仁：活血祛瘀，润肠通便。

当归、芍药（赤芍）：祛瘀生新。

牡丹皮：清热凉血。

大黄、芒硝：通腑泄热。

3. 清骨散

银柴胡：清虚热，退骨蒸。

地骨皮、胡黄连、知母：清阴分之热。

青蒿、秦艽：除肝胆之热。

鳖甲：滋阴清热，退骨蒸。

甘草：调和诸药。

（五）身热不扬

身热不扬指身热稽留而热象不显，即自觉热势不盛，初扪体表不觉很热，但扪之稍久则觉灼手。为湿温病邪在卫气，湿重于热，热为湿遏，湿蕴热蒸之征象。身热不扬证治表如下（表28-6）。

表 28-6　身热不扬证治表

病机	临床表现	用方
湿蕴热蒸	身热不扬，下午热势较盛，并伴有汗出热不解，渴不欲饮，胸闷脘痞，身重纳呆，苔白腻，脉濡缓	三仁汤、三加减正气散

1. 三仁汤

杏仁：开上。

半夏、厚朴、白豆蔻：畅中。

薏仁：渗下。

竹叶、滑石、通草：泄热利湿。

2. 三加减正气散

藿香：芳香化湿。

厚朴：行气化湿，宽胸除满。

陈皮：理气和中。

杏仁：利肺与大肠之气，宣利上焦肺气，气化则湿亦化。

滑石、茯苓皮：渗湿泄热。

（六）身热汗出不解

身热汗出不解证治表如下（表28-7）。

表 28-7　身热汗出不解证治表

病机	临床表现	用方
湿热中阻	发热较盛而汗出不解，口渴不欲多饮，脘痞呕恶，心烦，小便短赤，苔黄腻，脉濡数	王氏连朴饮

王氏连朴饮

黄连、山栀：苦寒，清热泻火燥湿。

厚朴、半夏、石菖蒲：辛温与苦温并用，开泄气机，燥湿化浊。

淡豆豉：宣郁除烦，透邪外出。

芦根：清热生津。

（七）发热夜甚

发热夜甚指发热入夜更甚，为热入营分、劫灼营阴之征象，可伴有口渴不欲饮，时有谵语，或斑疹隐隐，舌绛，脉细数，治疗以凉营养阴为主，代表方如清营汤。发热夜甚证治表如下（表28-8）。

表28-8　发热夜甚证治表

病机	临床表现	用方
热入营分、劫灼营阴	发热夜甚，有口渴不欲饮，时有谵语，或斑疹隐隐，舌绛，脉细数	清营汤

清营汤

犀角（水牛角）：咸寒以清心营。

黄连：苦寒与水牛角相配，有清热解毒之效。

生地黄、玄参、麦冬：清营热而滋营阴。

金银花、连翘、竹叶：轻清透泄之品，伍于清营之品中，可清透泄热，使营分邪热转出气分而解（"透热转气"）。

丹参：活血，清脉络中瘀热。

（八）夜热早凉

夜热早凉指至夜发热，天明时热退身凉，多伴见热退无汗。为温病后期，余邪留于阴分之征象，对其治疗主以滋阴清热，搜邪透络，代表方如青蒿鳖甲汤。夜热早凉证治表如下（表28-9）。

表28-9　夜热早凉证治表

病机	临床表现	用方
余邪留于阴分	至夜发热，天明时热退身凉，多伴见热退无汗	青蒿鳖甲汤

青蒿鳖甲汤

青蒿：芳香透络，领阴分之邪外出。

鳖甲：滋阴入络搜邪。

生地黄、知母：养阴清热。

牡丹皮：凉血，散血中余热。

（九）低热

低热指温病后期热势低微，手足心热，为温病后期阴伤虚热之征象。低热证治表如下（表28-10）。

表28-10　低热证治表

病机	临床表现	用方
胃阴大伤，虚热内生	温病后期热势低微，手足心热，口渴欲，不欲食，舌绛光亮	沙参麦冬汤
肝肾阴虚	手足心热甚于手足背，舌质绛而枯萎	加减复脉汤

1. 沙参麦冬汤

沙参、麦冬、玉竹、花粉：甘寒生津，润养肺胃津液。

生扁豆、甘草：和养胃气。

桑叶：轻清宣透以散余邪。

2. 加减复脉汤

地黄、阿胶、麦冬、白芍：滋养肝肾阴血。

炙甘草、麻仁：扶正润燥。